常用中药饮片识别
与 应用图谱

◎ 魏 锋 盖 聪 主编

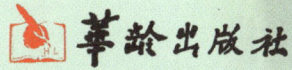
华龄出版社

责任编辑：李成志　齐　霁　唐　莉
装帧设计：李建军
责任印制：李未圻

图书在版编目（CIP）数据

常用中药饮片识别与应用图谱 / 魏锋，盖聪主编
.—北京：华龄出版社，2012.1
　ISBN 978-7-80178-904-4

　Ⅰ.①常… Ⅱ.①魏… ②盖… Ⅲ.①饮片—图谱
Ⅳ.①R283.3-64

中国版本图书馆CIP数据核字（2011）第254432号

书　　名：	常用中药饮片识别与应用图谱
作　　者：	魏　锋　盖　聪　主编
图片摄影：	谢　宇
美术设计：	天宇工作室（xywenhua@yahoo.cn）
图文制作：	李建军　李　翔
出版发行：	华龄出版社
印　　刷：	北京画中画印刷有限公司
版　　次：	2012年1月第1版　2012年1月第1次印刷
开　　本：	880×1230毫米　1/32　　　印　张：8
字　　数：	365千字
定　　价：	48.00元

地址：北京西城区鼓楼西大街41号　　邮编：100009
电话：84044445（发行部）　　　　　　传真：84039173

编委会名单

主　　编　魏　锋　盖　聪

副 主 编　谢　宇　魏献波　裴　华

编　　委　董　萍　李　翠　张新利　章　华　焦黎明
　　　　　　吴　晋　于亚楠　王　俊　王丽梅　徐　娜
　　　　　　商　宁　范海燕　徐　萌　于亚南　王伟伟
　　　　　　张　淼　高　稳　李小儒　周重建　刘超英
　　　　　　戴　峰　白俊伟　舒惠芳　黄静华　吕秀芳
　　　　　　刘亚辉　刘　凯　李　翔　向　蓉　赵博宇
　　　　　　戴　军　鞠玲霞　李斯瑶　战伟超　周　维
　　　　　　廖秀君　王　芳　王　旭　王雅玲　肖筱华

前言 Foreword

  我国的中医文化历史悠久、源远流长，为中华民族的繁荣昌盛和人类的身体健康作出了巨大的贡献。中草药是中华民族的国粹之一，是大自然赠予人民的宝贵财富。从古至今，我国各族人民就能够充分利用各种青草、花木治疗各种疾病。"神农尝百草"的故事至今依然广为流传，也充分说明了我国民间使用中草药治疗各种疾患的历史渊源十分悠久。各个时期民间医术名人辈出、名方广播，都深刻表明了我国民间蕴藏着十分丰富的中草药资源、实用验方、秘方。

  中草药是中医治疗疾病、预防疾病的重要手段，中医所使用的中草药具有疗效确切、副作用小等特点，不仅对防治常见病、多发病有较好的疗效，而且还能治疗一些疑难病症，历来深受人民群众喜爱。同时，由于中草药具有药物易找、使用简便和花钱少等优点，所以，有很多人应用中草药进行治疗和美容、保健。然而，由于中草药种类繁多、分布广泛、资源丰富、应用历史悠久，作为天然药物，准确识别是合理使用中药的前提，可一般读者往往只能认识几种到几十种中草药，这就极大制约了中草药的广泛应用。为了更好地普及中草药知识、推广应用，更好地继承和发掘中国医药文化遗产，使中草药在防治疾病中更好地为人类健康服务，我们本着安全、有效、简便、经济和药物易找、实用的原则，选择了民间常用而且疗效确切的中草药品种，并参考有关文献资料，编成这本《常用中药饮片识别与应用图谱》一书。

本书精心选取了近三百余种常见的中草药饮片，分别从别名、来源、生境分布、饮片特征、采收加工、性味归经、功效主治、用法用量等几个方面予以详细介绍，便于人们在日常生活中能够更好地识别和使用；并精选了民间广为流传且确有疗效的单方、验方、秘方共计一千多条，为读者在现实生活的运用提供帮助。我们衷心希望本书能在普及中草药科学知识、提高医疗保健、保障人民健康、保护和开发中草药资源方面产生积极作用。同时，也希望在开发利用中草药时，注意生态平衡，保护野生资源及物种。对那些疗效佳、用量大的野生中草药，应逐步引种栽培，建立种植生产基地、资源保护区，有计划轮采，使我国有限的中草药资源能永远延续下去，为人类造福。

由于编者知识水平所限，书中的错漏之处，还请广大读者批评指正！同时，我们也希望本书的出版能够起到抛砖引玉的作用，希望有更多的有识之士加入我们的行列，为我国中医药文化的传承和传播、为保障人们的健康出谋划策，读者交流邮箱：xywenhua@yahoo.cn。

需要说明的是，书中所列单方、验方、秘方等应在医生指导下使用，以达到好的使用效果。

本书编委会
2011年11月

目录 Contents

解表药·发散风寒

麻黄 …… 1	羌活 …… 7
桂枝 …… 2	白芷 …… 8
紫苏梗 …… 3	细辛 …… 9
生姜 …… 4	苍耳子 …… 10
荆芥 …… 5	辛夷 …… 11
防风 …… 6	

解表药·发散风热

薄荷 …… 12	柴胡 …… 17
牛蒡子 …… 13	升麻 …… 18
蝉蜕 …… 14	葛根 …… 19
菊花 …… 15	淡豆豉 …… 20
蔓荆子 …… 16	木贼 …… 21

清热药·清热泻火

石膏 …… 22	夏枯草 …… 28
知母 …… 23	决明子 …… 29
天花粉 …… 24	谷精草 …… 30
淡竹叶 …… 25	密蒙花 …… 31
鸭跖草 …… 26	青葙子 …… 32
栀子 …… 27	

清热药·清热燥湿

黄芩 …… 33	秦皮 …… 36
黄连 …… 34	苦参 …… 37
龙胆 …… 35	

清热药·清热解毒

金银花 … 38	大血藤 … 50
连翘 … 39	射干 … 51
穿心莲 … 40	马勃 … 52
大青叶 … 41	青果 … 53
板蓝根 … 42	锦灯笼 … 54
青黛 … 43	木蝴蝶 … 55
贯众 … 44	马齿苋 … 56
蒲公英 … 45	鸦胆子 … 57
紫花地丁 … 46	半边莲 … 58
拳参 … 47	白花蛇舌草 … 59
土茯苓 … 48	白蔹 … 60
鱼腥草 … 49	

清热药·清热凉血

地黄 … 61	牡丹皮 … 63
玄参 … 62	赤芍 … 64

清热药·清虚热

青蒿 … 65	银柴胡 … 67
地骨皮 … 66	

泻下药·攻下

大黄 … 68	芦荟 … 69

泻下药·润下

火麻仁 … 70

泻下药·峻下逐水

甘遂 … 71	商陆 … 73
芫花 … 72	牵牛子 … 74

祛风湿药·祛风寒湿

独活 …………………… 75　　木瓜 …………………… 78
川乌 …………………… 76　　伸筋草 ………………… 79
草乌 …………………… 77

祛风湿药·祛风湿热

秦艽 …………………… 80　　络石藤 ………………… 81

祛风湿药·祛风湿强筋骨

五加皮 ………………… 82　　狗脊 …………………… 84
桑寄生 ………………… 83　　千年健 ………………… 85

化湿药

广藿香 ………………… 86　　厚朴 …………………… 89
佩兰 …………………… 87　　砂仁 …………………… 90
苍术 …………………… 88　　草豆蔻 ………………… 91

利水渗湿药·利水消肿

茯苓 …………………… 92　　泽泻 …………………… 95
薏苡仁 ………………… 93　　香加皮 ………………… 96
猪苓 …………………… 94

利水渗湿药·利尿通淋

车前子 ………………… 97　　地肤子 ………………… 101
川木通 ………………… 98　　石韦 …………………… 102
瞿麦 …………………… 99　　灯心草 ………………… 103
萹蓄 …………………… 100

利水渗湿药·利湿退黄

茵陈 …………………… 104　　虎杖 …………………… 106
金钱草 ………………… 105　　鸡骨草 ………………… 107

温里药

干姜……108	高良姜……112
吴茱萸……109	荜茇……113
八角茴香……110	荜澄茄……114
丁香……111	

理气药

陈皮……115	香橼……122
化橘红……116	玫瑰花……123
木香……117	娑罗子……124
川楝子……118	大腹皮……125
乌药……119	刀豆……126
荔枝核……120	柿蒂……127
佛手……121	

消食药

山楂……128	鸡内金……130
莱菔子……129	

驱虫药

使君子……131	槟榔……133
苦楝皮……132	榧子……134

止血药·凉血止血

大蓟……135	侧柏叶……138
地榆……136	白茅根……139
槐花……137	

止血药·化瘀止血

三七……140	蒲黄……142
茜草……141	

止血药·收敛止血

白及 …… 143
仙鹤草 …… 144

活血化瘀药·温活血止痛

川芎 …… 145
延胡索 …… 146
郁金 …… 147
姜黄 …… 148
夏天无 …… 149

活血化瘀药·活血调经

丹参 …… 150
红花 …… 151
益母草 …… 152
泽兰 …… 153
川牛膝 …… 154
鸡血藤 …… 155
王不留行 …… 156
凌霄花 …… 157

活血化瘀药·活血疗伤

马钱子 …… 158
自然铜 …… 159
骨碎补 …… 160
儿茶 …… 161

活血化瘀药·破血消癥

水蛭 …… 162
马鞭草 …… 163

化痰止咳平喘药·温化寒痰

半夏 …… 164
天南星 …… 165
旋覆花 …… 166
白前 …… 167

化痰止咳平喘药·清化热痰

川贝母 …… 168
浙贝母 …… 169
瓜蒌 …… 170
竹茹 …… 171
前胡 …… 172
桔梗 …… 173
胖大海 …… 174

化痰止咳平喘药·止咳平喘

苦杏仁	175	葶苈子	180
百部	176	银杏叶	181
款冬花	177	矮地茶	182
马兜铃	178	洋金花	183
桑白皮	179	罗汉果	184

安神药·养心安神

灵芝	185	远志	187
合欢皮	186		

平肝息风药·平抑肝阳

石决明	188	罗布麻	190
牡蛎	189		

平肝息风药·息风止痉

珍珠	191	地龙	194
钩藤	192	全蝎	195
天麻	193	蜈蚣	196

开窍药

石菖蒲	197	安息香	198

补虚药·补气

人参	199	黄芪	203
西洋参	200	白术	204
党参	201	甘草	205
太子参	202	大枣	206

补虚药·补阳

鹿茸	207	巴戟天	209
淫羊藿	208	仙茅	210

杜仲	211	菟丝子	215
续断	212	沙苑子	216
补骨脂	213	蛤蚧	217
益智仁	214	冬虫夏草	218

补虚药·补血

当归	219	阿胶	221
白芍	220	楮实子	222

补虚药·补阴

百合	223	枸杞子	227
麦冬	224	女贞子	228
天冬	225	黑芝麻	229
黄精	226	鳖甲	230

收涩药·敛肺涩肠

五味子	231	诃子	235
乌梅	232	石榴皮	236
五倍子	233	肉豆蔻	237
罂粟壳	234		

收涩药·固精缩尿止带

覆盆子	238	莲子	241
桑螵蛸	239	鸡冠花	242
金樱子	240		

攻毒杀虫止痒药

蛇床子	243		

拔毒化腐生肌药

炉甘石	244		

解表药·发散风寒

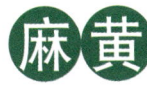

别名 龙沙、卑相、狗骨、卑盐。

来源 本品为麻黄科植物草麻黄 *Ephedra sinica* Stapf 的干燥草质茎。

生境分布 生长于干燥的山冈、高地、山田或干枯的河床中。分布于吉林、辽宁、内蒙古、河北、山西、河南、山西等省。

饮片特征 本品呈圆柱形的段,段长10~20mm,直径1~2mm。表面淡黄色至黄绿色,粗糙,有细纵脊线,节上有细小鳞叶,节间长2~6cm。切面中心显红黄色。质脆,易折断,折断面纤维性。切面中心红综色,边缘绿黄色,气微香,味涩、微苦。

采收加工 秋季采割绿色的草质茎,晒干,除去木质茎、残根及杂质,切段。

性味归经 辛、微苦,温。归肺、膀胱经。

功效主治 发汗散寒,宣肺平喘,利水消肿。主治风寒感冒,胸闷喘咳,风水浮肿。蜜麻黄润肺止咳。多用于表证已解,气喘咳嗽。

用法用量 内服:水煎,2~10克;或入丸、散。外用:适量,研末敷。解表利水宜生用,止咳平喘蜜炙后用。

实用验方 ①小儿腹泻:麻黄2~4克,前胡4~8克,水煎,加少量白糖送服,每日1剂。②小儿百日咳:麻黄、甘草各3克,橘红5克,杏仁、百部各9克,水煎服。

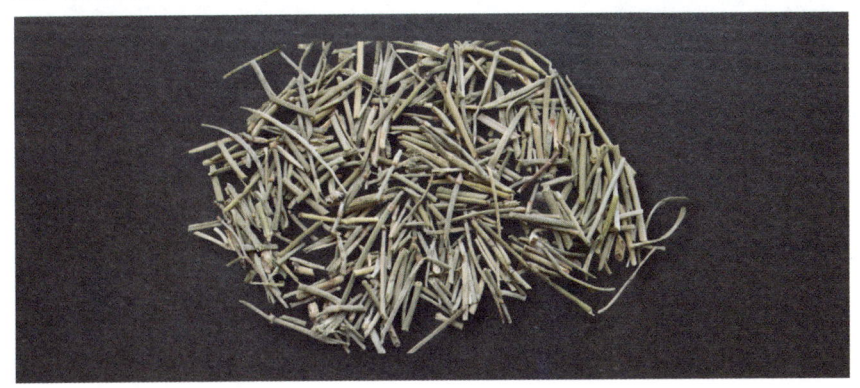

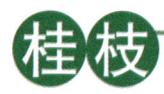 **别名** 柳桂、玉桂、牡桂、菌桂、简桂。

来源 本品为樟科植物肉桂 *Cinnamomum cassia* Presl 的干燥嫩枝。

生境分布 栽培为主。主产于广东、广西、云南等省区。

饮片特征 本品呈类圆形或椭圆形的厚片或破裂成碎块。表面红棕色至棕色，陈久者则显黑色，有时可见点状皮孔或纵棱线。质硬而脆，易折断。切片厚2～4mm，切面皮部薄，红棕色，木部黄白色或浅黄棕色，髓部类圆形或略呈方形，有特异香气，味甜、微苦、微辛，皮部味较浓。

采收加工 春、夏二季采收，除去叶，晒干，或切片晒干。

性味归经 辛、甘，温。归心、肺、膀胱经。

功效主治 发汗解肌，温通经脉，助阳化气，平冲降气。主治风寒感冒，脘腹冷痛，血寒经闭，关节痹痛，痰饮，水肿，心悸，奔豚。

用法用量 内服：煎汤，3～10克；或入丸、散。

实用验方 ①面神经麻痹：桂枝30克，防风20克，赤芍15克，水煎，趁热擦洗患部，每次20分钟，每日2次，以局部皮肤潮红为度。②关节炎疼痛：桂枝、熟附子各9克，姜黄、威灵仙各12克，水煎服。③低血压症：桂枝、肉桂各40克，甘草20克，混合煎煮，分3次当茶饮服。④闭经：桂枝10克，当归、川芎各8克，吴茱萸、艾叶各6克，水煎服。⑤冠心病胸闷胸痛：桂枝、枳实、薤白各10克，生姜3克，水煎服。

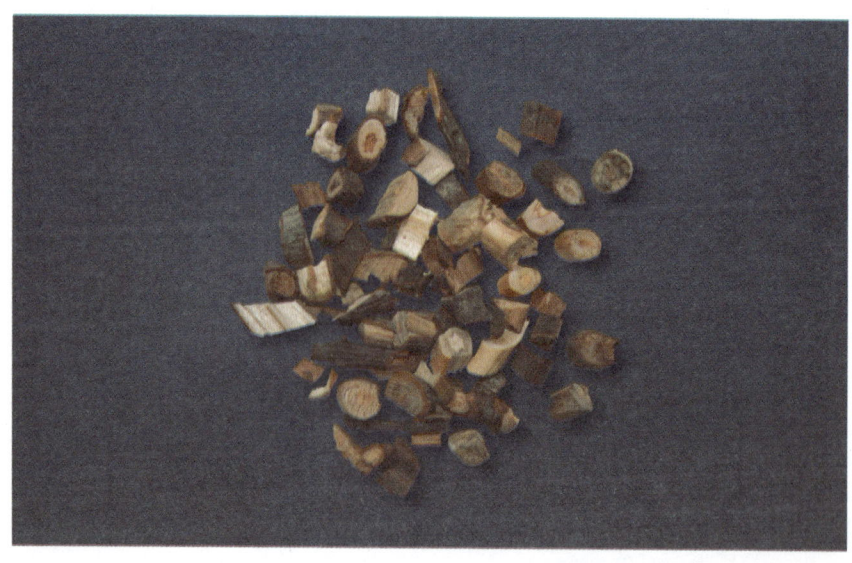

紫苏梗

别名 苏梗、苏茎、赤苏梗、红苏梗、紫苏草、挂苏梗、紫苏茎枝。

来源 本品为唇形科植物紫苏 *Perilla frutescens* (L.) Britt. 的干燥茎。

生境分布 多为栽培。我国各地均产,主产于江苏、湖北、湖南、浙江、山东、四川等地。

饮片特征 本品呈类方形的厚片。具四棱,钝圆,表面紫棕色或暗紫色,节部稍膨大,质坚硬,较难折断,有的可见对生的枝痕和叶痕。切面木部黄白色,有细密的放射状纹理,髓部白色,疏松或脱落。气微香,味淡。

采收加工 夏季枝叶茂盛时采收,除去杂质,晒干。

性味归经 辛,温。归肺、脾经。

功效主治 理气宽中,止痛,安胎。主治胸膈痞闷,胃脘疼痛,嗳气呕吐,胎动不安。

用法用量 内服:煎汤,5~10克;或入散剂。

实用验方 ①妊娠胸闷呕恶:紫苏梗、姜制竹茹各10克,砂仁6克,水煎服。②妊娠呕吐:紫苏梗9克,竹茹、陈皮各6克,制半夏5克,生姜3片,水煎服,每日1剂。③风热感冒:紫苏梗、荆芥各15克,大青叶、四季青、鸭跖草各30克,加清水500毫升,浓煎,每日3~4次。

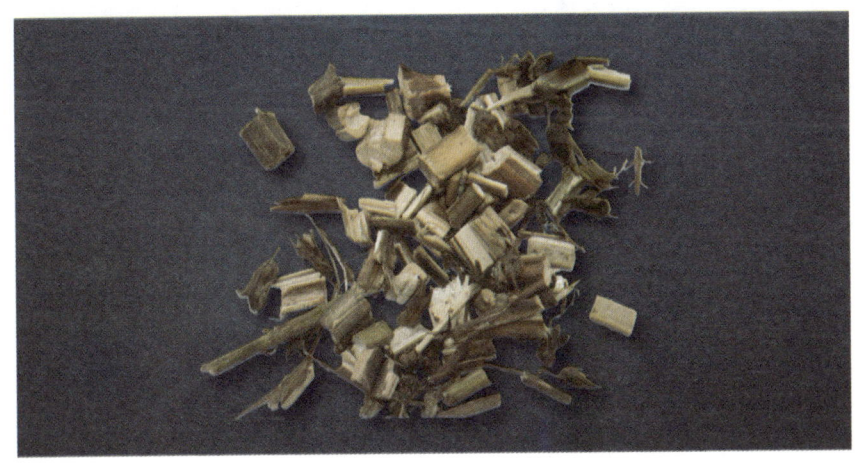

生姜

别名　母姜、姜根、鲜姜。

来源　本品为姜科植物姜 *Zingiber officinale* Rosc. 的新鲜根茎。

生境分布　生长于阳光充足的地方，多为栽培。我国中部、东南部至西南部，来凤、通山、阳新、鄂城、咸宁、大冶各省区广为栽培。亚洲热带地区亦常见栽培。

饮片特征　本品呈不规则的厚片，略扁，可见指状分枝，长3～7cm，厚1～2cm。切面浅黄色，内皮层环纹明显，维管束散在。质脆，折断后有汁液渗出，断面浅黄色或灰黄色，有一明显环纹，中间有筋脉纹。气香特异，味辛辣。

采收加工　秋、冬二季采挖，除去须根及泥沙。

性味归经　辛，微温。归肺、脾、胃经。

功用主治　解表散寒，温中止呕，化痰止咳，解鱼蟹毒。主治风寒感冒，胃寒呕吐，寒痰咳嗽，鱼蟹中毒。

用法用量　内服：煎服，3～10克，或捣汁服。

实用验方　①牙痛：牙痛时，切一片生姜咬在痛牙处即可止痛。②咽喉肿痛：热姜水加少许食盐，以此漱口，每日早、晚各1次，可消炎止痛。③口腔溃疡：取生姜20克，捣汁，频频漱口吐出，每日2～3次。④斑秃：生姜切片，近火烤热擦患处，每日2次。⑤止呕：生姜片少许，放口中即可。⑥呃逆：鲜姜30克，取汁，蜂蜜30克，调服。⑦未破冻疮：生姜切片，烤热后用其平面摩擦冻伤处即可。

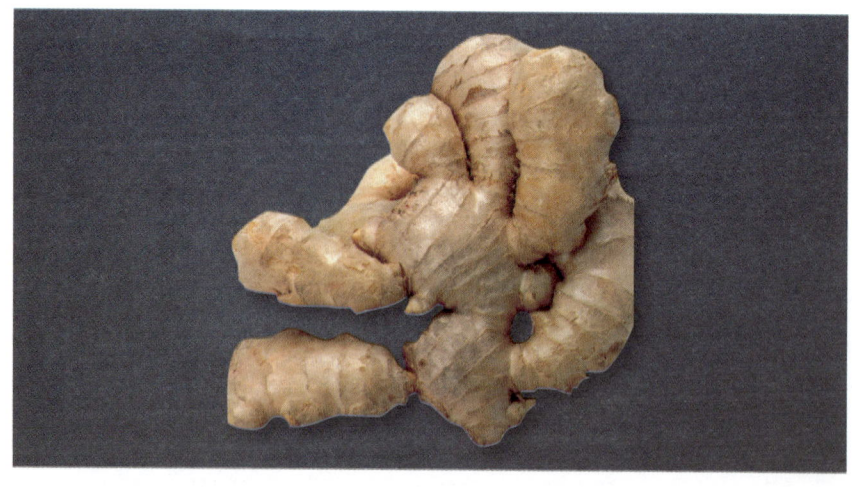

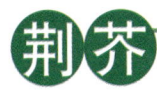 **别名** 假苏、姜芥、鼠实、四棱杆蒿。

来源 本品为唇形科植物荆芥 Schizonepeta tenuifolia Briq. 的干燥地上部分。

生境分布 多为栽培。主产于浙江、江苏、河北、河南、山东等省。

饮片特征 本品呈不规则的段。茎长约1～2cm，呈方柱形，表面淡黄绿色或淡紫红色，被短柔毛。体轻，质脆，切面类白色。叶多已脱落。穗状轮伞花序，呈黄或绿色，脆易碎。气芳香，味微涩而辛凉。

采收加工 夏、秋二季花开到顶、穗绿时采割，除去杂质。晒干，切段，生用或炒炭用。

性味归经 辛，微温。归肺、肝经。

功效主治 解表散风，透疹，消疮。主治感冒，头痛，麻疹，风疹，疮疡初起。

用法用量 内服：煎汤，5～10克，不宜久煎；或入丸、散。外用：适量，捣敷、研末调敷或煎水洗。祛风解表生用，止血宜炒炭用。

实用验方 ①皮肤瘙痒：荆芥、薄荷各6克，蝉蜕5克，白蒺藜10克，水煎服。②痔疮肿痛：荆芥30克，煎汤熏洗。③预防流行性感冒：荆芥9克，紫苏6克，水煎服。④感冒发热头痛：荆芥、防风各8克，川芎、白芷各10克，水煎服。⑤风瘙瘾疹：荆芥穗、赤小豆等份，为末，鸡子清调涂之。⑥风寒型荨麻疹：荆芥、防风各6克，蝉衣、甘草各3克，银花10克，每日1剂，水煎分2次服。

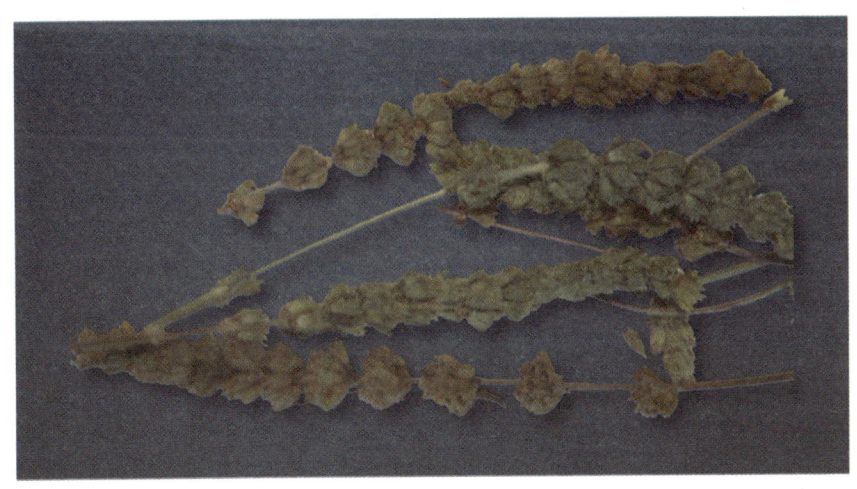

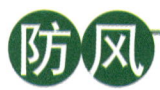 **防风** 别名 铜芸、风肉、回云、屏风、山芹菜、白毛草。

来源 本品为伞形科植物防风Saposhnikovia divaricata（Turcz.）Schischk.的干燥根。

生境分布 生长于丘陵地带山坡草丛中或田边、路旁，高山中、下部。分布东北、内蒙古、河北、山东、河南、陕西、山西、湖南等地。

饮片特征 本品为圆形或椭圆形的厚片，大小不一。外表皮灰棕色，粗糙，有纵皱纹。皮薄，有皱折、有的可见横长皮孔样突起、密集的环纹或残存的毛状叶基。切面皮部浅棕色，有裂隙，木部浅黄色，具放射状纹理。体轻，质松。气特异，味辛、微甘。

采收加工 春、秋二季采挖未抽花茎植株的根，除去须根及泥沙，晒干。

性味归经 辛、甘，温。归肝、脾、膀胱经。

功效主治 祛风解表，胜湿止痛，止痉。主治感冒头痛，风湿痹痛，风疹瘙痒，破伤风。

用法用量 内服：煎汤，5～10克。

实用验方 ①麻疹、风疹不透：防风、荆芥、浮萍各10克，水煎服。②痔疮出血：防风8克，荆芥炭、地榆炭各10克，水煎服。③酒糟鼻：防风、白蒺藜、白僵蚕、甘草各1克，荆芥穗4克，黄芩6克，茶叶一撮，水煎服。④感冒头痛：防风、荆芥各10克，苏叶、羌活各8克，水煎服。⑤霉菌性阴道炎：防风、大戟、艾叶各25克，水煎，熏洗，每日1次。⑥下肢痿弱无力：防风、赤芍各5克，生黄芪60克，水煎服，每日1剂。

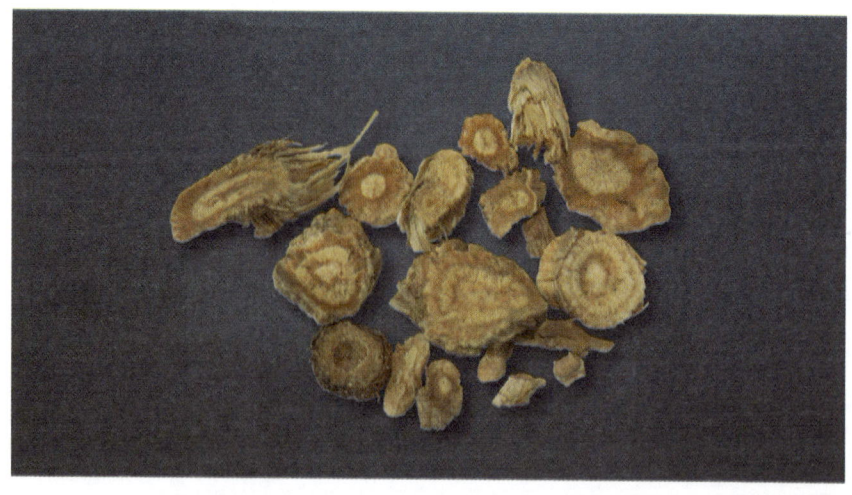

羌活

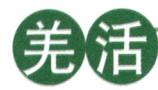

别名 羌滑、羌青、黑药、胡王使者、扩羌使者。

来源 本品为伞形科植物羌活 *Notopterygium incisum* Ting ex H. T. Chang 或宽叶羌活 *Notopterygium franchetii* H. de Boiss. 的干燥根茎和根。

生境分布 生长于海拔2600~3500米的高山、高原之林下、灌丛、林缘、草甸。分布于内蒙古、山西、陕西、宁夏、甘肃、青海、湖北、四川等地。

饮片特征 本品呈类圆形、不规则形横切或斜切片，表皮棕褐色至黑褐色，切面边缘棕褐色至黑褐色，皮部棕黄色至暗棕色，有多数黄棕色油点，木部黄白色，切面呈菊花纹，有的可见放射状纹理，髓部黄色至黄棕色，周边暗棕色或黑棕色，有隆起的环节及须根痕。体轻，质脆，易折断。断面不平整，有多数裂隙。气香，味微苦、辛而麻。

采收加工 春、秋二季采挖，除去须根及泥沙，晒干。

性味归经 辛、苦，温。归膀胱、肾经。

功效主治 解表散寒，祛风除湿，止痛。主治风寒感冒，头痛项强，风湿痹痛，肩背酸痛。

用法用量 内服：煎汤，3~10克。

实用验方 ①眼胀：羌活适量，水煎服。②产后腹痛、产肠脱出：羌活100克，煎酒服。③历节风痛：羌活、独活、松节等份，用酒煮过，每日空心饮一杯。④风湿性关节炎：羌活、当归、桂枝各6克，松子仁10~15克，加黄酒和水等量合煎，每日1剂，分2次服。⑤头痛：绿豆根15克，羌活12克，五味子3克，水煎服，每日1~2次。⑥感冒发热、扁桃体炎：羌活5克，板蓝根、蒲公英6克，水煎，每日1剂，分2次服。

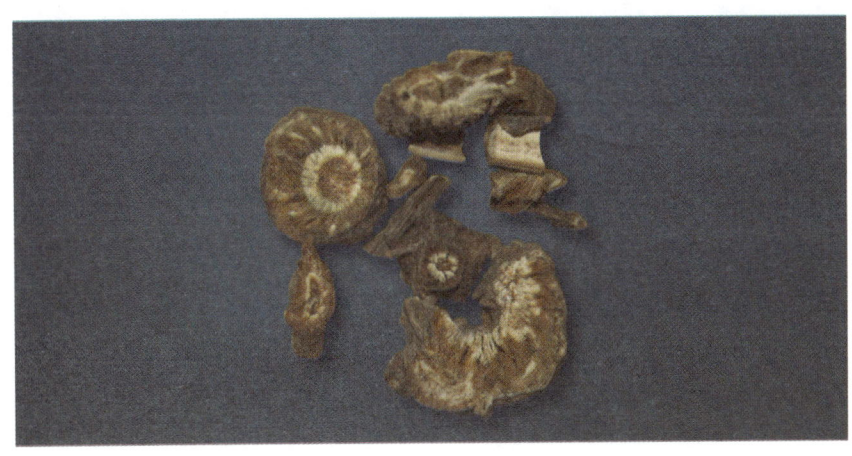

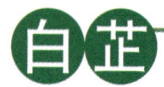 **白芷**　**别名**　芳香、苻蓠、泽芬、香白芷。

来源　本品为伞形科植物白芷Angelica dahurica（Fisch. ex Hoffm.）Benth. et Hook. f. 或杭白芷Angelica dahurica（Fisch. ex Hoffm.）Benth. et Hook. f. var. formosana （Boiss.）Shan et Yuan的干燥根。

生境分布　生长于山地林缘。白芷产于河南长葛、禹县习称禹白芷；产于河北安国习称祁白芷。

饮片特征　本品呈类圆形或类方形的厚片，直径1.5～2.5cm。外表皮灰棕色或黄棕色。切面白色或灰白色，具粉性，形成层环棕色，近方形或近圆形，皮部散有多数棕色油点，射线紧密。气芳香，味辛、微苦。

采收加工　夏、秋间叶黄时采挖，除去须根及泥沙，晒干或低温干燥。

性味归经　辛，温。归胃、大肠、肺经。

功效主治　解表散寒，祛风止痛，宣通鼻窍，燥湿止带，消肿排脓。主治感冒头痛，眉棱骨痛，鼻塞流涕，鼻衄，鼻渊，牙痛，带下，疮疡肿痛。

用法用量　内服：煎服，3～10克。外用：适量。

实用验方　①牙痛：白芷、细辛或吴茱萸各8克，水煎漱口，或研末塞牙。②肝炎：白芷、大黄各等份，研末，口服，每次5克，每日2次。③外感风寒引起的头痛、眉棱骨痛：白芷60克，水煎服，每日3次。④白癜风：白芷30～50克，水煎服，每日1剂。⑤疮疡、乳痈：白芷、当归各8克，银花、蒲公英各15克，水煎服。⑥头风头痛：白芷、川芎各3克，大葱15克，白芷、川芎研为细末，加入大葱共捣如泥，外敷贴太阳穴。

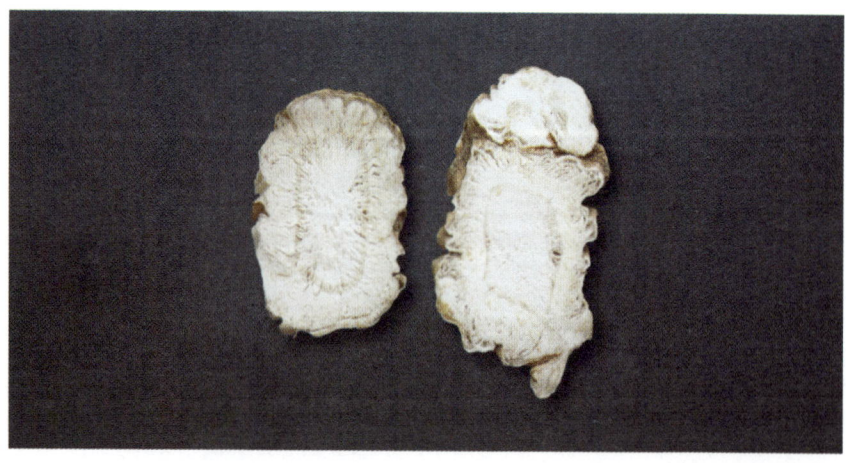

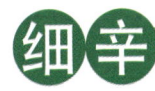 **别名** 小辛、细草、少辛、细条、独叶草、山人参、金盆草。

来源 本品为马兜铃科植物北细辛 Asarum heterotropoides Fr. Schmidt var. mandshuricum（Maxim.）Kitag.、汉城细辛 Asarum sieboldii Miq. var. seoulense Nakai 或华细辛 Asarum sieboldii Miq. 的干燥根和根茎。前二种习称"辽细辛"。

生境分布 生长于林下腐植层深厚稍阴湿处，常见于针阔叶混交林及阔叶林下，密集的灌木丛中、山沟底稍湿润处、林缘或山坡疏林下的温地。北细辛与汉城细辛主产东北地区。华细辛主产于陕西、河南、山东、浙江等省。

饮片特征 本品呈不规则的段。根茎呈不规则圆形，外表皮灰棕色，有时可见环形的节。根细，表面灰黄色，平滑或具纵皱纹，叶多破碎。质脆，易折断。切面黄白色或白色。气辛香，味辛辣、麻舌。

采收加工 夏季果熟期或初秋采挖，除净地上部分和泥沙，阴干。

性味归经 辛，温。归心、肺、肾经。

功效主治 祛风散寒，祛风止痛，通窍，温肺化饮。主治风寒感冒，头痛，牙痛，鼻塞流涕，鼻衄，鼻渊，风湿痹痛，痰饮喘咳。

用法用量 内服：煎汤，1～3克；入散剂每次服0.5～1克。外用：适量。

实用验方 ①小儿目疮：细辛末，醋调，贴脐上。②阳虚感冒：细辛、麻黄各3克，附子10克，水煎温服。③口舌生疮：细辛、黄连等份，为末。先以布巾揩净患处，掺药在上，涎出即愈。④牙痛：细辛3克（后下），白芷、威灵仙各10克，水煎2次，混合后分上、下午服，每日1剂。⑤鼻塞不通：细辛末少许，吹入鼻中。

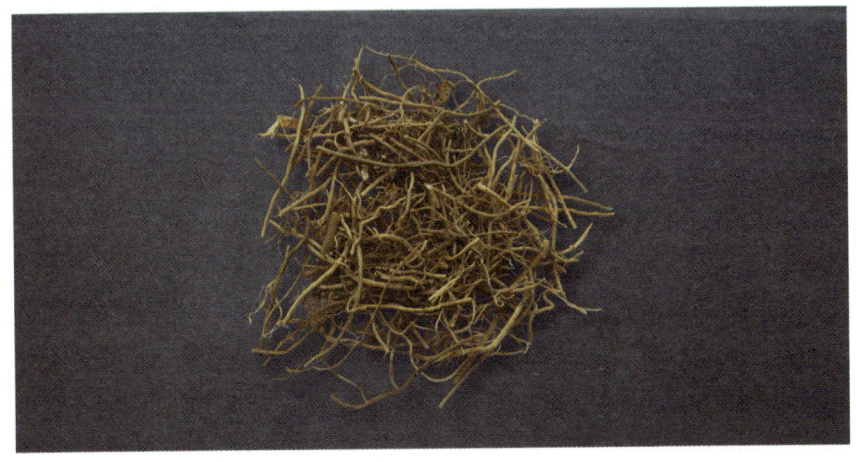

苍耳子

别名 苍耳实、野茄子、苍耳仁、刺儿棵、胡苍子、疔疮草、粘粘葵。

来源 本品为菊科植物苍耳 *Xanthium sibiricum* Patr. 的干燥成熟带总苞的果实。

生境分布 生长于荒地、山坡等干燥向阳处。分布于全国各地。

饮片特征 呈纺锤形或卵圆形，长1~1.5cm，直径0.4~0.7cm，表面棕褐色，有多数钩刺或去除钩刺所留下的点状突起。果皮薄，易脱落，剖开后内有双仁，油性大。有纵纹。质硬而脆。气微香，味微苦。

采收加工 秋季果实成熟时采收，干燥，除去梗、叶等杂质。

性味归经 辛、苦，温；有毒。归肺经。

功效主治 散风寒，通鼻窍，祛风湿。主治风寒头痛，鼻塞流涕，鼻衄，鼻渊，风疹瘙痒，湿痹拘挛。

用法用量 内服：煎汤，3~10克。

实用验方 ①大腹水肿：苍耳子灰、葶苈末等份，每服10克，水下，每日2次。②鼻渊流涕：苍耳子适量，炒研为末，每白汤点服1次，每次10克。③鼻窦炎引起的头痛：苍耳子15克，炒黄，水煎当茶饮。④顽固性牙痛：苍耳子6克，焙黄去壳，研末，与一个鸡蛋和匀，不放油盐，炒熟食之，每日1次，连服3剂。⑤各种鼻炎、鼻窦炎：苍耳子小火炒至微黄，水煎或加水蒸，口服。⑥各种炎性肿痛：鲜苍耳草（茎叶）捣烂如泥，敷患处。⑦中耳炎：苍耳子配冰片适量，用香油热榨后滴耳。⑧阴道炎：苍耳子100克，白矾6克，花椒10克，水煎，熏洗。

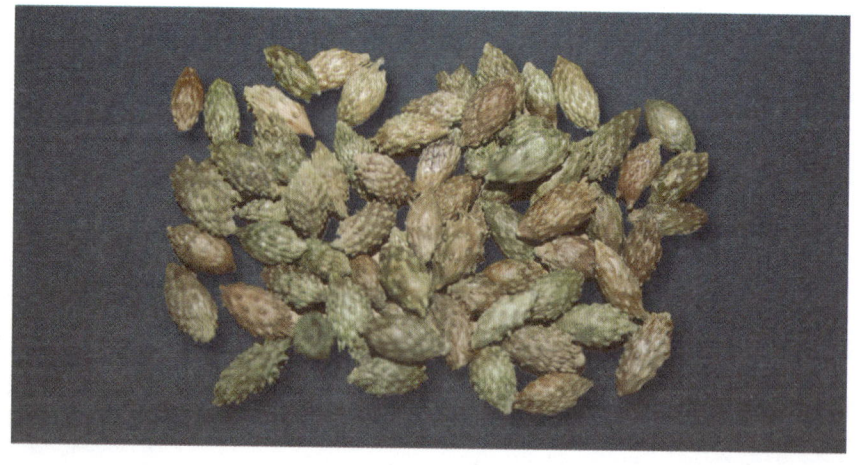

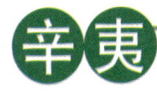 **辛夷**　别名　房木、木笔花、毛辛夷、姜朴花、紫玉兰。

来源　本品为木兰科植物望春花 *Magnolia biondii* Pamp.、玉兰 *Magnolia denudata* Desr. 或武当玉兰 *Magnolia sprengeri* Pamp. 的干燥花蕾。

生境分布　生长于较温暖地区。野生较少，主产于河南、安徽、湖北、四川、陕西等省。玉兰多为庭院栽培。

饮片特征　呈长卵形，似毛笔头，长约2～4cm，基部有短梗，外表密被灰白色或灰绿色茸毛，略有光泽；内表面类棕色，无毛。质脆，体轻易折断。断面分层，呈红棕色。气芳香，味辛凉而稍苦。

采收加工　冬末春初花未开放时采收，除去枝梗，阴干。

性味归经　辛，温。归肺、胃经。

功效主治　散风寒，通鼻窍。主治风寒头痛，鼻塞流涕，鼻鼽，鼻渊。

用法用量　内服：煎汤，3～10克，包煎。外用：适量。

实用验方　①感冒头痛鼻塞：辛夷花、白芷、苍耳子各9克，水煎服。②鼻炎、鼻窦炎：辛夷15克，鸡蛋三个，同煮，吃蛋饮汤。③鼻塞：辛夷、皂角、石菖蒲各等份，为末，绵裹塞鼻中。④过敏性鼻炎：辛夷3克，藿香10克，开水冲泡，浸闷5～10分钟，频饮，每日1～2剂。⑤鼻炎：辛夷花6克，苏叶9克，姜、葱适量，上几味共制成粗末，用纱布包好，以沸水冲泡。

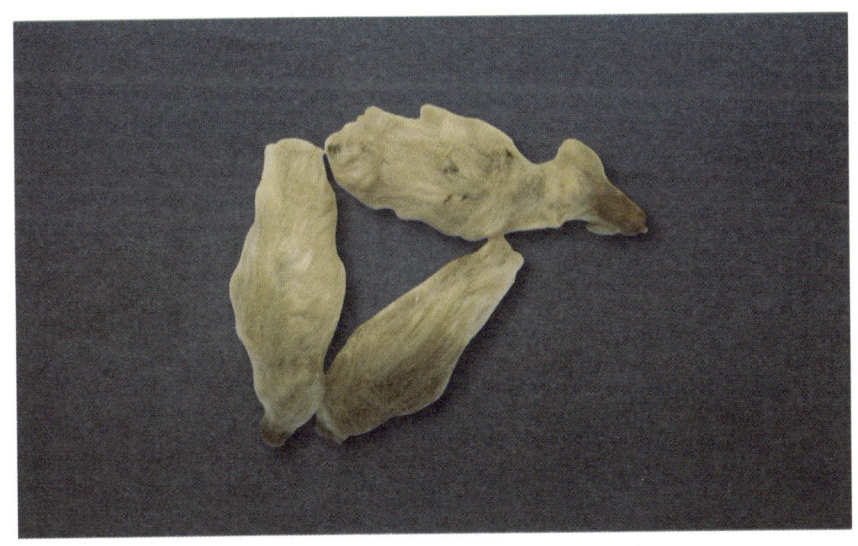

解表药·发散风热

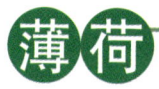

别名 蕃荷菜、仁丹草、南薄荷、土薄荷、猫儿薄荷。

来源 本品为唇形科植物薄荷 *Mentha haplocalyx* Briq. 的干燥地上部分。

生境分布 生长于河旁、山野湿地。主产于江苏的太仓、浙江、湖南等地。

饮片特征 本品呈不规则的段。茎方柱形，茎长5～8mm，表面紫棕色或淡绿色，具纵棱线，棱角处具茸毛。切面白色，中空，易脆，易折断。叶片卷曲皱缩，多破碎，上表面深绿色，下表面灰绿色，稀被茸毛，有时可见腋生的花序上残留花萼。揉搓后有特殊清凉香气，味辛凉。

采收加工 夏、秋二季茎叶茂盛或花开至三轮时，选晴天，分次采割，晒干或阴干。

性味归经 辛，凉。归肺、肝经。

功效主治 疏散风热，清利头目，利咽，疏肝行气。主治风热感冒，风温初起，头痛，目赤，喉痹，口疮，风疹，麻疹，胸胁胀闷。

用法用量 内服：煎汤，3～6克，宜后下。

实用验方 ①一切牙痛，风热肿痛：薄荷、樟脑、花椒各等份，上为细末，擦患处。②外感发热、咽痛：薄荷3克，桑叶、菊花各9克，水煎服。③眼睛红肿：薄荷、夏枯草、鱼腥草、菊花各10克，黄连5克，水煎服。

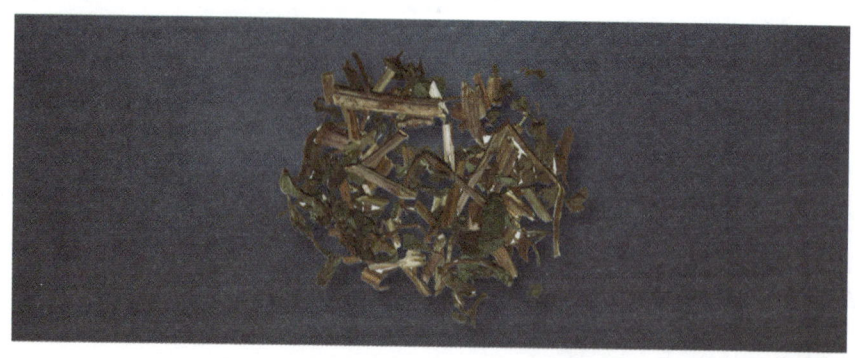

牛蒡子

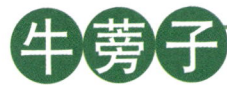

别名 恶实、牛子、大力子、鼠粘子。

来源 本品为菊科植物牛蒡 *Arctium lappa* L. 的干燥成熟果实。

生境分布 生长于沟谷林边、荒山草地中；有栽培。主产吉林、辽宁、黑龙江、浙江。

饮片特征 本品呈长倒卵形，略扁，微弯曲，长5～7mm，宽2～3mm。表面灰褐色，带紫黑色斑点，有数条纵棱，通常中间1～2条较明显。顶端钝圆，稍宽，顶面有圆环，中间具点状花柱残迹；基部略窄，着生面色较淡。果皮较硬，种皮淡黄白色，子叶3枚，淡黄白色，富油性。气微，味苦后微辛而稍麻舌。

采收加工 秋季果实成熟时采收果序，晒干，打下果实，除去杂质，再晒干。

性味归经 辛、苦，寒。归肺、胃经。

功效主治 疏散风热，宣肺透疹，解毒利咽。主治风热感冒，咳嗽痰多，麻疹，风疹，咽喉肿痛，痄腮，丹毒，痈肿疮毒。

用法用量 内服：煎汤，6～12克。

实用验方 ①头晕痛：牛蒡子根200克，老人头（酒洗）50克，熬水服。②咽喉肿痛：牛蒡子、板蓝根、桔梗、薄荷、甘草各适量，水煎服。③麻疹不透：牛蒡子、葛根各6克，蝉蜕、荆芥各3克，水煎服。④痔疮：牛蒡子根、漏芦根各适量，嫩猪大肠煮服。⑤急性中耳炎：鲜牛蒡根捣烂榨汁滴耳，每日数次。

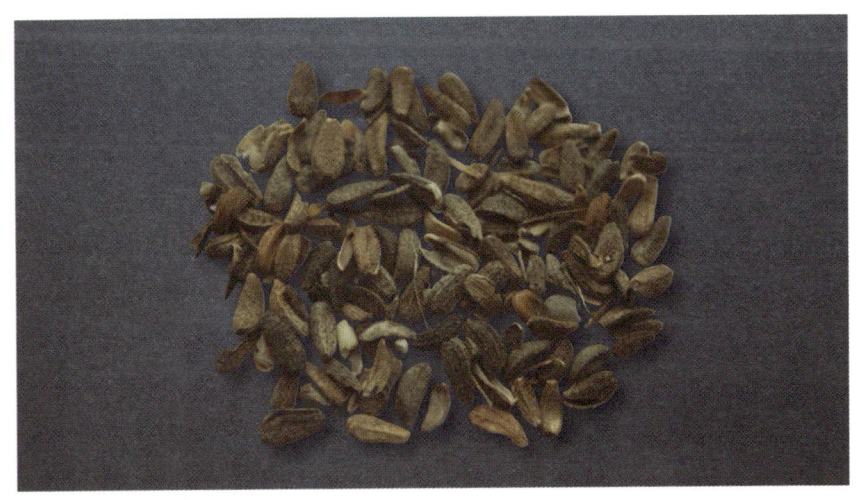

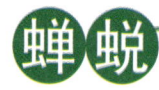 **别名** 蝉衣、蝉壳、蝉退、知了皮、金牛儿。

来源 本品为蝉科昆虫黑蚱 *Cryptotympana pustulata* Fabricius 的若虫羽化时脱落的皮壳。

生境分布 生长于山林树木、草丛中。主产于山东、河北、河南、江苏等省。全国大部分地区也产。

饮片特征 呈椭圆形，多破碎。蝉状，中空，稍弯曲，黄棕色，半透明，有光泽；胸部背面呈十字形裂开，裂口向内卷曲；腹部圆而丰满，有曲纹；尾部钝尖；可见复眼和腹面的足。体轻质脆；气微弱、味淡。

采收加工 夏、秋二季收集，除去泥沙，晒干。

性味归经 甘，寒。归肺、肝经。

功效主治 疏散风热，利咽，透疹，明目退翳，解痉。主治风热感冒，咽痛音哑，麻疹不透，风疹瘙痒，目赤翳障，惊风抽搐，破伤风。

用法用量 内服：煎汤，3～6克。

实用验方 ①热翻胃吐食：蝉蜕50个，去尽土用，滑石50克，上药为末。以水半盏，调药一盏，去水，不拘时用蜜一匙调服。②感冒、咳嗽失音：蝉蜕、甘草、桔梗各5克，牛蒡子15克，煎汤服。③习惯性便秘：生牛蒡子(捣碎)15克，开水500毫升，冲泡20分钟后代茶服饮。④肺热咳嗽，咯痰不畅：牛蒡子、浙贝母各10克，桔梗、甘草各3克，水煎服。⑤体虚瘦弱、四肢乏力：牛蒡根500克，鸡1只，炖服。⑥感冒发热、咽喉肿痛：牛蒡子9克，板蓝根15克，薄荷、甘草各3克，水煎服。

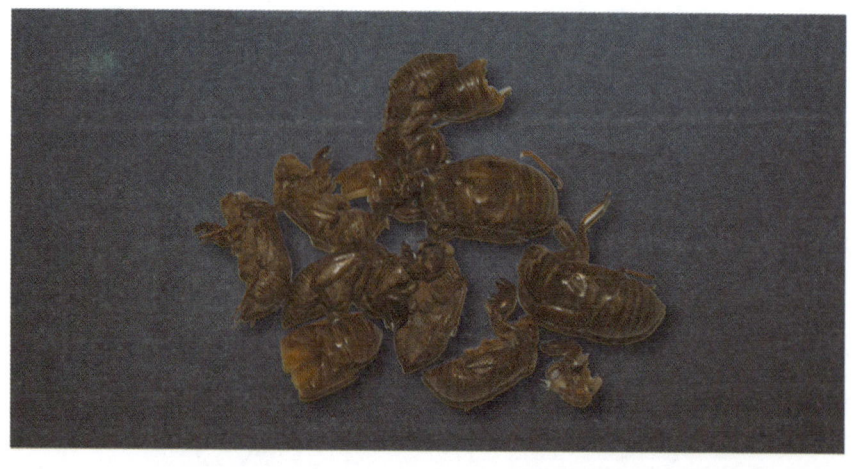

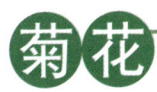 **别名** 菊华、真菊、金蕊、日精、九华、节花、药菊、金蕊、甘菊。

来源 本品为菊科植物菊 Chrysanthemum morifolium Ramat. 的干燥头状花序。

生境分布 生长于平原、山地。主产于浙江、安徽、河南等省。

饮片特征 本品呈扁球形，黄白色或类白色。舌状花不规则扭曲内卷，管状花不外露，花瓣为条状，弯曲皱缩，质柔软。味甘、微苦，气清香。贡菊花扁圆形，总苞灰绿色，舌状花类白色，上部反折，管状花短少。

采收加工 9～11月花盛开时分批采收，阴干或焙干，或熏、蒸后晒干。药材按产地和加工方法不同，分为"亳菊"、"滁菊"、"贡菊"、"杭菊"。

性味归经 甘、苦，微寒。归肺、肝经。

功效主治 散风清热，平肝明目，清热解毒。主治风热感冒，头痛眩晕，目赤肿痛，眼目昏花，疮痈肿毒。

用法用量 内服：煎汤，5～10克，或代茶饮。

实用验方 ①眼目昏暗：甘菊花120克，枸杞子90克，肉苁蓉60克，巴戟天30克，研为细末，炼蜜为丸，每次6克，温开水送下。②感冒发热、头昏、目赤、咽喉不利：菊花6克，薄荷9克，金银花、桑叶各10克，沸水浸泡，代茶饮。③发热、咽干唇燥、咳嗽：菊花10克，桑叶、枇杷叶各5克，研成粗末，用沸水冲泡代茶饮。④轻微腋臭：白菊花、辛夷各9克，苞谷粉、冰片各60克，滑石粉30克，研细末，外用涂抹腋臭处。⑤头晕：白菊花1000克，茯苓500克，共捣为细末，每次服用6克，每日3次，温酒调下。

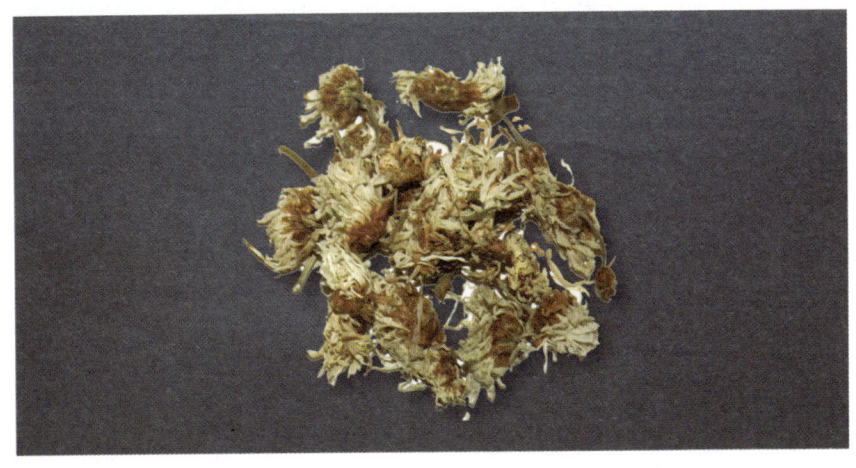

蔓荆子

别名 荆子、荆条子、蔓青子、白布荆、万荆子。

来源 本品为马鞭草科植物单叶蔓荆 *Vitex trifolia* L. var. simplicifolia Cham. 或蔓荆 *Vitex trifolia* L. 的干燥成熟果实。

生境分布 生长于海边、河湖沙滩上。主产山东、江西、浙江、福建。

饮片特征 本品呈球形,直径4～6mm,表面灰黑色或黑褐色,被灰白色粉霜状茸毛,有纵向浅沟4条,顶端微凹,基部有灰白色宿萼及短果梗。体轻,质坚韧,不易破碎。种仁白色,有油性,气特异而芳香,味淡、微辛。

采收加工 秋季果实成熟时采收,除去杂质,晒干。

用法用量 辛、苦,微寒。归膀胱、肝、胃经。

功效主治 疏散风热,清利头目。主治风热感冒头痛,齿龈肿痛,目赤多泪,目暗不明,头晕目眩。

用法用量 内服:煎汤,5～10克。

实用验方 ①风寒侵目,肿痛出泪,涩胀羞明:蔓荆子15克,荆芥、白蒺藜各10克,柴胡、防风各5克,甘草3克,水煎服。②头屑:蔓荆子、侧柏叶、川芎、桑白皮、细辛、旱莲草各50克,菊花100克,水煎去渣滓后洗发。③急性虹膜炎:蔓荆子、决明子、菊花各10克,木贼6克,水煎2次,混合后分上、下午服,每日1剂。④劳役饮食不节,内障眼病:蔓荆子12克,黄芪、人参各50克,炙甘草40克,白芍药、黄柏各15克(酒拌炒四遍)。上几味药嚼咀,每服15～25克,水煎服。⑤急、慢性鼻炎:蔓荆子15克,葱须20克,薄荷6克,加水煎,取汁即可,代茶饮用,每日1剂。

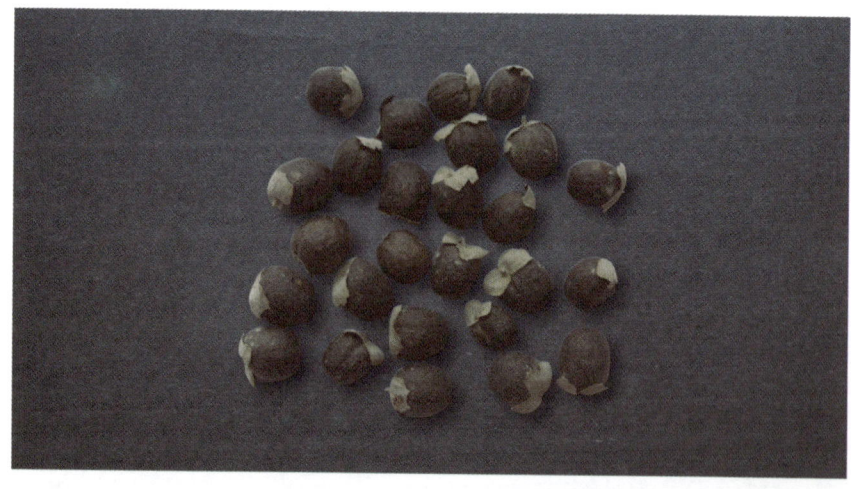

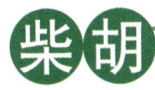 **柴胡** 别名 山菜、地熏、茈胡、茹草、柴草。

来源 本品为伞形科植物柴胡 Bupleurum chinense DC. 或狭叶柴胡 Bupleurum scorzonerifolium Willd. 的干燥根。按性状不同,分别习称"北柴胡"及"南柴胡"。

生境分布 生长于较干燥的山坡、林中空隙地、草丛、路边、沟边等地。北柴胡:主产河北、河南、辽宁、湖北、陕西等省。南柴胡:主产湖北、四川、安徽、黑龙江、吉林等省。

饮片特征 北柴胡 本品呈不规则厚片。直径0.3~0.8cm,外表皮黑褐色或浅棕色,具纵皱纹和支根痕。切面淡黄白色,纤维性。质硬,不易折断。气微香,味微苦。

南柴胡 本品呈类圆形或不规则片。外表皮红棕色或黑褐色。有时可见根头处具细密环纹或有细毛状枯叶纤维。质稍软,易折断,切面黄白色,平坦。具败油气。

采收加工 春、秋二季采挖,除去茎叶及泥沙,干燥。

性味归经 辛、苦,微寒。归肝、胆、肺经。

功效主治 疏散退热,疏肝解郁,升举阳气。主治感冒发热,寒热往来,胸胁胀痛,月经不调,子宫脱垂,脱肛。

用法用量 内服:煎汤,3~10克。

实用验方 ①黄疸:柴胡6克,甘草3克,白茅根15克,水煎服。②黄褐斑:柴胡10克,白术10克,生地、丹参、茯苓、煨姜各15克,香附12克,薄荷3克,蝉蜕6克,水煎服,每日1剂。③感冒发热:柴胡、葛根各10克,黄芩8克,石膏15克,水煎服。

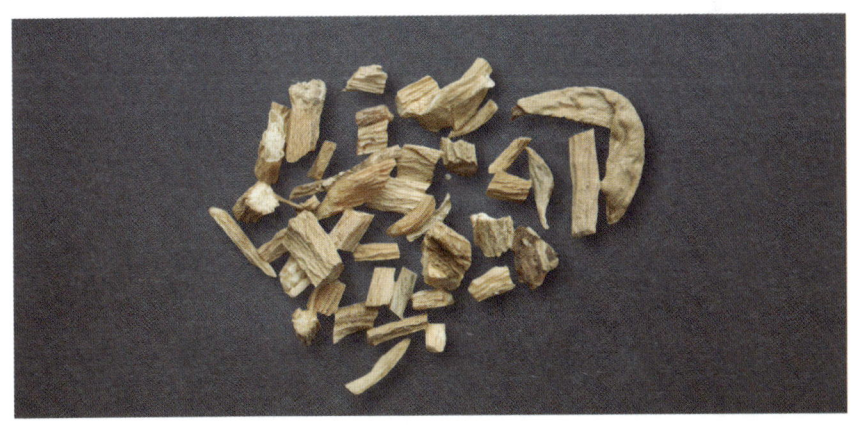

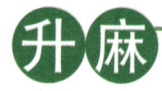 **升麻**　别名　周麻、绿升麻、周升麻、鬼脸升麻、鸡骨升麻。

来源　本品为毛茛科植物大三叶升麻 Cimicifuga heracleifolia Kom.、兴安升麻 Cimicifuga dahurica（Turcz.）Maxim. 或升麻 Cimicifuga foetida L. 的干燥根茎。

生境分布　生长在山坡、沙地。关升麻主产于东北地区；北升麻主产于河北、内蒙、山西等省区；西升麻主产于陕西、四川、青海、云南、甘肃等省。

饮片特征　呈不规则切片，厚约2～4mm，直径2～4cm。外表皮为黑褐色或棕褐色，粗糙不平，多见根痕及须茎。切面灰白色或淡棕黄色，皮部薄，呈淡棕褐色；木部呈网状或放射状裂隙，形成丝瓜络样网状花纹，中心多有孔洞，呈枯朽状淡褐色。周边多凹凸不平，有数个枯朽半圆形空洞，栓皮部棕褐色至黑色，表面较光滑，有残留须根痕迹。质地坚实而轻、不易折断。气微，味微苦而涩。

采收加工　秋季采挖，除去泥沙，晒至须根干时，燎去或除去须根，晒干。

性味归经　辛、微甘，微寒。归肺、脾、胃、大肠经。

功效主治　发表透疹，清热解毒，升举阳气。主治风热头痛，齿痛，口疮，咽喉肿痛，麻疹不透，阳毒发斑；脱肛，子宫脱垂。

用法用量　内服：煎汤，3～10克。

实用验方　①子宫脱垂：升麻、柴胡各10克，黄芪60克，党参12克，怀山药30克，水煎服，连服1～3个月。②气虚乏力，中气下陷：升麻、人参、柴胡、橘皮、当归、白术各6克，黄芪18克，炙甘草9克，水煎服。③风热头痛，眩晕：升麻、薄荷各6克，白术10克，水煎服。④口疮：升麻6克，黄柏、大青叶10克，水煎服。⑤牙周炎：升麻10克，黄连、知母各6克，水煎服。

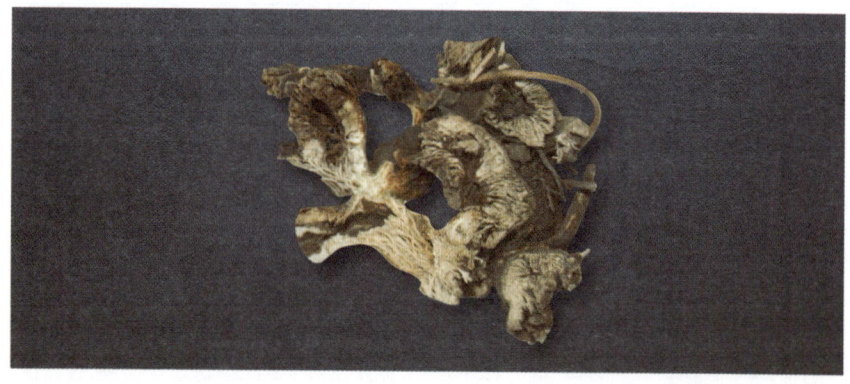

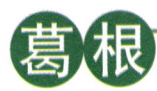 **葛根** 别名 干葛、粉葛、甘葛、葛麻茹、黄葛根、葛子根、葛条根。

来源 本品为豆科植物野葛 *Pueraria lobata*（Willd.）Ohwi的干燥根。习称野葛。

生境分布 生长于山坡、平原等地。主产湖南、浙江、河南、广西、广东、四川。

饮片特征 本品呈不规则的厚片、粗丝或边长为5~12mm的方块。切面浅黄棕色至棕黄色，粗糙，粉性足，纤维性强，可见纤维形成的同心环层，或见纤维与粉质相间形成的纵纹。质韧，不易折。气微，味微甜。

采收加工 秋、冬二季采挖，趁鲜切成厚片或小块，干燥。

性味归经 甘、辛，凉。归脾、胃、肺经。

功效主治 解肌退热，生津，透疹，升阳止泻，通经活络，解酒毒。主治外感发热头痛，项背强痛，口渴，消渴，麻疹不透，热痢，泄泻，眩晕头痛，中风偏瘫，胸痹心痛，酒毒伤中。

用法用量 内服：煎汤，10~15克。

实用验方 ①津伤口渴：葛根粉或葛根，煮汤食用；或葛根煮猪排或鸭肉。②心热吐血不止：生葛根汁半大升，顿服。③酒醉不醒：葛根汁一斗二升，饮之，取醒，止。④妊娠热病心闷：葛根汁二升，分作三服。⑤湿热泻痢，热重于湿：葛根15克，黄芩、黄连各9克，炙甘草3克，水煎服。⑥热痢、泄泻：葛根、马齿苋各15克，黄连6克，黄芩10克，水煎服。⑦脑动脉硬化，缺血性中风，脑出血后遗症：葛根20克，川芎、三七各6克，山楂10克，红花9克，水煎服。⑧麻疹透发不畅：葛根、升麻、芍药各6克，甘草3克，水煎服。

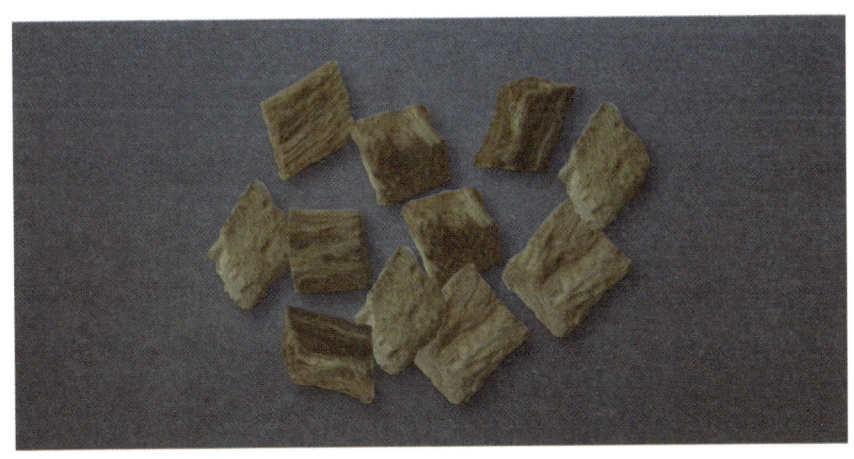

淡豆豉

别名 豆豉、香豉、淡豉、大豆豉。

来源 本品为豆科植物大豆 *Glycine max*（L.）Merr. 的成熟种子的发酵加工品。

生境分布 生长于肥沃的田野。全国各地广泛栽培。

饮片特征 干燥品呈椭圆形，略扁，长0.6～1cm，直径0.5～0.7cm。表面黑色，皱缩不平，外皮松，易脱落，表面附有黄灰白色膜状物。质脆，易碎，断面棕黑色。气香，味微甘。

采收加工 取桑叶、青蒿各70～100克，加水煎煮，滤过，煎液拌入净大豆1000克中，俟吸尽后，蒸透，取出，稍晾，再置容器内，用煎过的桑叶、青蒿渣覆盖，闷使发酵至黄衣上遍时，取出，除去药渣，洗净，置容器内再闷15～20天，至充分发酵、香气溢出时，取出，略蒸，干燥，即得。

性味归经 苦、辛，凉。归肺、胃经。

功效主治 解表，除烦，宣发郁热。主治感冒、寒热头痛，烦躁胸闷，虚烦不眠。

用法用量 内服：煎汤，6～12克。

实用验方 ①风寒感冒：淡豆豉10克，葱白5克，生姜3片，水煎服，每日1剂。②解除感冒初期的头痛：淡豆豉20克，生姜六七片煮汤一碗，乘热饮之，饮后覆被小睡。③风寒阳虚感冒：淡豆豉10克，葱白3根，水煎服。④断奶乳胀：淡豆豉250克，水煎，服一小碗，余下洗乳房。⑤盗汗不止：淡豆豉100克，微炒香，白酒500毫升，浸泡3日，取汁冷暖任意服，两三剂即止。⑥伤寒吐下后、心中烦闷：淡豆豉10克，山栀子14个，煎水，去渣，每服半杯，得吐即愈。⑦暴痢腹痛：淡豆豉12克，薤白10克（切碎），用水先煮薤白，放入豆豉再煮，至汤色黑，去豆豉，分两次服用。

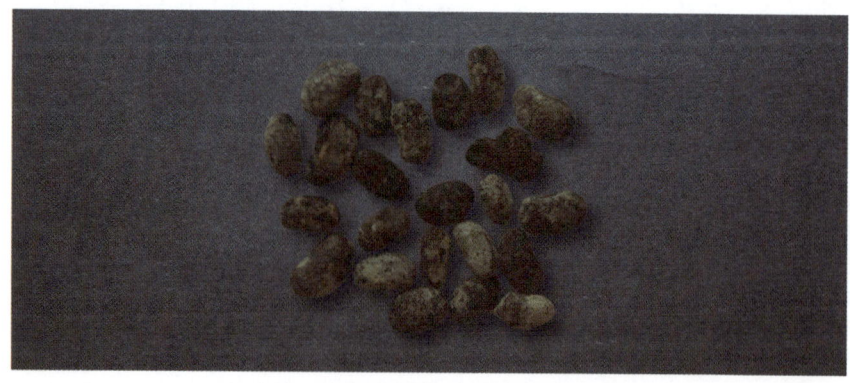

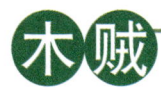 **木贼**

别名 擦草、锉草、无心草、节骨草、木贼草、节节草。

来源 本品为木贼科植物木贼 *Equisetum hiemale* L. 的干燥地上部分。

生境分布 生长在河岸湿地、坡林下阴湿处、溪边等阴湿的环境，有时也生长在杂草地。主产于陕西凤县、整屋，吉林通化、靖宇，辽宁清原、本溪，湖北兴山、竹溪及黑龙江等地。以陕西产量大，辽宁品质好。此外，四川、甘肃、河北、内蒙古也产。均为野生。

饮片特征 本品为管状的段，直径2～7mm。表面灰绿色或黄绿色，有多数纵棱，顺序排列，棱上有多数细小光亮的疣状突起，触之有粗糙感；节明显，节上着生筒状鳞叶，叶鞘基部和鞘齿黑棕色，中部淡棕黄色。切面中空，周边有多数圆形的小空腔。气微，味甘淡、微涩，嚼之有沙粒感。

采收加工 夏、秋二季采割，除去杂质，晒干或阴干。

性味归经 甘、苦，平。归肺、肝经。

功效主治 疏散风热，明目退翳。主治风热目赤，迎风流泪，目生云翳。

用法用量 内服：煎汤，3～9克。

实用验方 ①肠风下血：木贼（去节，炒）30克，木馒（炒）、枳壳（制）、槐角（炒）、茯苓、荆芥各15克，上为末，每服6克，浓煎枣汤调下。②翳膜遮睛：木贼草6克，蝉蜕、谷精草、黄芩、苍术各9克，蛇蜕、甘草各3克，水煎服。③目赤医翳：木贼、蝉蜕、谷精草、甘草、苍术、蛇蜕、黄芩各等份，水煎服。④目昏多泪：木贼、苍术各等份，共为末，温开水调服，每次6克，或为蜜丸服。⑤胎动不安：木贼（去节）、川芎等份，为末，每服9克，水1盏，入金银花3克煎服。⑥风热目赤，急性黄疸型肝炎：木贼草30克，板蓝根、茵陈各15克，水煎服。

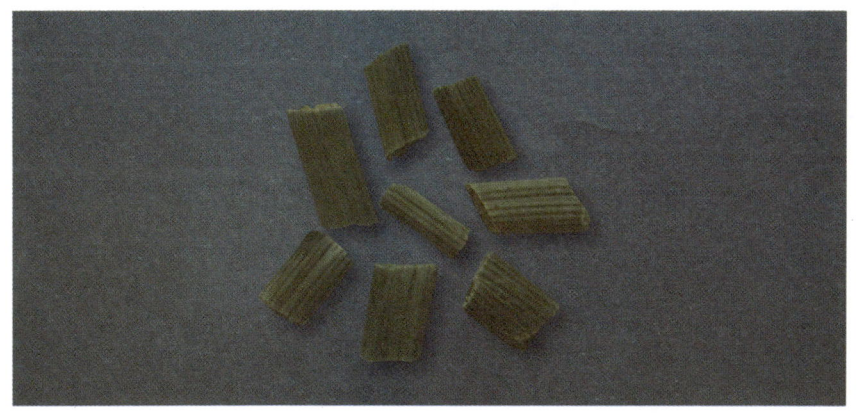

清热药·清热泻火

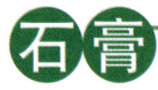

别名 细石、冰石、软水石、细理石、寒水石。

来源 本品为硫酸盐类矿物硬石膏族石膏,主含含水硫酸钙($CaSO_4 \cdot 2H_2O$)。

生境分布 产自湖北、安徽、河南、山东、四川、湖南、广西、广东、云南、新疆等地。

饮片特征 本品为纤维状的集合体,呈长块状、板块状或不规则块状。白色、灰白色或淡黄色,有的半透明。体重,质软,易分成小块,纵断面具绢丝样光泽,有的半透明。气微,味淡。用手搓捻即破碎。

采收加工 采挖后,除去泥沙及杂石。

性味归经 甘、辛,大寒。归肺、胃经。

功效主治 清热泻火,除烦止渴。主治外感热病,高热烦渴,肺热喘咳,胃火亢盛,头痛,牙痛。

用法用量 内服:煎汤,15~60克,先煎。

实用验方 ①胃火头痛、牙痛、口疮:生石膏15克,升麻12克,水煎服。②热盛喘嗽:石膏100克,炙甘草25克,为末,每服15克,生姜、蜜调下。③鼻衄头痛:石膏、牡蛎50克,为末,每新汲水服10克,并滴鼻内。④痰热而喘:石膏、寒水石等量,为细末,煎人参汤,调下3克,饭后服。

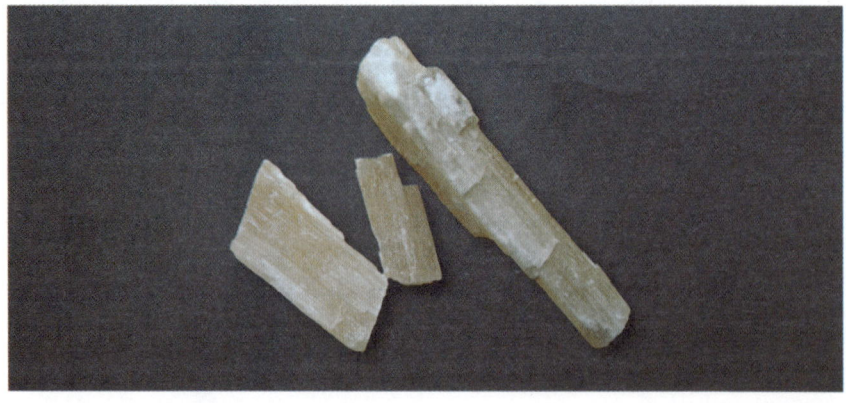

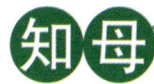 **别名** 地参、水须、淮知母、穿地龙。

来源 本品为百合科植物知母 Anemarrhena asphodeloides Bge. 的干燥根茎。

生境分布 生长于山地、干燥丘陵或草原地带。主产于山西、河北、内蒙古。此外，东北、陕西、甘肃、山东等省也有分布。

饮片特征 呈不规则类圆形的厚片。外表皮黄棕色或棕色，可见少量残存的黄棕色叶基纤维和凹陷或突起的点状根痕。质硬，易折断，切面黄白色至黄色。气微，味微甜、略苦，嚼之带黏性。

采收加工 春、秋二季采挖，除去须根及泥沙，晒干，习称"毛知母"；或除去外皮，晒干。

性味归经 苦、甘，寒。归肺、胃、肾经。

功效主治 清热泻火，滋阴润燥。主治外感热病，高热烦渴，肺热燥咳，骨蒸潮热，内热消渴，肠燥便秘。

用法用量 内服：煎汤，6~12克。

实用验方 ①咳嗽（肺热痰黄黏稠）：知母12克，黄芩9克，鱼腥草、瓜蒌各15克，水煎服。②血淋涩痛：知母、黄柏、木通、滑石各6克，水煎服。③骨蒸劳热、五心烦热：知母、熟地各12克，鳖甲、银柴胡各10克，水煎服。④烦渴不止：知母18克，生山药30克，生黄芪15克，生鸡内金6克，葛根5克，五味子、天花粉各9克，水煎服，每日1剂。⑤老年干燥综合征：知母、黄柏各20克，熟地15克，山茱萸、山药、泽泻、茯苓、丹皮各10克，水煎服，每日1剂。⑥前列腺肥大症：知母、黄柏、牛膝各20克，丹参30克，大黄15克，益母草50克，水煎服，每日1剂。

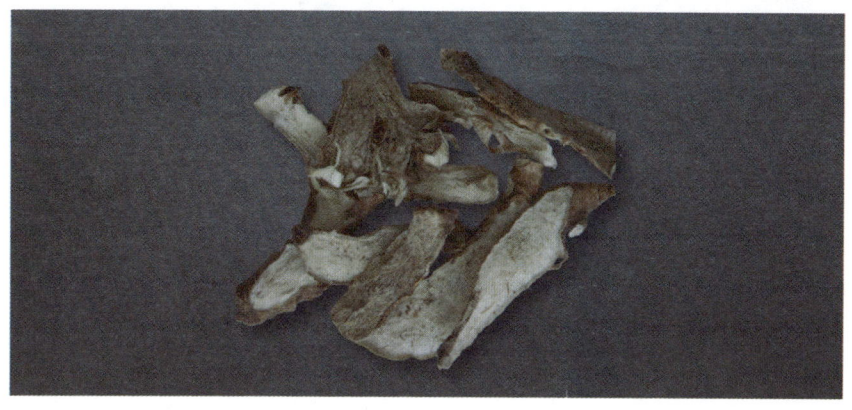

天花粉

别名 蒌根、白药、蒌粉、栝楼根、栝蒌粉、天瓜粉。

来源 本品为葫芦科植物栝楼 *Trichosanthes kirilowii* Maxim. 或双边栝楼 *Trichosanthes rosthornii* Harms 的干燥根。

生境分布 生长于向阳山坡、石缝、山脚、田野草丛中。主产于河南、山东、江苏、安徽等省。

饮片特征 本品呈类圆形、半圆形或不规则形的厚片,厚约4mm,大小不一。外表皮黄白色或淡棕黄色,皱缩不平,具有下陷的细根痕迹。质结实而重,粉质,不易折断。切面白色或淡黄色,富粉性,横切面可见黄色小孔,略呈放射状排列,纵剖面可见黄色筋脉纹。气微,味微苦。

采收加工 秋、冬二季采挖,洗净,除去外皮,切段或纵剖成瓣,干燥。

性味归经 甘,微苦,微寒。归肺、胃经。

功效主治 清热泻火,生津止渴,消肿排脓。主治热病烦渴,肺热燥咳,内热消渴,疮疡肿毒。

用法用量 内服:煎汤,10~15克。

实用验方 ①肺燥咳嗽、口渴:天花粉、天冬、麦冬、生地、白芍、秦艽各等份,水煎服。②胃及十二指肠溃疡:天花粉10克,贝母6克,鸡蛋壳5个,共研粉,每服6克,每日3次。③天疱疮、痱子:天花粉、连翘、金银花、赤芍、淡竹叶、泽泻、滑石、车前子、甘草各等份,水煎服。④乳头溃疡:天花粉6克,研细末,鸡蛋清调敷。⑤肺热燥咳、干咳带血丝:天花粉、麦冬各15克,仙鹤草12克,水煎服。

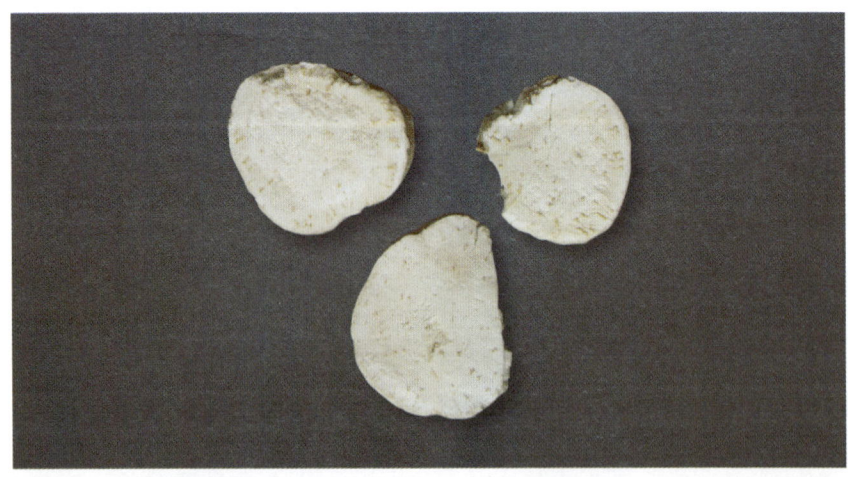

淡竹叶

别名 长竹叶、山鸡米、淡竹米、野麦冬、土麦冬、竹叶麦冬。

来源 本品为禾本科植物淡竹叶 *Lophatherum gracile* Brongn. 的干燥茎叶。

生境分布 生长于林下或沟边阴湿处。主产浙江、安徽、湖南、四川、湖北、广东、江西。

饮片特征 本品长25～75cm。茎呈圆柱形，有节，表面淡黄绿色，断面中空。味鞘开裂。叶片披针形，有的皱缩卷曲，长5～20cm，宽1～3.5cm；表面浅绿色或黄绿色。叶脉平行，具横行小脉，形成长方形的网格状，下表面尤为明显。体轻，质柔韧。气微，味淡。

采收加工 夏季未抽花穗前采割，晒干。

性味归经 甘、淡，寒。归心、胃、小肠经。

功效主治 清热泻火，除烦止渴，利尿通淋。主治热病烦渴，小便赤涩淋痛，口舌生疮。

用法用量 内服：煎汤，6～10克。

实用验方 ①发热心烦口渴：淡竹叶10～15克，水煎服。②肺炎高热咳嗽：淡竹叶30克，麦冬15克，水煎，冲蜜服，每日2～3次。③尿血：淡竹叶12克，鲜茅根30克，仙鹤草15克，水煎服。④火热牙痛、牙龈溃烂：淡竹叶50克，生姜5克，食盐2克，生石膏30克，水煎，药液频频含咽。⑤脂溢性皮炎：淡竹叶、茵陈蒿、白花蛇舌草各20克，水煎取汁，洗头或患处，每日1～2次，每日1剂。⑥黄疸型肝炎：淡竹叶根、胡颓子根等量，水煎服。

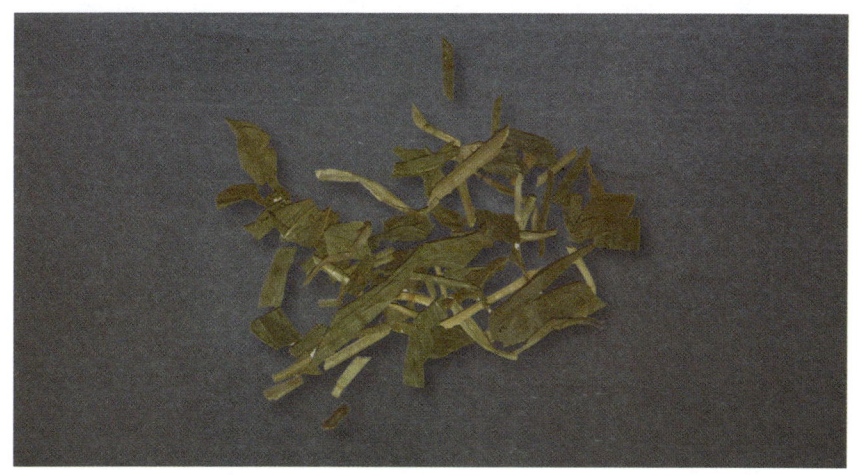

鸭跖草

别名 鸡舌草、竹叶草、鸭脚草、竹节草。

来源 本品为鸭跖草科植物鸭跖草Commelina communis L.的干燥地上部分。

生境分布 生长于田野间。全国大部分地区有分布。

饮片特征 本品呈不规则的段。茎有纵棱,多有分支或根须,节稍膨大。切面中心有髓。叶互生,多皱缩、破碎,完整叶片展平后呈卵状披针形或披针形,全缘,基部下延成膜质叶鞘,抱茎,叶脉平行。总苞佛焰苞状,心形。气微,味淡。

采收加工 夏、秋二季采收,晒干。

性味归经 甘、淡,寒。归肺、胃、小肠经。

功效主治 清热泻火,解毒,利水消肿。主治感冒发热,热病烦渴,咽喉肿痛,水肿尿少,热淋涩痛,痈肿疔毒。

用法用量 内服:煎汤,15~30克。外用:适量。

实用验方 ①小便不通:鸭跖草、车前草各50克,同捣汁,入蜜少许,空心服之。②感冒:用鸭跖草60克,水煎,温服,每日2~3次。③水肿:鸭跖草80克,白茅根30克,鸭肉100克,水煎,喝汤吃鸭肉,每日1次。④急性病毒性肝炎:鸭跖草6克,金沙根30克,荸荠5个,甘蔗一段,水煎服,每日2次。⑤痔疮下坠肿痛:鸭跖草30克,文蛋皮60克,煎汤熏洗。⑥外伤出血:鲜鸭跖草捣烂外敷患处。

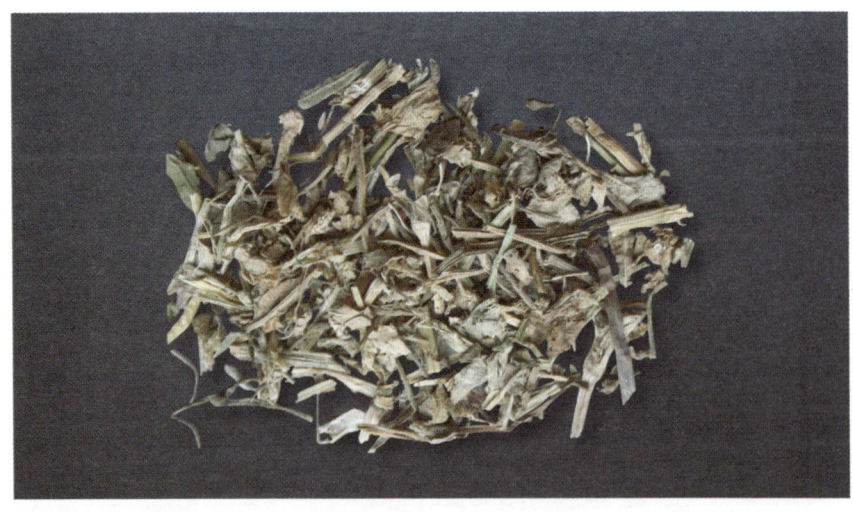

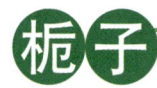 **栀子**　别名　木丹、枝子、黄栀子、山栀子。

来源　本品为茜草科植物栀子 *Gardenia jasminoides* Ellis 的干燥成熟果实。

生境分布　生长于山坡、路旁,南方各地有野生。全国大部分地区有栽培。

饮片特征　本品呈不规则的碎块。果皮薄而脆,表面红黄色或棕红色,有的可见翅状纵棱。种子多数,扁卵圆形,深红色或红黄色。气微,味微酸而苦。用手搓捻能成碎片块。放入温水中,水呈鲜黄色。

采收加工　9～11月果实成熟呈红黄色时采收,除去果梗及杂质,蒸至上汽或置沸水中略烫,取出,干燥。

性味归经　苦,寒。归心、肺、三焦经。

功效主治　泻火除烦,清热利湿,凉血解毒;外用消肿止痛。主治热病心烦,湿热黄疸,淋证涩痛,血热吐衄,目赤肿痛,火毒疮疡;外治扭挫伤痛。

用法用量　内服:煎汤,6～10克。外用生品适量,研末调敷。

实用验方　①血淋涩痛:生山栀子末、滑石各等份,葱汤下。②热毒下血:栀子三十枚,水三升,煎取一升,去滓服。③小便不通:栀子仁27枚,盐花少许,独头大蒜1枚。上捣烂,摊纸花上贴脐,或涂阴囊上,良久即通。④急性胰腺炎:栀子、丹皮、木香、厚朴、延胡索各25克,大黄、赤芍各40克,芒硝15克,取上方药用水800克,煎取药汁约500克。轻者每日1剂,分2次服用。⑤毛囊炎:取栀子粉、穿心莲粉各15克,冰片2克,凡士林100克,调匀外涂,每日2次。⑥结节性红斑:取栀子粉20克,赤芍粉10克,凡士林100克,调匀外涂,每日2次。⑦软组织挫伤:取栀子粉适量,用食醋或凉茶调成糊状,外涂患处,干后即换。

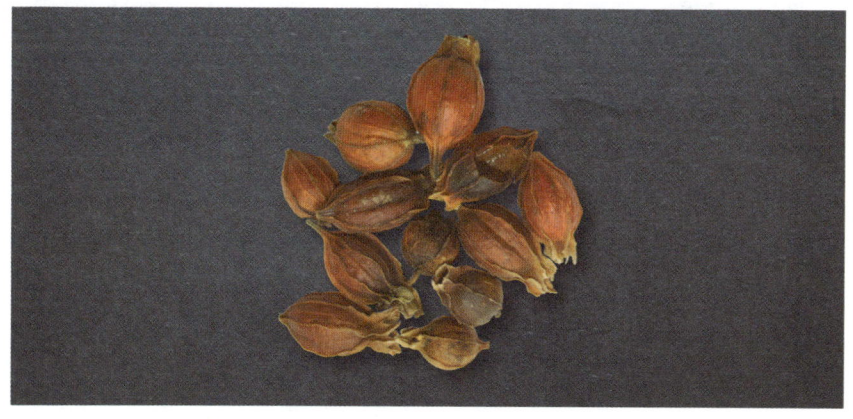

夏枯草

别名 铁色草、春夏草、棒槌草、羊肠菜、夏枯头、白花草。

来源 本品为唇形科植物夏枯草 *Prunella vulgaris* L. 的干燥果穗。

生境分布 生长于荒地或路旁草丛中。分布几遍全国各地。

饮片特征 本品呈圆柱形,略扁,淡棕色至棕红色,有短柄。苞片膜质,脉纹明显。每苞内3花,萼片宿存。花瓣脱落,内有小坚果。质轻。气微,味淡。

采收加工 夏季果穗呈棕红色时采收,除去杂质,晒干。

性味归经 辛、苦,寒。归肝、胆经。

功效主治 清肝泻火,明目,散结消肿。主治目赤肿痛,目珠夜痛,头痛眩晕,瘰疬,瘿瘤,乳痈,乳癖,乳房肿痛。

用法用量 内服:煎汤,9~15克。

实用验方 ①肝虚目痛(冷泪不止,羞明畏日):夏枯草25克,香附子50克,共研为末,每服5克,茶汤调下。②黄疸型肝炎:夏枯草、金钱草各30克,丹参18克,水煎,分3次服,连服7~15日,未愈,再服7日。③打伤、刀伤:把夏枯草在口中嚼碎后敷在伤处。④巩膜炎:夏枯草、野菊花各30克,水煎,分2~3次服。⑤急性乳腺炎:夏枯草、败酱草各30克,赤芍18克,水煎服,每日2次。⑥急慢性结膜炎:夏枯草、菊花各18克,山栀子15克,蝉蜕9克,甘草6克,水煎服,每日2次。

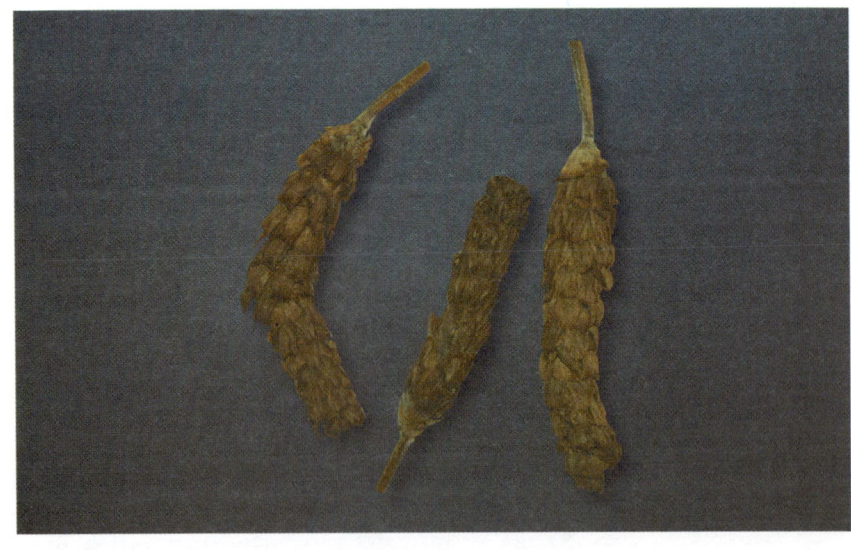

决明子

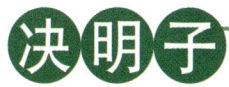

别名 决明、羊明、草决明、还瞳子、羊角豆、假绿豆、马蹄决明。

来源 本品为豆科植物决明 *Cassia obtusifolia* L. 或小决明 *Cassia tora* L. 的干燥成熟种子。

生境分布 生长于村边路旁和旷野等处。主产于安徽、江苏、浙江、广东、广西、四川等省。

饮片特征 呈短圆柱形或棱柱形,两端平行倾斜,形似马蹄,长3~7mm,宽2~4mm。表面绿棕色或暗棕色,平滑有光泽,有突起的棱线和凹纹。种皮薄。质坚硬。气微,味微苦。口嚼稍有豆腥气味。入水中,浸泡时,由一处胀裂,手摸有粘性。

采收加工 秋季采收成熟果实,晒干,打下种子,除去杂质。

性味归经 甘、苦、咸,微寒。归肝、大肠经。

功效主治 清热明目,润肠通便。主治目赤涩痛,羞明多泪,头痛眩晕,目暗不明,大便秘结。

用法用量 内服:煎汤,9~15克。

实用验方 ①急性结膜炎:决明子、菊花、蝉蜕、青葙子各15克,水煎服。②夜盲症:决明子、枸杞子各9克,猪肝适量,水煎,食肝服汤。③雀目:决明子100克,地肤子50克,上药捣细罗为散,每于食后,以清粥饮调。④习惯性便秘:决明子、郁李仁各18克,沸水冲泡代茶。⑤外感风寒头痛:决明子50克,用火炒后研成细粉,然后用凉开水调和,擦在头部两侧太阳穴处。⑥口腔炎:决明子20克,煎汤,一直到剩一半的量为止,待冷却后,用来漱口。

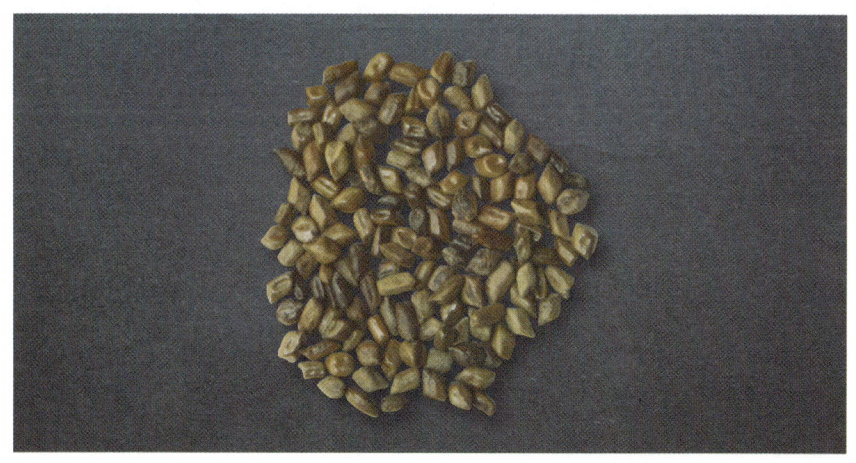

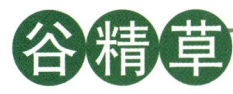 **别名** 天星草、文星草、戴星草、流星草、移星草、谷精子。

来源 本品为谷精草科植物谷精草 *Eriocaulon buergerianum* Koern. 的干燥带花茎的头状花序。

生境分布 生长于溪沟、田边阴湿地带。主产于江苏苏州、宜兴、溧阳,浙江吴兴、湖州、相乡,湖北黄冈、咸宁、孝感等地。

饮片特征 本品头状花序呈半球形,直径4~5mm;底部有苞片层层紧密排列,苞片淡黄绿色,有光泽,上部边缘密生白色短毛;花序顶部灰白色。揉碎花序,可见多数黑色花药及细小黄绿色未成熟的果实。花茎纤细,长短不一,直径不及1mm,淡黄绿色,有数条扭曲的棱线。质柔软。气微,味淡。

采收加工 秋季采收,将花序连同花茎拔出,晒干。

性味归经 辛、甘,平。归肝、肺经。

功效主治 疏散风热,明目退翳。主治风热目赤,肿痛羞明,眼生翳膜,风热头痛。

用法用量 内服:煎汤,5~10克。

实用验方 ①偏正头痛:谷精草适量,研为末,加白面糊调匀搜摊纸上贴痛处,干了再换。②鼻血不止:谷精草为末,每服10克,熟面汤送下。③夜盲症:谷精草、苍术各15克,夜明砂9克,猪肝200克,同煮,空腹食肝喝汤。④偏正头痛:谷精草末、铜绿各5克,硝石半分,混匀,随头痛的左、右边,吸入左右鼻孔中。⑤目中翳膜:谷精草、防风各等份,为末,米汤冲服。

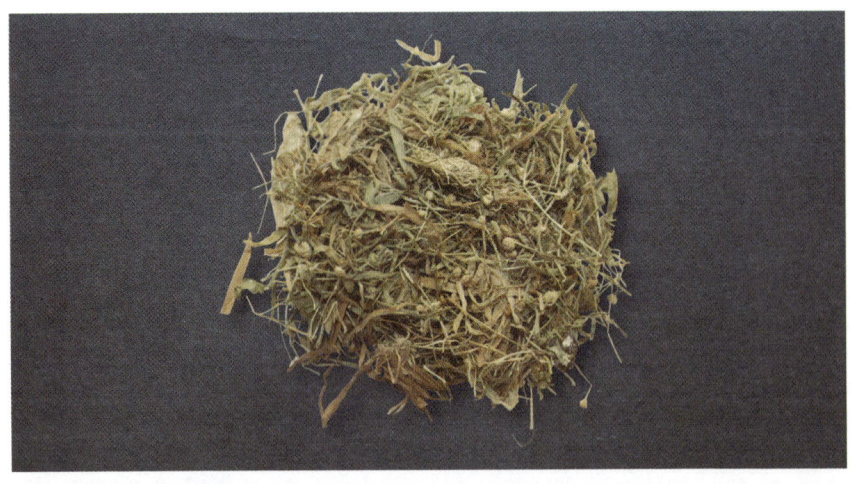

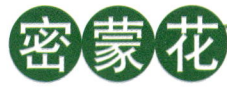 **密蒙花**　别名　蒙花、蒙花珠、糯米花、老蒙花、水锦花、鸡骨头花。

来源　本品为马钱科植物密蒙花 *Buddleja of ficinalis* Maxim. 的干燥花蕾和花序。

生境分布　生长于山坡、河边、丘陵、村边的灌木丛或草丛中。主产于湖北、四川、陕西、河南、云南等省。

饮片特征　本品多为花蕾密集的花序小分枝，呈不规则圆锥状，长1.5～3mm。表面灰黄色或棕黄色，密被茸毛。花蕾呈短棒状，上端略大，长0.3～1cm，直径0.1～0.2cm；花萼钟状，先端4齿裂；花冠筒状，与萼等长或稍长，先端4裂，裂片卵形；雄蕊4，着生在花冠管中部。质柔软。气微香，味微苦、辛。

采收加工　春季花未开放时采收，除去杂质，干燥。

性味归经　甘，微寒。归肝经。

功效主治　清热泻火，养肝明目，退翳。主治目赤肿痛，多泪羞明，目生翳膜，肝虚目暗，视物昏花。

用法用量　内服：煎汤，3～9克。

实用验方　①眼障翳：密蒙花、黄柏根（洗锉）各50克，上二味捣罗为末，炼蜜和丸，如梧桐子大。每服十丸至十五丸，食后，临卧熟水下，或煎饧汤下。②结膜炎：密蒙花、菊花、谷精草、桑叶、生地、赤芍各9克，山栀、川黄连、桔梗各6克，金银花、连翘、茅根各15克，每日1剂，水煎服。③眼底出血：密蒙花、菊花各10克，红花3克，滚开水冲泡，加冰糖适量，代茶饮。

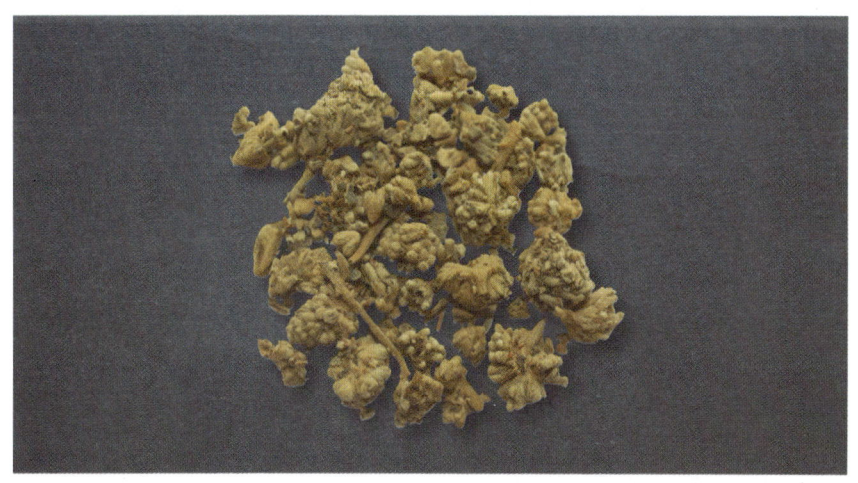

青葙子

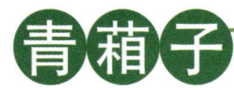

别名 草决明、狗尾巴子、牛尾花子、野鸡冠花子。

来源 本品为苋科植物青葙 *Celosia argentea* L. 的干燥成熟种子。

生境分布 生长于平原或山坡；有栽培。全国大部分地区均有分布。多自产自销。

饮片特征 本品呈扁圆形，少数呈圆肾形，直径1～1.5mm。表面黑色或红黑色，光亮，中间微隆起，侧边微凹处有种脐。种皮薄而脆。气微，味淡。炒青葙子形如青葙子生品，表面焦黑色，有香气。

采收加工 秋季果实成熟时采割植株或摘取果穗，晒干，收集种子，除去杂质。

性味归经 苦，微寒。归肝经。

功效主治 清肝泻火，明目退翳。主治肝热目赤，眼生翳膜，视物昏花，肝火眩晕。

用法用量 内服：煎汤，9～15克。

实用验方 ①慢性葡萄膜炎：青葙子、白扁豆各15克，元明粉（冲）5克，酸枣仁、茯苓各12克，密蒙花、决明子各9克，水煎服。②风毒气眼，翳膜遮睛，不计久新，及内外障眼：青葙子、车前子、五味子、枸杞子、地肤子、茺蔚子、决明子、葶苈子（炒）、麦冬（去心）、细辛（去苗）、官桂（去粗皮）、生地黄、赤茯苓、泽泻（去土）、防风（去叉）、黄芩（去黑心）各30克，上为细末，炼蜜和丸，如梧桐子大，每服20丸，加至30丸。茶清送下，温米饮亦得，每日3次。③肝心毒热，丁翳入黑睛，兼治内外一切眼病：青葙子、蓝实、枳实（炒）、炒大黄、菊花、炙甘草各60克，草决明、黄连、茺蔚子、细辛、麻黄、车前子各45克，鲤鱼胆、鸡胆（阴干）各1枚，羚羊角90克。为细末，炼蜜为丸。梧桐子大，每服20丸，食后茶水送下，每日3次。

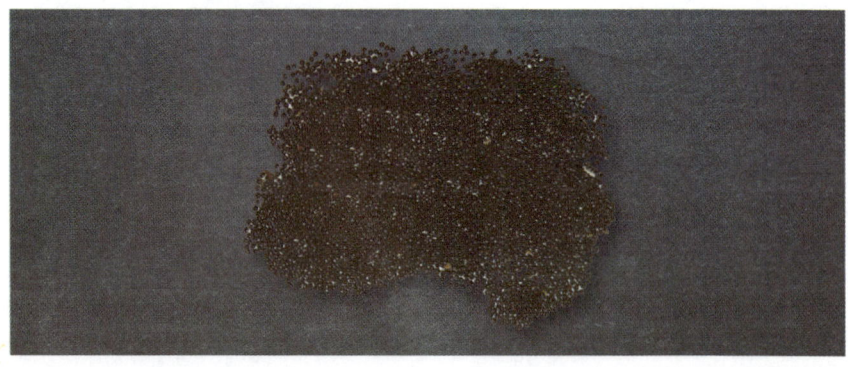

清热药·清热燥湿

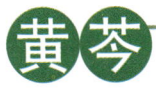

别名 腐肠、子芩、宿芩、条芩、土金茶根、黄金茶根。

来源 本品为唇形科植物黄芩 *Scutellaria baicalensis* Georgi 的干燥根。

生境分布 生长于山顶、林缘、路旁、山坡等向阳较干燥的地方。主产于东北、山西、河南、山东等省区。以河北承德所产质量最佳。

饮片特征 本品为类圆形或不规则形薄片。外表皮黄棕色或棕褐色,多不平整。切面黄棕色或黄绿色,中间有红棕色的圆心,有的中央呈暗棕色或棕黑色枯朽状,具放射状纹理,边缘粗糙。质硬而脆。遇潮或用冷水浸易变绿。气微,味苦。

采收加工 春、秋二季采挖,除去须根及泥沙,晒后撞去粗皮,晒干。

性味归经 苦,寒。归肺、胆、脾、大肠、小肠经。

功效主治 清热燥湿,泻火解毒,止血,安胎。主治湿温、暑湿、胸闷呕恶,湿热痞满,肺热咳嗽,高热烦渴,血热吐衄,痈肿疮毒,胎动不安。

用法用量 内服:煎汤,3~10克。

实用验方 ①泄泻热痢:黄芩、白芍、葛根各10克,白头翁15克,水煎服。②偏正头痛:黄芩片适量,酒浸透,晒干为末,每服3克,茶、酒下。③慢性气管炎:黄芩、葶苈子各等份,共为细末,糖衣为片,每片含生药0.8克,每日3次,每次5片。④尿路感染、血尿:黄芩片24克,水煎,分3次服。

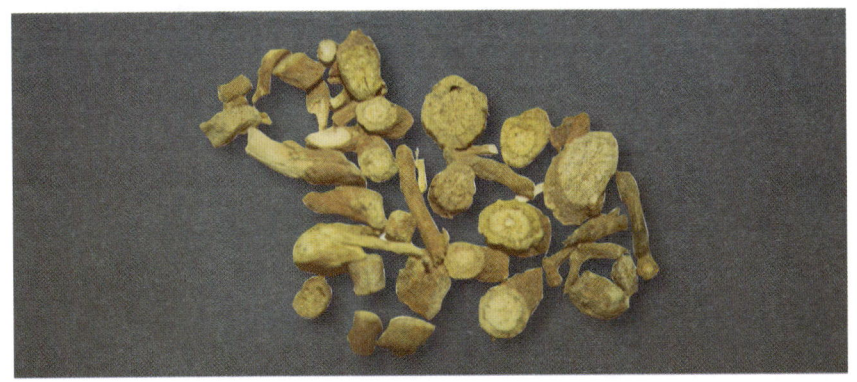

黄连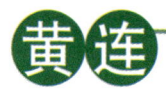

别名 味连、王连、雅连、文连、云连、川连。

来源 本品为毛茛科植物黄连 *Coptis chinensis* Franch.、三角叶黄连 *Coptis deltoidea* C.Y.Cheng et Hsiao 或云连 *Coptis teeta* Wall. 的干燥根茎。以上三种分别习称"味连"、"雅连"、"云连"。

生境分布 生长于海拔1000～1900米的山谷凉湿荫蔽密林中，也有栽培的。味连产于四川、湖北、山西、甘肃等地；雅连主产于四川洪雅、峨眉等地，为栽培品，少有野生；云连主产于云南德钦、碧江及西藏地区。

饮片特征 本品呈不规则的薄片。外表皮暗黄色粗糙，有细小的须根。切面或碎断面皮部棕色至暗棕色，木部鲜黄色或红黄色，具放射状纹理，髓部红棕色，有时中央有空隙。质地坚实，不易折。气微，味极苦。

采收加工 秋季采挖，除去须根及泥沙，干燥，撞去残留须根。

性味归经 苦，寒。归心、脾、胃、肝、胆、大肠经。

功效主治 清热燥湿，泻火解毒。主治湿热痞满，呕吐吞酸，泻痢，黄疸，高热神昏，心火亢盛，心烦不寐，心悸不宁，血热吐衄，目赤，牙痛，消渴，痈肿疔疮；外治湿疹，湿疮，耳道流脓。酒黄连善清上焦火热。主治目赤，口疮。姜黄连清胃和胃止呕。主治寒热互结，湿热中阻，痞满呕吐。萸黄连舒肝和胃止呕。主治肝胃不和，呕吐吞酸。

用法用量 内服：煎汤，2～5克。外用：适量。

实用验方 ①痔疮：黄连100克，煎膏，加入等份芒硝、冰片5克，痔疮敷上即消。②黄疸：黄连5克，茵陈15克，栀子10克，水煎服。③痈疮、湿疮、耳道流脓：黄连研末，茶油调涂患处。④颈痛、背痛：黄连、黄芩、炙甘草各6克，栀子、枳实、柴胡、赤芍、银花各9克，水煎取药汁。⑤心肾不交失眠：黄连、肉桂各5克，半夏、炙甘草各20克，水煎服。

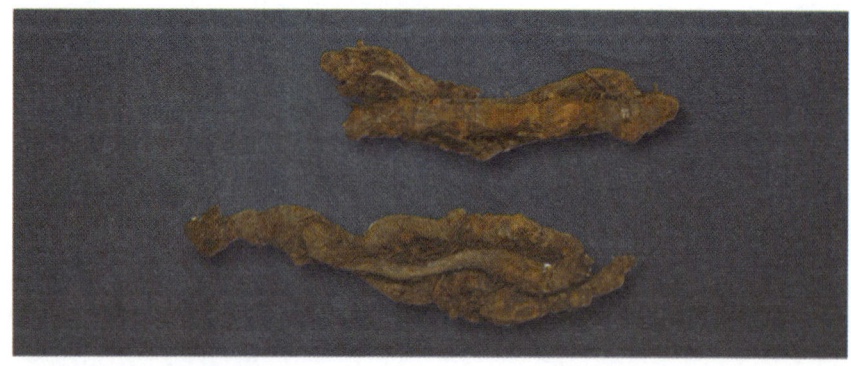

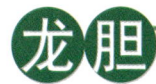

龙胆

别名 胆草、草龙胆、水龙胆、龙胆草、山龙胆、龙须草。

来源 本品为龙胆科植物条叶龙胆 *Gentiana manshurica* Kitag.、龙胆 *Gentiana scabra* Bge.、三花龙胆 *Gentiana triflora* pall.或滇龙胆 *Gentiana rigescens* Franch.的干燥根及根茎。前三种习称"龙胆",后一种习称"坚龙胆"。

生境分布 生长于山坡草地、河滩灌丛中、路边以及林下草甸。龙胆、三花龙胆主产于东北地区。条叶龙胆、坚龙胆主产于云南、四川、贵州。

饮片特征 本品呈不规则的圆形厚片或段。表面黄白色至淡黄棕色,切面中心有隐现的筋膜点,有裂隙。质脆,易折断,断面棕色。气微,味甚苦。

采收加工 春、秋二季采挖,洗净,干燥。

性味归经 苦,寒。归肝、胆经。

功效主治 清热燥湿,泻肝胆火。主治湿热黄疸,阴肿阴痒,带下,湿疹瘙痒,肝火目赤,耳鸣耳聋,胁痛口苦,强中,惊风抽搐。

用法用量 内服:煎汤,3~6克。

实用验方 ①目赤肿痛:龙胆草15~30克,捣汁服。②急性黄疸型肝炎:龙胆、茵陈、栀子各12克,郁金、黄柏各6克,大枣6枚,水煎服。③皮肤刀伤肿痛:龙胆草适量,加茶油,捣烂,贴患处。④带状疱疹:龙胆草30克,丹参15克,川芎10克,水煎服。便秘者加大黄12克。⑤腮腺炎:龙胆草、鸭舌草各适量,加红糖共捣烂,贴患处。⑥滴虫性阴道炎:龙胆草、苦参各15克,百部、枯矾、黄柏、川椒各10克,水煎,热熏。⑦妇女乳痛:龙胆草、蒲公英、灯笼草各适量,共捣烂,贴患处。⑧热病腹痛:龙胆草30克,捣盐取汁服。⑨热痢:龙胆草、木棉花各15克,红猪母菜30克,水煎服。

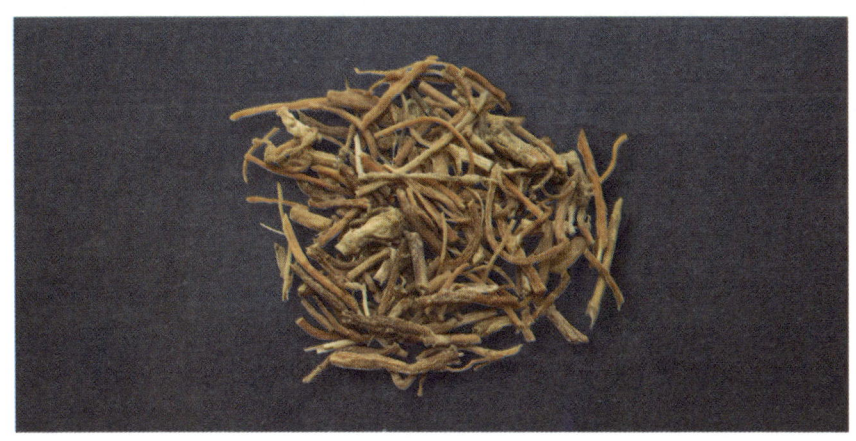

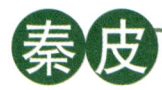

秦皮

别名 秦白皮、鸡糠树、青榔木、白荆树。

来源 本品为木犀科植物苦枥白蜡树 *Fraxinus rhynchophylla* Hance、白蜡树 *Fraxinus chinensis* Roxb.、尖叶白蜡树 *Fraxinus szaboana* Lingelsh. 或宿柱白蜡树 *Fraxinus stylosa* Lingelsh. 的干燥枝皮或干皮。

生境分布 生长于山沟、山坡及丛林中。主产陕西、四川、宁夏、云南、贵州、河北。

饮片特征 本品为长短不一的丝条状,外表面灰白色、灰棕色或黑棕色,稍粗糙,有浅色斑点,内表面黄白色或棕色,平滑,略有光泽,切面纤维性,质硬而脆,气微,味苦。水浸液黄绿色,日光下可见碧兰色荧光。

采收加工 春、秋二季剥取,晒干。

性味归经 苦、涩,寒。归肝、胆、大肠经。

功效主治 清热燥湿,收涩止痢,止带,明目。主治湿热泻痢,赤白带下,目赤肿痛,目生翳膜。

用法用量 内服:煎汤,6~12克。外用:适量,煎洗患处。

实用验方 ①腹泻:秦皮15克,水煎加糖,分服。②麦粒肿,大便干燥:秦皮15克,大黄10克,水煎服,孕妇忌服。③小儿惊痫发热及变蒸发热:秦皮、茯苓各5克,甘草五分,灯心二十根,水煎服。④阴道炎:秦皮12克,乌梅30克,加水煎煮,去渣取汁,临用时加白糖食疗,每日2次,空腹食用。⑤慢性细菌性痢疾:秦皮12克,生地榆、椿皮各9克,水煎服。⑥急性菌痢:秦皮、苦参各12克,炒莱菔子、广木香各9克,共为细末,开水调服,每次9~12克,每日3~4次。

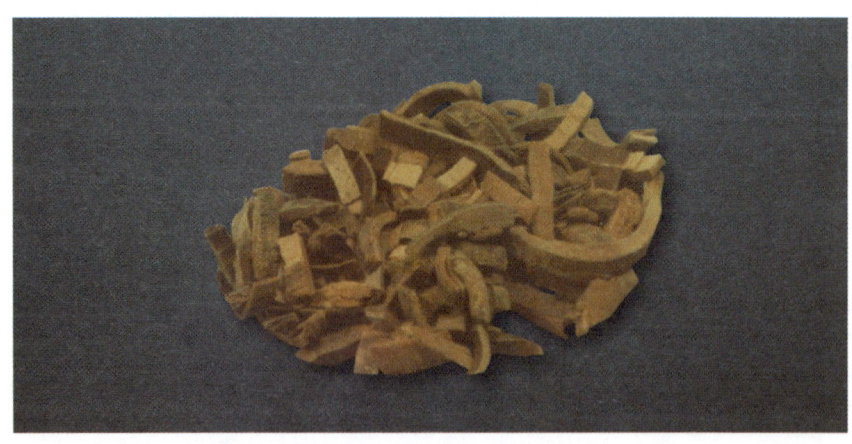

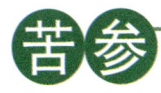 **别名** 苦骨、川参、地参、牛参、地骨、凤凰爪、山槐根、野槐根。

来源 本品为豆科植物苦参 *Sophora flavescens* Ait. 的干燥根。

生境分布 生于沙地或向阳山坡草丛中及溪沟边。分布于全国各地。

饮片特征 本品呈类圆形或不规则形的厚片。外表皮灰棕色或棕黄色,有时可见横长皮孔样突起,外皮薄,常破裂反卷或脱落,脱落处显黄色或棕黄色,光滑。切面黄白色,纤维性,具放射状纹理和裂隙,有的可见同心性环纹。质坚硬,不易折断。气微,豆腥味,味极苦。

采收加工 春、秋二季采挖,除去根头及小支根,洗净,干燥,或趁鲜切片,干燥。

性味归经 苦,寒。归心、肝、胃、大肠、膀胱经。

功效主治 清热燥湿,杀虫,利尿。主治热痢,便血,黄疸尿闭,赤白带下,阴肿阴痒,湿疹,湿疮,皮肤瘙痒,疥癣麻风;外治滴虫性阴道炎。

用法用量 内服:煎汤,4.5~9克。外用:适量,煎汤洗患处。

实用验方 ①血痢不止:苦参适量,炒焦为末,水丸梧子大,每服十五丸,米饮下。②瘰疬结核:苦参200克,捣末,牛膝汁丸如绿豆大,每暖水下二十丸,日服。③嗜睡眠:苦参150克,白术100克,大黄50克,捣末,蜜丸如梧子大,每食后服三十丸。④婴儿湿疹:先将苦参30克浓煎取汁,去渣,再将打散的1个鸡蛋及红糖30克同时加入,煮熟即可,饮汤,每日1次,连用6日。⑤心悸:苦参20克,水煎服。⑥白癜风:苦参50克,丹参、当归尾各25克,川芎15克,防风20克,粉碎如黄豆大,加入500毫升75%酒精内密封1周,取药液外搽皮损,每日3次。

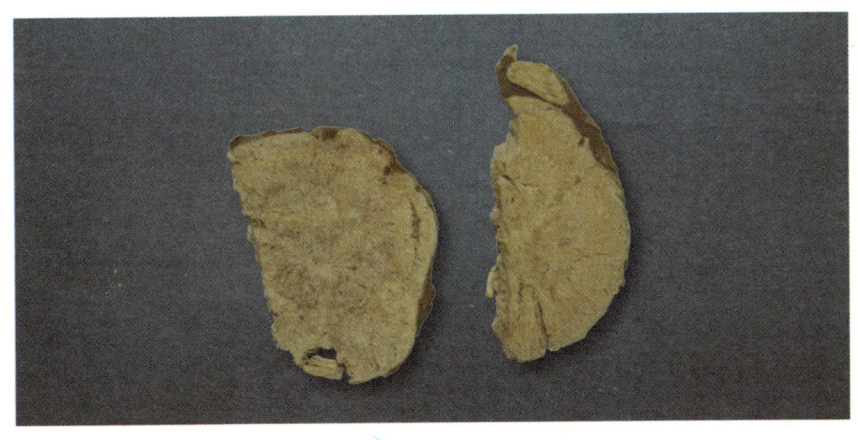

清热药·清热解毒

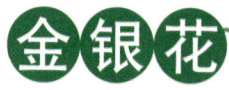

别名 双花、银花、忍冬花、二宝花、金银藤。

来源 本品为忍冬科植物忍冬 *Lonicera japonica* Thunb. 的干燥花蕾或带初开的花。

生境分布 生于路旁、山坡灌丛或疏林中。全国大部分地区有分布。

饮片特征 本品呈棒状,上粗下细,略弯曲,长2～3cm,上部直径约3mm,下部直径约1.5cm。表面黄白色或绿白色(贮久色渐深),密被软毛。偶见叶状苞片。气清香,味淡、微苦。

采收加工 夏初花开放前采收,干燥。

性味归经 甘,寒。归肺、心、胃经。

功效主治 清热解毒,疏散风热。主治痈肿疔疮,喉痹,丹毒,热毒血痢,风热感冒,温病发热。

用法用量 内服:煎汤,6～15克。

实用验方 ①咽喉炎:金银花15克,生甘草3克,煎水含漱。②感冒发热、头痛咽痛:金银花60克,山楂20克,煎水代茶饮。③痢疾:金银花15克,焙干研末,水调服。④热闭:金银花60克,菊花30克,甘草20克,水煎服,代茶频饮。⑤胆囊炎肋痛:金银花50克,花茶叶20克,沏水当茶喝。⑥慢性咽喉炎:金银花、人参叶各15克,甘草3克,开水泡,代茶饮。

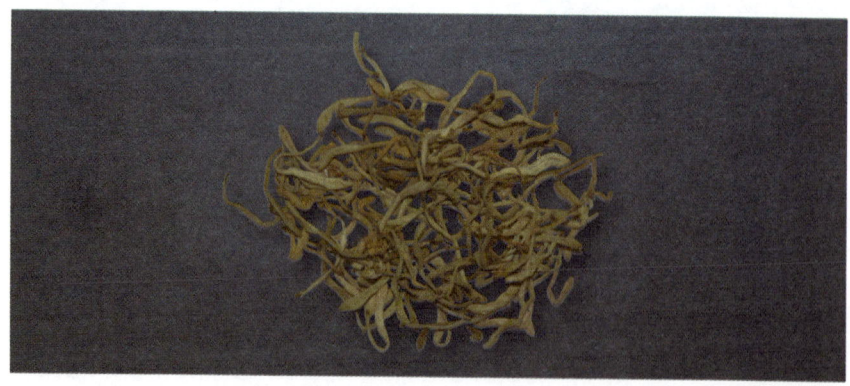

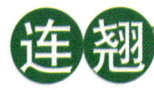

别名 空壳、空翘、落翘、黄花条、旱莲子。

来源 本品为木犀科植物连翘 *Forsythia suspensa* (Thunb.) Vahl 的干燥果实。

生境分布 生长于野荒坡或栽培。主产山西、河南、陕西。

饮片特征 本品呈长卵圆形至卵形,稍扁,顶端尖锐,基部有小果梗或已脱落。青翘多不开裂,表面绿褐色,凸起的灰白色小斑点较少;质硬;种子多数,黄绿色,细长,一侧有翅。老翘自顶端开裂或裂成两瓣,表面黄棕色或红棕色,内表面多为浅黄棕色,平滑,具一纵隔;质脆;种子棕色,多已脱落。气微香,味苦。

采收加工 秋季果实初熟尚带绿色时采收,除去杂质,蒸熟,晒干,习称"青翘";果实熟透时采收,晒干,除去杂质,习称"老翘"。

性味归经 苦,微寒。归肺、心、小肠经。

功效主治 清热解毒,消肿散结,疏散风热。主治痈疽,瘰疬,乳痈,丹毒,风热感冒,温病初起,温热入营,高热烦渴,神昏发斑,热淋涩痛。

用法用量 内服:煎汤,6~15克。

实用验方 ①肠痈:连翘15克,黄芩、栀子各12克,金银花18克,水煎服。②舌破生疮:连翘25克,黄柏15克,甘草10克,水煎含漱。③麻疹:连翘6克,牛蒡子5克,绿茶1克,研末,沸水冲泡。④阴道滴虫:连翘100克,放沙锅中加水600~700毫升,煎取200毫升,过滤去渣,温度适宜时用小块无菌纱布浸药汁后塞入阴道,每日1次,每次保留3~4小时,连用至愈。⑤风热感冒:连翘、金银花各10克,薄荷6克,水煎服。⑥乳腺炎:连翘、蒲公英、川贝母各6克,水煎服。

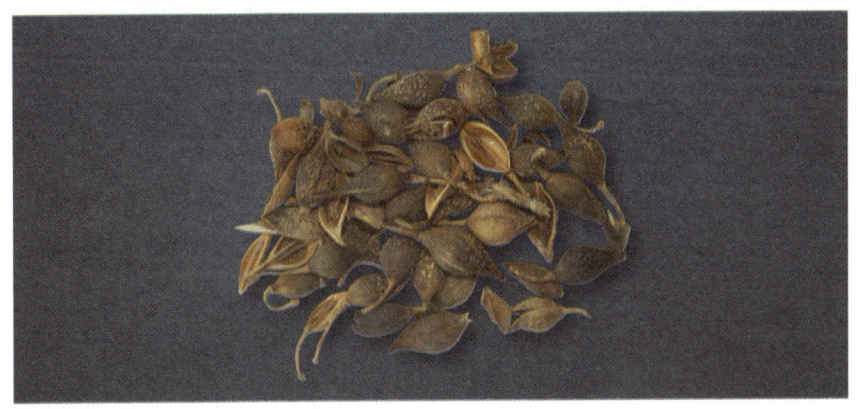

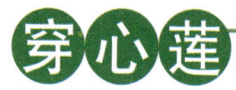

穿心莲

别名 一见喜、斩蛇剑、苦胆草、揽核莲、四方莲、春莲秋柳。

来源 本品为爵床科植物穿心莲 Andrographis paniculata（Burm.f.）Nees 的干燥地上部分。

生境分布 生长于湿热的丘陵、平原地区。主要栽培于广东、广西、福建等省。现云南、四川、江西、江苏等省也有栽培。

饮片特征 本品呈不规则的段。茎方柱形，节稍膨大。切面不平坦，具类白色髓。叶片多皱缩或破碎，完整者展平后呈披针形或卵状披针形，先端渐尖，基部楔形下延，全缘或波状；上表面绿色，下表面灰绿色，两面光滑。气微，味极苦。

采收加工 秋初茎叶茂盛时采割，晒干。

性味归经 苦，寒。归心、肺、大肠、膀胱经。

功效主治 清热解毒，凉血，消肿。主治感冒发热，咽喉肿痛，口舌生疮，顿咳劳嗽，泄泻痢疾，热淋涩痛，痈肿疮疡，毒蛇咬伤。

用法用量 内服：煎汤，6～9克。外用：适量。

实用验方 ①痈疖疔疮：穿心莲15～20克，水煎服。②多种炎症及感染：穿心莲9～15克，水煎服。③上呼吸道感染：穿心莲、车前草各15克，水煎浓缩至30毫升，稍加冰糖，分3次服，每日1剂。④支气管肺炎：穿心莲、十大功劳各15克，陈皮10克，水煎取汁100毫升，分早、晚各服1次，每日1剂。⑤阴囊湿疹：穿心莲干粉20克，纯甘油100毫升，调匀擦患处，每日3～4次。

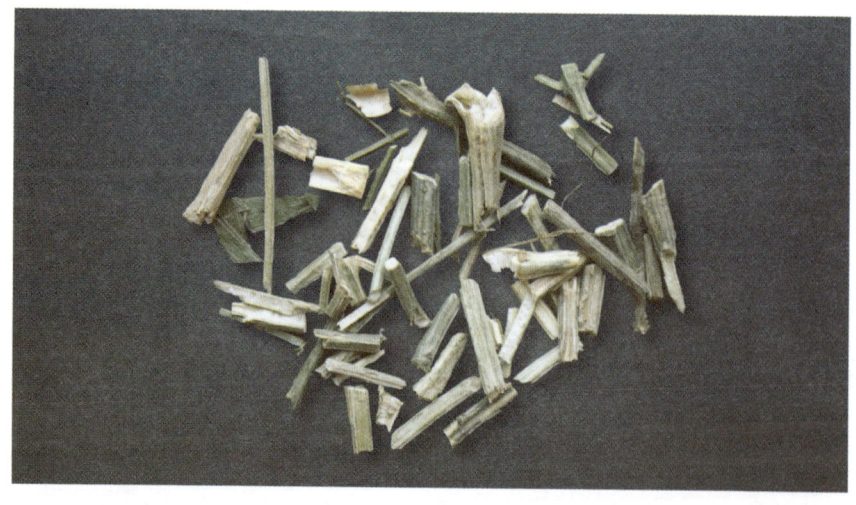

大青叶

别名 蓝菜、大青、蓝叶、菘蓝叶、靛青叶、板蓝根叶。

来源 本品为十字花科植物菘蓝 *Isatis indigotica* Fort. 的干燥叶。

生境分布 生长于道旁、沙地等处。主产于河北、陕西、河南、江苏、安徽等省，多为栽培。

饮片特征 本品为不规则的碎段。叶片皱缩卷曲，有的破碎，完整叶片展开后呈长椭圆形至长圆状倒披针形，暗灰绿色，叶上表面有的可见色较深稍突起的小点；叶柄碎片淡棕黄色。质脆。气微，味微酸、咸、苦、涩。

采收加工 夏、秋两季分2~3次采收，除去杂质，晒干。

性味归经 苦，寒。归心、胃经。

功效主治 清热解毒，凉血消斑。主治温病高热，神昏，发斑发疹，痄腮，喉痹，丹毒，痈肿。

用法用量 内服：煎汤，9~15克。

实用验方 ①预防乙脑、流脑：大青叶25克，黄豆50克，水煎服，每日1剂，连服7日。②乙脑、流脑、感冒发热、腮腺炎：大青叶25~50克，海金砂根50克，水煎服，每日2剂。③热甚黄疸：大青100克，茵陈、秦艽各50克，天花粉40克，水煎服。④无黄疸型肝炎：大青叶100克，丹参50克，大枣十枚，水煎服。⑤防治暑疖、痱子：鲜大青叶50克，水煎代茶。⑥肺炎高热喘咳：鲜大青叶50~100克。捣烂绞汁，调蜜少许，炖热，温服，每日2次。⑦血淋、小便尿血：鲜大青叶50~100克，生地25克，水煎调冰糖服，每日2次。

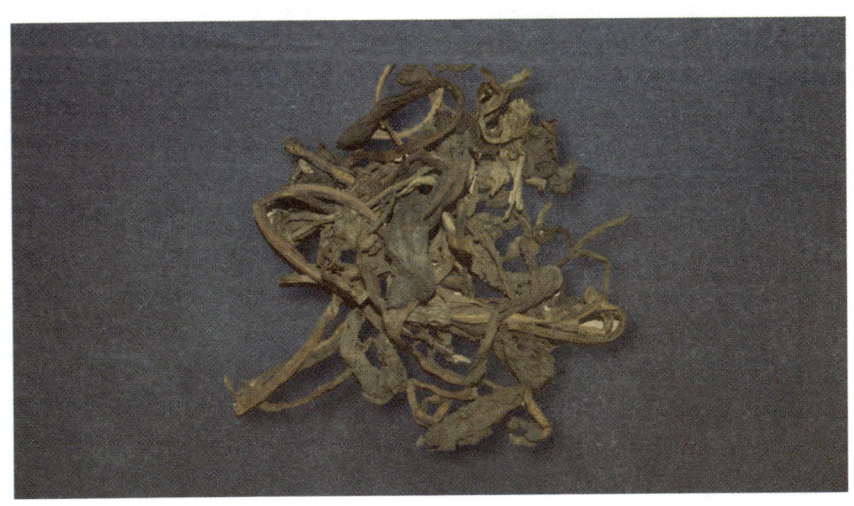

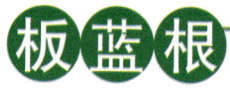 **板蓝根**

别名 大青、靛根、靛青根、菘蓝根、蓝靛根、大蓝根、北板蓝根。

来源 本品为十字花科植物菘蓝 *Isatis indigotica* Fort. 的干燥根。

生境分布 生长于山地林缘较潮湿的地方。野生或栽培。主产河北、北京、黑龙江、河南、江苏、甘肃。

饮片特征 本品呈圆形的厚片。外表皮淡灰黄色至淡棕黄色，有纵皱纹及横生皮孔。切面皮部黄白色，木部黄色。质略软而实，易折断，气微，味微甜后苦涩，有生菜味。

采收加工 秋季采挖，除去泥沙，晒干。

性味归经 苦，寒。归心、胃经。

功效主治 清热解毒，凉血利咽。主治温疫时毒，发热咽痛，温毒发斑，痄腮、烂喉丹痧，大头瘟疫，丹毒，痈肿。

用法用量 内服：煎汤，9～15克。

实用验方 ①流行性感冒：板蓝根50克，羌活25克，煎汤，每日2次分服，连服2～3日。②肝炎：板蓝根50克，水煎服。③肝硬化：板蓝根50克，茵陈20克，郁金10克，薏苡仁15克，水煎服。④流行性乙型脑炎：用板蓝根15克煎服，每日1剂，连服5日。⑤偏头痛：板蓝根30克，生石膏15克，豆鼓10克，水煎分2次服，每日1剂。⑥病毒性肺炎高热：板蓝根30克，鱼腥草20克，菊花25克，甘草10克，水煎服。

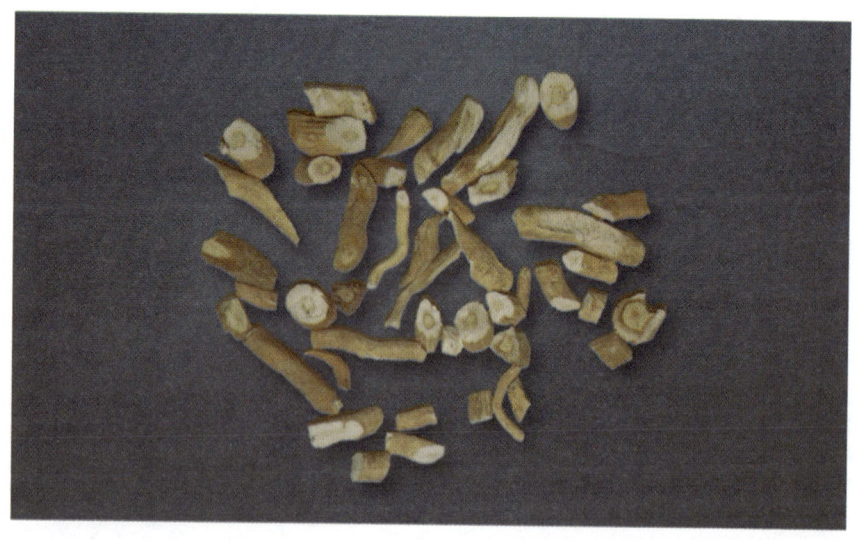

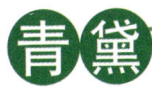 **别名** 花露、靛花、淀花、蓝靛、青缸花、青蛤粉。

来源 本品为爵床科植物马蓝 *Baphicacanthus cusia* (Nees) Bremek. 等的叶或茎叶经加工制得的干燥粉末、团块或颗粒。

生境分布 生长于路旁、山坡、草丛及林边潮湿处。主产于福建仙游、广东、江苏、河北、云南等地。

饮片特征 本品为深蓝色的粉末，体轻，易飞扬；或呈不规则多孔性的团块、颗粒，用手搓捻即成细末。微有草腥气，味淡。

采收加工 夏、秋两季当植物的叶生长茂盛时，割取茎叶，置大缸或木桶中。加入清水，浸泡2～3昼夜，至叶腐烂、茎脱皮时，捞去茎枝叶渣，每100千克茎叶加石灰8～10千克，充分搅拌，待浸液由乌绿色转变为紫红色时，捞取液面泡沫状物，晒干。

性味归经 咸，寒。归肝经。

功效主治 清热解毒，凉血消斑，泻火定惊。主治温毒发斑，血热吐衄，胸痛咳血，口疮。痄腮，喉痹，小儿惊痫。

用法用量 内服：煎汤，1～3克，宜入丸散用。外用：适量。

实用验方 ①湿疹溃烂：青黛、煅石膏各适量，外撒患处。②百日咳：青黛、海蛤粉各30克，川贝、甘草各15克，共为末，每服1.5克，每日3次。③腮腺炎：青黛10克，芒硝30克，醋调，外敷患处。④湿疹、带状疱疹：青黛20克，蒲黄、滑石各30克，共研粉，患处渗液者，干粉外扑；无渗液者，麻油调搽。⑤腮腺炎：青黛、大黄各等份，冰片少许，共研匀，以食醋调成糊状涂患处。⑥腮腺炎：青黛适量，醋调涂患处。

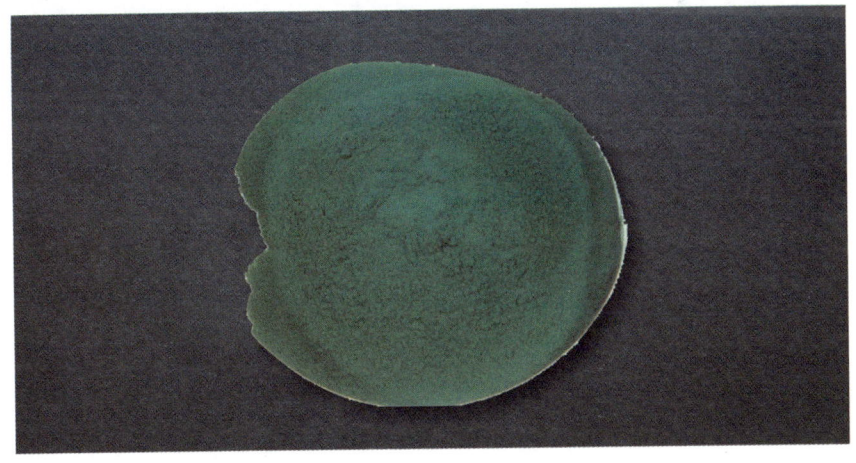

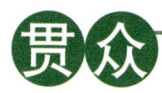 **贯众**　别名　贯节、贯渠、渠母、药渠、黄钟、绵马贯众。

来源　本品为鳞毛蕨科植物粗茎鳞毛蕨 *Dryopteris crassirhizoma* Nakai 的干燥根茎及叶柄残基。

生境分布　生长于山阴近水处。主产于东北地区辽宁、吉林、黑龙江三省。

饮片特征　呈不规则切片，表面棕褐色。切面棕黄色，有黄白色的筋脉点，可见鳞叶、须根和残留的叶柄。质坚硬。气微，味初微涩，渐苦而辛。

采收加工　秋季采挖，削去叶柄，须根，除去泥沙，晒干。

性味归经　苦，微寒；有小毒。归肝、胃经。

功效主治　清热解毒，驱虫。主治虫积腹痛，疮疡。

用法用量　内服：煎汤，4.5～9克。

实用验方　①预防感冒，流行性感冒，流行性脑脊髓膜炎，流行性乙型脑炎：贯众、金银花各15克，黄芩6克，甘草3克，开水泡服当茶饮。②大吐血不止：贯众、黄连按2∶1之比配合，共研粉，以糯米饮调服6克。③钩虫、绦虫、蛲虫病：贯众12克，乌梅9克，大黄6克，水煎空腹服。④预防感冒，流行性感冒，流行性脑脊髓膜炎，流行性乙型脑炎：贯众30克，大青叶20克，甘草6克，水煎服。⑤预防麻疹：贯众研末，3岁以下每服0.15克，每日2次，连服3日。⑥大吐血不止：贯众炭15克，血余炭12克，鲜侧柏叶20克，水煎服。

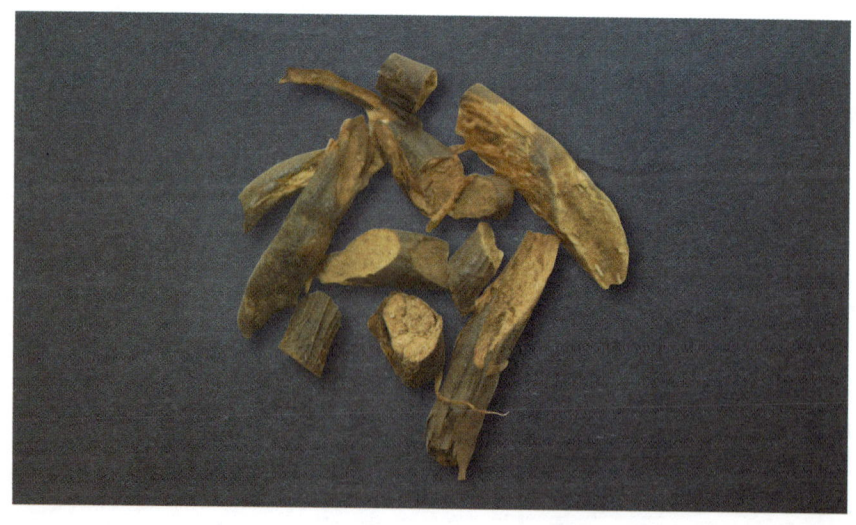

蒲公英

别名 蒲公草、黄花草、蒲公丁、婆婆丁、黄花地丁、羊奶奶草。

来源 本品为菊科植物蒲公英 *Taraxacum mongolicum* Hand.–Mazz.、碱地蒲公英 *Taraxacum borealisinense* Kitam. 或同属数种植物的干燥全草。

生境分布 生长于道旁、荒地、庭园等处。全国大部分地区均产，主产于山西、河北、山东及东北各省。

饮片特征 本品为不规则的段。根表面棕褐色，抽皱；根头部有棕褐色或黄白色的茸毛，有的已脱落。叶多皱缩破碎，绿褐色或暗灰绿色，完整者展平后呈倒披针形，先端尖或钝，边缘浅裂或羽状分裂，基部渐狭，下延呈柄状。头状花序，总苞片多层，花冠黄褐色或淡黄白色。有时可见具白色冠毛的长椭圆形瘦果。气微，味微苦。

采收加工 春至秋季花初开时采挖，除去杂质，洗净，晒干。

性味归经 苦、甘，寒。归肝、胃经。

功效主治 清热解毒，消肿散结，利尿通淋。主治疔疮肿毒，乳痈，瘰疬，目赤，咽痛，肺痈，肠痈，湿热黄疸，热淋涩痛。

用法用量 内服：煎汤，10~15克。外用：鲜品适量，捣敷或煎汤熏洗患处。

实用验方 ①感冒伤风：蒲公英30克，防风、荆芥各10克，大青叶15克，水煎服。②眼结膜炎：蒲公英15克，黄连3克，夏枯草12克，水煎服。③腮腺炎：蒲公英30~60克，水煎服或捣烂外敷。④小便淋沥涩痛：蒲公英、茅根、金钱草各15克，水煎服。⑤淋病：蒲公英、白头翁各30克，车前子、滑石、小蓟、知母各15克，水煎服。⑥肝胆热引发肾阴虚耳鸣、耳聋：蒲公英30克，龙胆草、黄芩、赤芍、栀子各15克，水煎服。

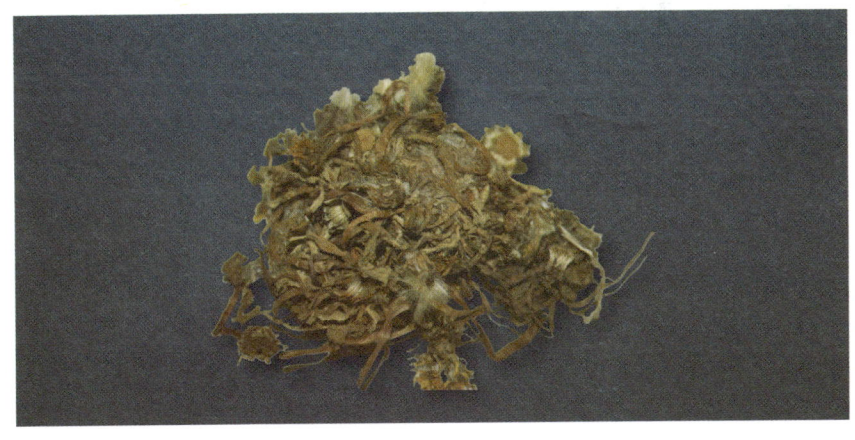

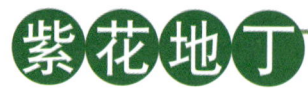

紫花地丁

别名 地丁、紫地丁、地丁草、堇堇草。

来源 本品为堇菜科植物紫花地丁 *Viola yedoensis* Makino 的干燥全草。

生境分布 生长于路旁、田埂和圃地中。主产于江苏、浙江及东北地区。

饮片特征 本品多皱缩成团。主根长圆锥形,直径1～3mm;淡黄棕色,有细纵皱纹。叶基生,灰绿色,展平后叶片呈披针形或卵状披针形,长1.5～6cm,宽1～2cm;先端钝,基部截形或稍心形,边缘具钝锯齿,两面有毛;叶柄细,长2～6cm,上部具明显狭翅。花茎纤细;花瓣5,紫堇色或淡棕色;花距细管状。蒴果椭圆形或3裂,种子多数,淡棕色。气微,味微苦而稍黏。

采收加工 春、秋二季采收,除去杂质,晒干。

性味归经 苦、辛,寒。归心、肝经。

功效主治 清热解毒,凉血消肿。主治疗疮肿毒,痈疽发背,丹毒,毒蛇咬伤。

用法用量 内服:煎汤,15～30克。外用:鲜品适量,捣烂敷患处。

实用验方 ①中耳炎:紫花地丁12克,蒲公英10克(鲜者加倍),将上药捣料,置热水瓶中,以沸水冲泡大半瓶,盖闷10多分钟后,1日内数次饮完。②丹毒:紫花地丁、半边莲各12克,蒲公英10克,把上药捣碎,放入热水瓶中,冲入适量沸水闷泡15分钟,代茶频饮,每日1剂。③前列腺炎:紫花地丁16克,车前草12克,海金沙10克,水煎服,每日1剂,分早、晚两次服用,6日为1个疗程。④毒蛇咬伤:把鲜紫花地丁100克捣碎,用米泔水500克调取汁内服,用量每次服50～100毫升,其渣加雄黄3克捣匀外敷,每日换药1次,疗程5～10天。⑤疗肿疮毒:将鲜紫花地丁100克捣碎成泥调米泔水过滤,将滤液分早、中、晚三次内服。药渣外敷患处,每日1剂,连服3～6日。

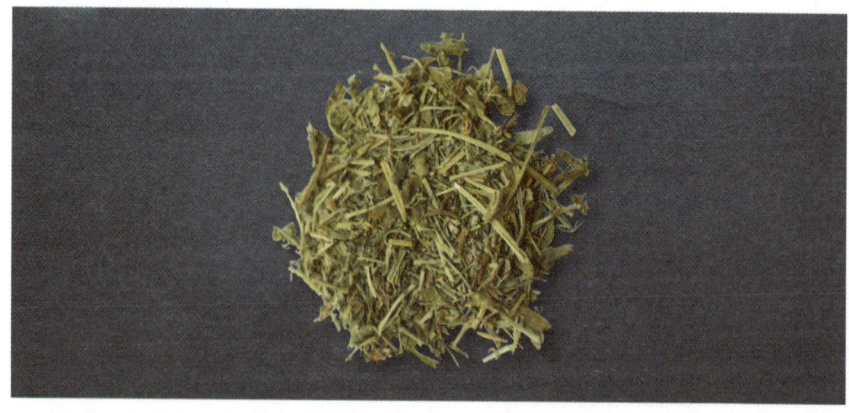

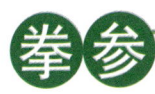

别名 石蚕、紫参、牡参、刀枪药、红三七、活血莲。

来源 本品为蓼科植物拳参 *Polygonum bistorta* L. 的干燥根茎。

生境分布 生长于草丛、阴湿山坡或林间草甸中。主产于华北、西北、山东、江苏、湖北等地。

饮片特征 本品呈类圆形或近肾形的薄片。外表皮紫褐色或紫黑色,粗糙。切面棕红色或浅棕红色,平坦,近边缘有一圈黄白色小点(维管束)。质硬。气微,味苦、涩。

采收加工 春初发芽时或秋季茎叶将枯萎时采挖,除去泥沙,晒干,去须根。

性味归经 苦、涩,微寒。归肺、肝、大肠经。

功效主治 清热解毒,消肿,止血。主治赤痢热泻,肺热咳嗽,痈肿瘰疬,口舌生疮,血热吐衄,痔疮出血,蛇虫咬伤。

用法用量 内服:煎汤,5~10克。外用:适量。

实用验方 ①菌痢、肠炎:拳参50克,水煎服,每日1~2次。②肺结核:取拳参洗净晒干粉碎,加淀粉调匀压成0.3克的片剂。成人每次4~6片,小儿酌减。

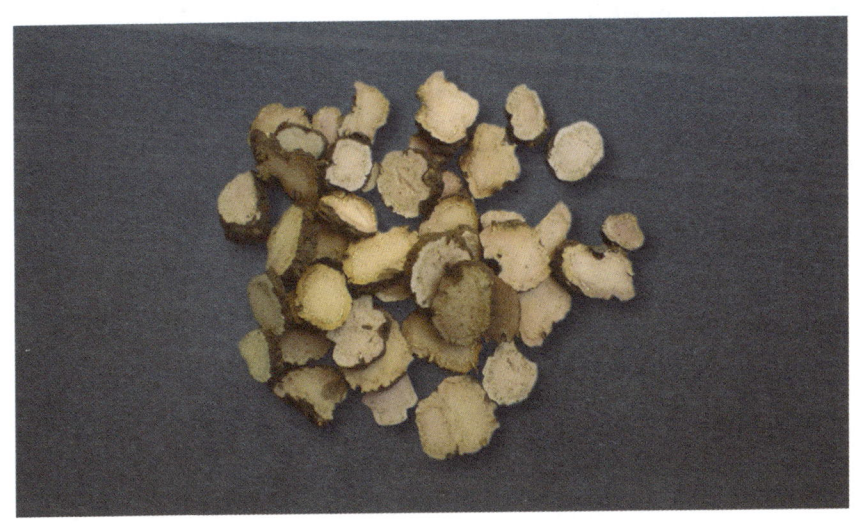

土茯苓

别名 过山龙、山地栗、地茯苓、土太片、冷饭团。

来源 本品为百合科植物光叶菝葜 *Smilax glabra* Roxb. 的干燥根茎。

生境分布 生长于林下或山坡。主产广东、湖南、湖北、浙江、四川、安徽;次产福建、江西、广西、江苏;台湾、贵州及云南有分布。

饮片特征 本品呈长圆形或不规则的薄片,边缘不整齐。切面类白色至淡红棕色,粉性,可见点状维管束及多数小亮点;以水湿润后有黏滑感。质略韧。气微,味微甘、涩。

采收加工 夏、秋二季采挖,除去须根,洗净,干燥;或趁鲜切成薄片,干燥。

性味归经 甘、淡,平。归肝、胃经。

功效主治 解毒,除湿,通利关节。主治梅毒及汞中毒所致的肢体拘挛,筋骨疼痛;湿热淋浊,带下,痈肿,瘰疬,疥癣。

用法用量 内服:煎汤,15~60克。

实用验方 ①钩端螺旋体病:土茯苓60~150克,甘草6克,水煎服。②疮疖:土茯苓30克,苍耳子、大黄、金银花、蒲公英各9克,水煎服。③阴痒:土茯苓、蛇床子、地肤子各30克,白矾、花椒各9克,煎水,早晚熏洗或坐浴。④天疱疮:土茯苓30克,金银花、蒲公英、地丁、白鲜皮、苦参、地肤子各15克,甘草6克,水煎服。⑤疮疖:土茯苓适量,研末,醋调敷。

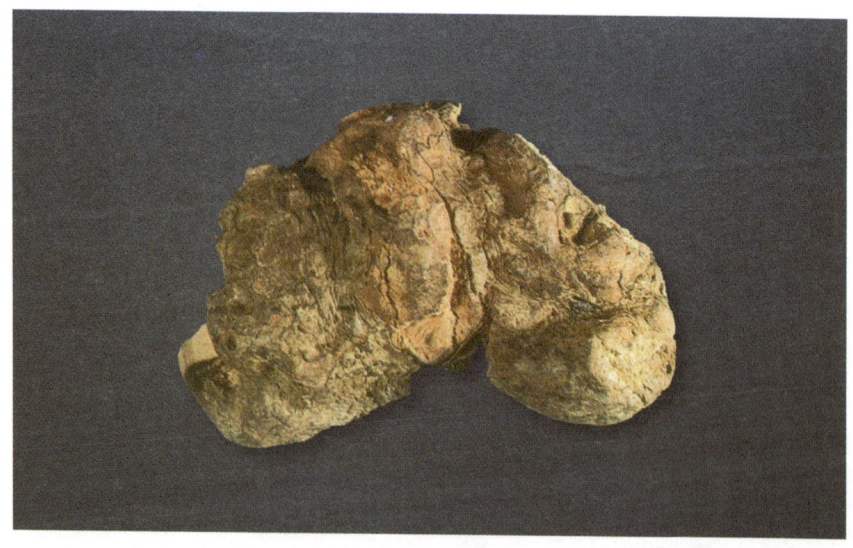

鱼腥草

别名 蕺菜、紫蕺、蕺子、臭猪巢、九节莲、折耳根。

来源 本品为三白草科植物蕺菜 *Houttuynia cordata* Thunb. 的新鲜全草或干燥地上部分。

生境分布 生长于沟边、溪边及潮湿的疏林下。分布于陕西、甘肃及长江流域以南各地。

饮片特征 本品为不规则的段。茎呈扁圆柱形，表面淡红棕色至黄棕色，有纵棱。叶片多破碎，黄棕色至暗棕色。穗状花序黄棕色。质地疏松，茎折断面不平坦而显粗纤维状。搓碎具鱼腥气，味涩、辛。

采收加工 鲜品全年均可采割；干品夏季茎叶茂盛花穗多时采割，除去杂质，晒干。

性味归经 辛，微寒。归肺经。

功效主治 清热解毒，消痈排脓，利尿通淋。主治肺痈吐脓，痰热喘咳，热痢，热淋，痈肿疮毒。

用法用量 内服：煎汤，15~25克，不宜久煎；鲜品用量加倍，水煎或捣汁服。外用：适量，捣敷或煎汤熏洗患处。

实用验方 ①肺热咳嗽，咯痰带血：鱼腥草18克（鲜草36克），甘草6克，车前草30克，水煎服。②黄疸发热：鱼腥草150~180克，水煎温服。③遍身生疮：鱼腥草嫩叶和米粉做成饼，油煎食之。④咳嗽痰黄：鱼腥草15克、桑白皮、浙贝母各8克，石韦10克，水煎服。⑤慢性膀胱炎：鱼腥草60克，瘦猪肉200克，加水同炖，每日1剂，连服1~2周。⑥小儿腹泻：鱼腥草20克，白术、茯苓、炒山药各10克，水煎服。⑦肺炎、支气管炎：鱼腥草、半边莲各30克，甘草20克，水煎服。

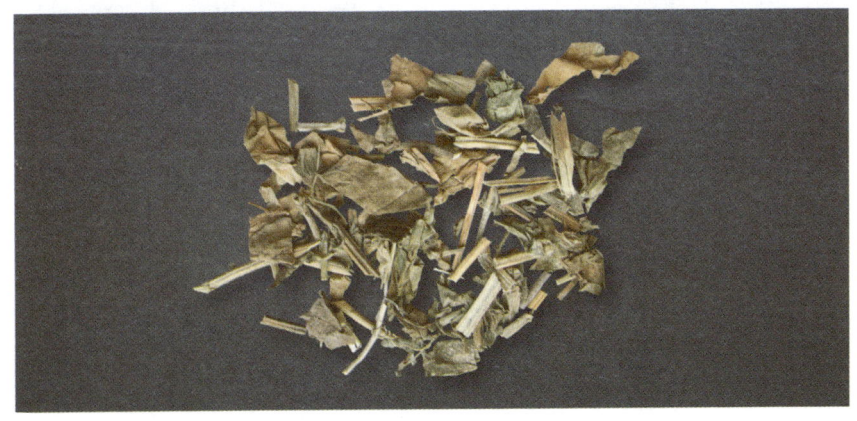

大血藤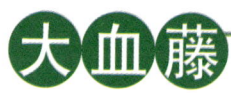

别名 血通、红藤、红皮藤、红血藤、千年健、血木通。

来源 本品为木通科植物大血藤 Sargentodoxa cuneata (Oliv.) Rehd. et Wils. 的干燥藤茎。

生境分布 生长于溪边、山坡疏林等地；有栽培。主产湖北、四川、江西、河南、江苏；安徽、浙江亦产。

饮片特征 本品为类椭圆形的厚片。外表皮灰棕色，粗糙。切面皮部红棕色，有数处向内嵌入木部，木部黄白色，有多数导管孔，射线呈放射状排列，质坚体轻，折断面裂片状。气微，味微涩。

采收加工 秋、冬二季采收，除去侧枝，截段，干燥。

性味归经 苦，平。归大肠、肝经。

功效主治 清热解毒，活血，祛风止痛。主治肠痈腹痛，热毒疮疡，经闭，痛经，风湿痹痛，跌扑肿痛。

用法用量 内服：煎汤，9～15克。

实用验方 ①小儿蛔虫腹痛：红藤根研粉，每次吞服6克。②风湿筋骨疼痛，经闭腰痛：大血藤30～50克，水煎服。③血崩：大血藤、仙鹤草、茅根各25克，水煎服。④盆腔腹膜炎：大血藤30克，败酱、金钱草各20克，银花、连翘各15克，水煎服，每日1剂。⑤急性阑尾炎：大血藤60克，蒲公英30克，生大黄、厚朴各6克，每日1剂，分2煎服。

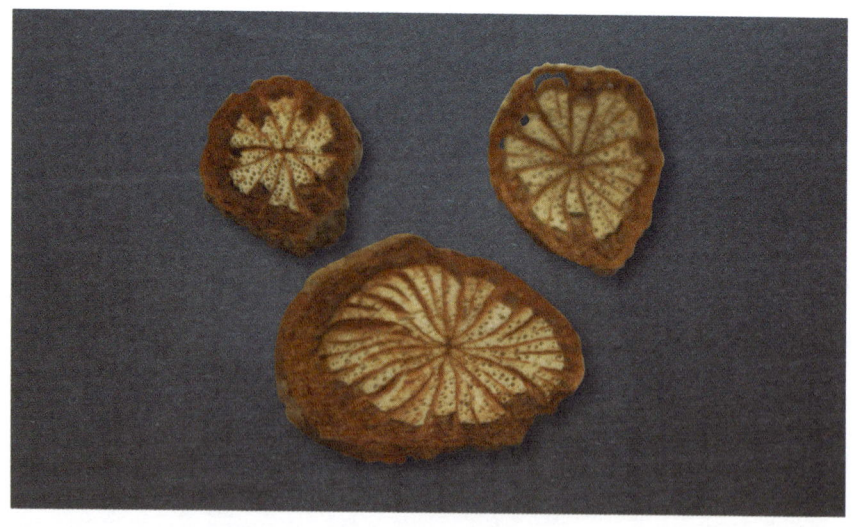

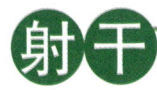 **射干**

别名 寸干、乌扇、鬼扇、乌蒲、山蒲扇、野萱花、金蝴蝶。

来源 本品为鸢尾科植物射干 *Belamcanda chinensis* (L.) DC. 的干燥根茎。

生境分布 生长于林下或山坡。主产湖北、河南、江苏、安徽等省。

饮片特征 本品呈不规则形或长条形的薄片。外表皮黄褐色、棕褐色或黑褐色，皱缩，可见残留的须根和须根痕，有的可见环纹。切面边缘凹凸不整齐，淡黄色或鲜黄色，有腊状样光泽，具散在筋脉小点或筋脉纹，有的可见环纹，质硬。气微，味苦、微辛。

采收加工 春初刚发芽或秋末茎叶枯萎时采挖，除去须根及泥沙，干燥。

性味归经 苦，寒。归肺经。

功效主治 清热解毒，消痰，利咽。主治热毒痰火郁结，咽喉肿痛，痰涎壅盛，咳嗽气喘。

用法用量 内服：煎汤，3～10克。

实用验方 ①血瘀闭经：射干9克，当归、川芎各10克，莪术9克，水煎服。②淋巴结核肿痛：射干9克，玄参、夏枯草各15克，水煎服。③慢性咽喉炎：射干、金银花、玉竹、麦冬、知母各10克，红糖适量，水煎服，10日为1个疗程。④风热郁结、咽喉红肿热痛：射干12克，水煎服。⑤跌打损伤：鲜射干60克，捣烂敷患处。⑥腮腺炎：射干鲜根3～5克，水煎，饭后服，每日2次。

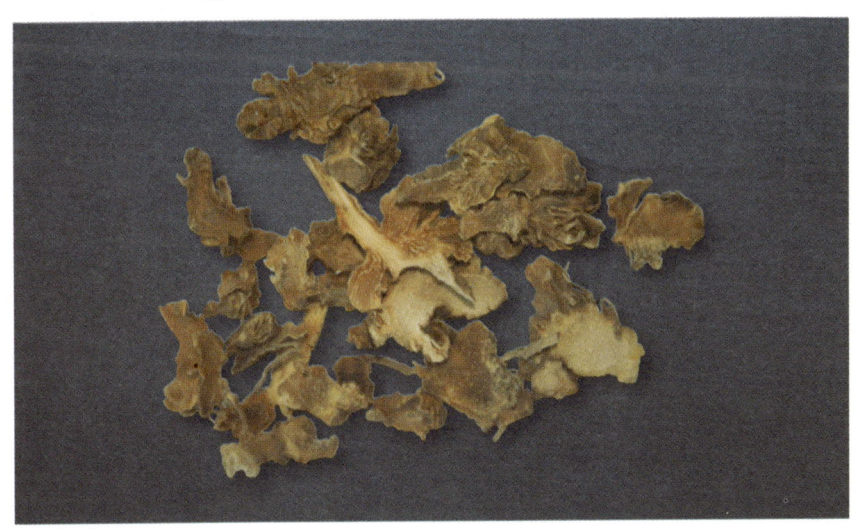

马勃

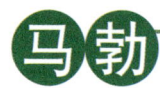

别名 灰包、马粪包、灰色菌。

来源 本品为灰包科真菌脱皮马勃 *Lasiosphaera fenzlii* Reich.、大马勃 *Calvatia gigantea* (Batseh ex Pers.) Lloyd 或紫色马勃 *Calvatia lilacina* (Mont.et Berk.) Lloyd 的干燥子实体。

生境分布 脱皮马勃主产于辽宁、甘肃、江苏、安徽等省。大马勃主产于内蒙古、青海、河北、甘肃等省区。紫色马勃主产于广东、广西、江苏、湖北等省区。

饮片特征 本品呈不规则的小块,包被灰棕色至黄褐色,纸质,多破碎成块片状,或已全部脱落。孢体灰褐色,紧密,有弹性,撕开内有灰褐色棉絮状丝状物,触之则孢子尘土样飞扬,手捻有细腻感。气似尘土,无味。

性味归经 辛,平。归肺经。

功效主治 清肺利咽,止血。主治风热郁肺咽痛,音哑,咳嗽;外治鼻衄,创伤出血。

用法用量 内服:煎汤,2~6克。外用:适量,敷患处。

实用验方 ①外伤出血,鼻衄,拔牙后出血:马勃撕去皮膜,取内部海绵绒样物压迫出血部位或塞入鼻孔,填充牙龈处。②痈疽疮疖:马勃孢子粉,以蜂蜜调和涂敷患处。③咽喉肿痛,不能咽物:马勃一分,蛇蜕一条,浇为末,棉裹5克,含咽。④积热吐血:马勃研为末,加沙糖做成丸了,如弹子大。每服半丸,冷水化下。⑤妊娠吐血及鼻血:马勃研为末,浓米汤送服半钱。⑥失音:马勃、马牙硝,等份为末,加沙糖和成丸子,如芡子大,噙口内。⑦久咳:马勃研为末,加蜜做成丸子,如梧子大。每服二十丸,白汤送下。

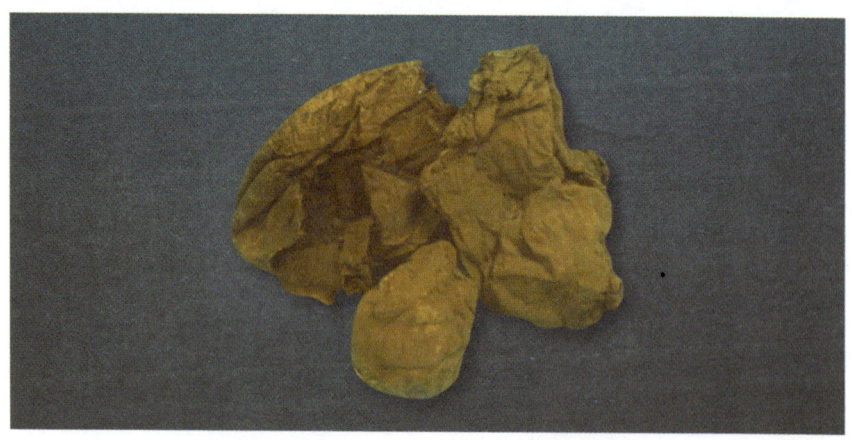

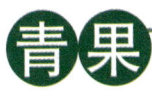 **青果**

别名 橄榄、甘榄、忠果、黄榄、余甘子、干青果、青橄榄、橄榄子。

来源 本品为橄榄科植物橄榄 Canarrium album Raeusch. 的干燥成熟果实。

生境分布 生长于低海拔的杂木林中；多为栽培。我国南方及西南各地多有生产，如广东、广西、福建、云南、四川等地。

饮片特征 本品呈纺锤形，两端钝尖，长2.5～4cm，直径1～1.5cm。表面棕黄色或黑褐色，有不规则皱纹。果肉灰棕色或棕褐色，质硬。果核梭形，暗红棕色，具纵棱；内分3室，各有种子1粒。气微，果肉味涩，久嚼微甜。

采收加工 秋季果实成熟时采收，干燥。

性味归经 甘、酸，平。归肺、胃经。

功效主治 清热解毒，利咽，生津。主治咽喉肿痛，咳嗽痰黏，烦热口渴，鱼蟹中毒。

用法用量 内服：煎汤，5～10克。

实用验方 ①肺胃热毒壅盛，咽喉肿痛：鲜橄榄15克，鲜萝卜250克，切碎或切片，加水煎汤服。②癫痫：橄榄500克，郁金25克，加水煎取浓汁，放入白矾（研末）25克，混匀再煎，约得500毫升，每次20毫升，早、晚分服，温开水送下。

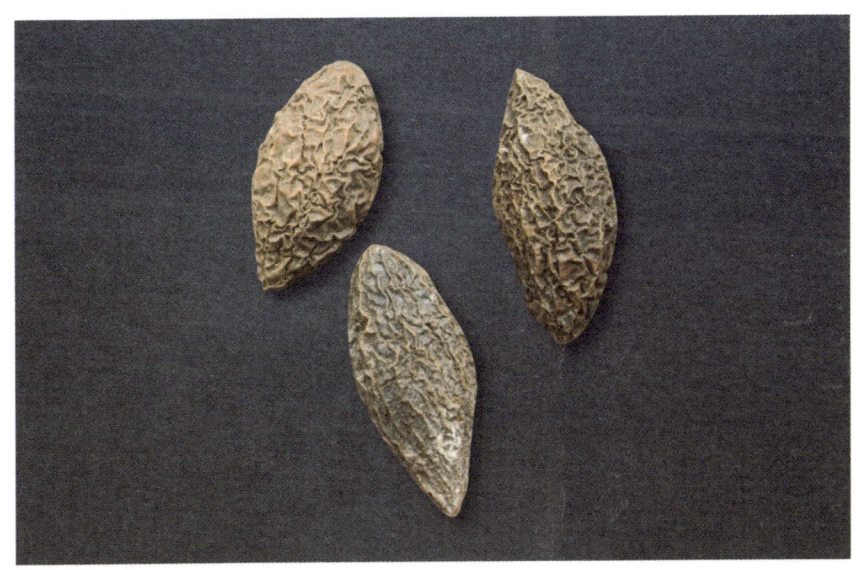

锦灯笼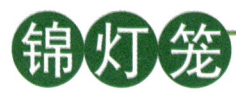

别名 酸浆、酢浆、酸浆实、灯笼果、金灯笼、天灯笼。

来源 本品为茄科植物酸浆 *Physalis alkekengi* L. var. franchetii (Mast.) Makino 的干燥宿萼或带果实的宿萼。

生境分布 多为野生，常生长于山野、林缘等地。全国大部地区均有生产，以东北、华北产量大、质量好。

饮片特征 本品略呈灯笼状，多压扁，长3~4.5cm，宽2.5~4cm。表面橙红色或橙黄色，有5条明显的纵棱，棱间有网状的细脉纹。顶端渐尖，微5裂，基部略平截，中心凹陷有果梗。体轻，质柔韧，中空，或内有棕红色或橙红色果实。果实球形，多压扁，直径1~1.5cm，果皮皱缩，内含种子多数。气微，宿萼味苦，果实味甘、微酸。

采收加工 秋季果实成熟、宿萼呈红色或橙红色时采收，干燥。

性味归经 苦，寒。归肺经。

功效主治 清热解毒，利咽化痰，利尿通淋。主治咽痛音哑，痰热咳嗽，小便不利，热淋涩痛；外治天疱疮，湿疹。

用法用量 内服：煎汤，5~9克。外用：适量，捣敷患处。

实用验方 ①天疱疮：锦灯笼鲜果捣烂外敷，或干果研末调油外敷。②热咳咽痛：锦灯笼草研末，开水送服，同时以醋调药末敷喉外。③肠胃伏热：锦灯笼果实250克，芡实150克，马蔺子（炒）、大盐榆白皮（炒）各100克，柴胡、黄芩、栝楼根、间茹各50克，共研为末，加炼蜜做成丸子，如梧子大。每服三十丸，木香汤送下。④痔疮：锦灯笼叶贴疮上。⑤慢性肾炎：锦灯笼果实5个，木瓜片4片，大枣10枚，车前草2棵，水煎服，每日1剂，连服7日后改为隔日1剂。

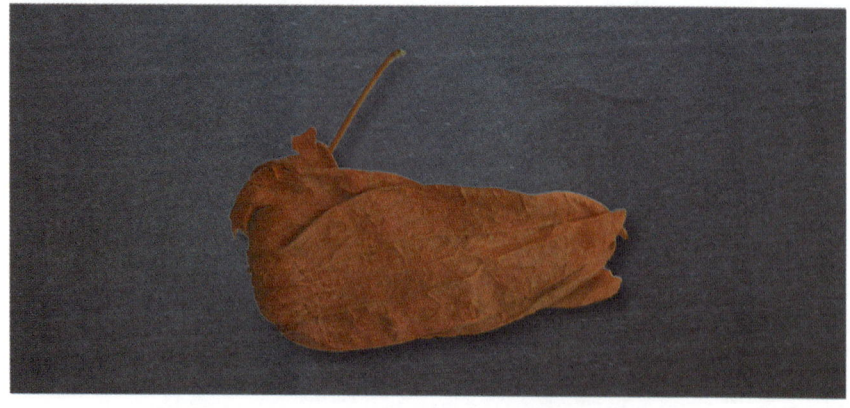

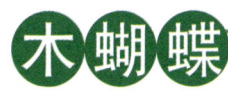 木蝴蝶 别名　玉蝴蝶、千层纸、云故纸、千张纸、白玉纸。

来源　本品为紫葳科植物木蝴蝶 *Oroxylum indicum* (L.) Vent. 的干燥成熟种子。

生境分布　生长于山坡、溪边、山谷及灌木丛中。主产于云南、广西、贵州等省，福建、广东、四川也有分布。均为野生。

饮片特征　本品为蝶形薄片，除基部外三面延长成宽大菲薄的翅。长5～8cm，宽3.5～4.5cm。表面浅黄白色，翅半透明，有绢丝样光泽，上有放射状纹理，边缘多破裂。体轻，剥去种皮，可见一层薄膜状的胚乳紧裹于子叶之外。子叶2，蝶形，黄绿色或黄色，长径1～1.5cm。气微，味微苦。

采收加工　秋、冬二季采收成熟果实，曝晒至果实开裂，取出种子，晒干。

性味归经　苦、甘，凉。归肺、肝、胃经。

功效主治　清肺利咽，疏肝和胃。主治肺热咳嗽，喉痹，音哑，肝胃气痛。

用法用量　内服：煎汤，1～3克。

实用验方　①久咳音哑：木蝴蝶、桔梗、甘草各6克，水煎服。②肝胃不和之胁痛、胃脘疼痛：木蝴蝶2克，研粉，好酒调服。③慢性咽喉炎：木蝴蝶3克，金银花、菊花、沙参、麦冬各9克，煎水当茶饮。④久咳音哑：木蝴蝶6克，玄参9克，冰糖适量，水煎服。⑤干咳、音哑、咽喉肿痛：木蝴蝶、甘草各6克，胖大海9克，蝉衣3克，冰糖适量，水煎服。⑥肝胃不和之胁痛、胃脘疼痛：木蝴蝶、木香、甘草各6克，川楝子、白芍10克，水煎服。

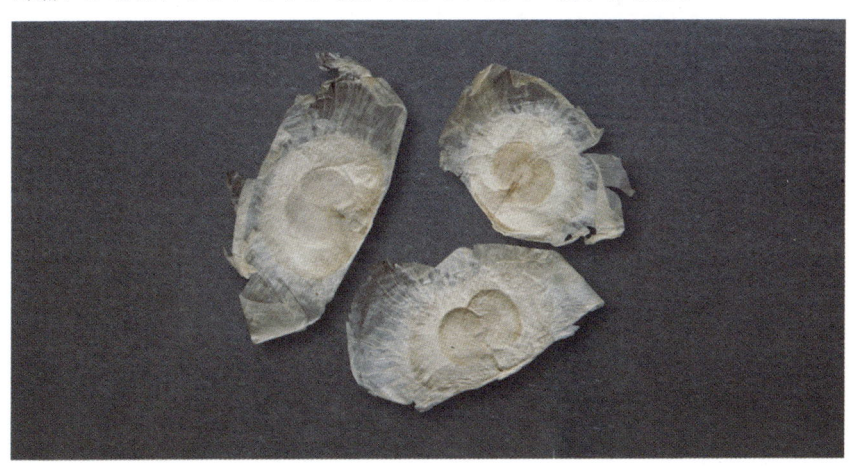

马齿苋

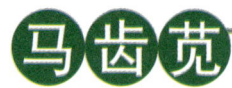

别名 酸苋、马齿草、长命菜、马齿菜、马齿苋芽。

来源 本品为马齿苋科植物马齿苋 *Portulaca oleracea* L. 的干燥地上部分。

生境分布 全国大部地区均产。

饮片特征 本品呈不规则的段。茎圆柱形,表面黄褐色,有明显纵沟纹。叶多破碎,完整者展平呈倒卵形,先端钝平或微缺,全缘。蒴果圆锥形,内含多数黑色细小种子。气微,味微酸而带粘性。

采收加工 夏、秋二季采收。除去残根及杂质,洗净,略蒸或烫后晒干。

性味归经 酸,寒。归肝、大肠经。

功效主治 清热解毒,凉血止血,止痢。主治热毒血痢,痈肿疔疮,湿疹,丹毒,蛇虫咬伤,便血,痔血,崩漏下血。

用法用量 内服:煎汤,9~15克。外用:适量捣敷患处。

实用验方 ①赤白痢疾:马齿苋60~90克(鲜草加倍),扁豆花3~12克,水煎加红糖,每日2次。②痢疾便血、湿热腹泻:马齿苋250克,粳米60克,粳米加水适量,煮成稀粥,马齿苋切碎后下,煮熟,空腹食。③细菌性痢疾、肠炎:马齿苋150克,水煎服。④妇女赤白带:鲜马齿苋适量,洗净捣烂绞汁约60克,生鸡蛋2个,去黄,用蛋白和入马齿苋汁中搅和,开水冲服,每日1次。⑤痈肿疮疡、黄水疮、丹毒红肿:马齿苋120克,水煎内服,并以鲜品适量捣糊外敷。⑥尿血、血淋、便血:马齿苋、鲜藕分别绞取汁液,等量混匀,每次服2匙。⑦妇女带下证:鲜马齿苋120克,山药30克,粳米100克,煮粥食,每日1剂。⑧小便尿血、便血:鲜马齿苋绞汁,藕汁等量,每次半杯(约60毫升),以米汤和服,每日2次。

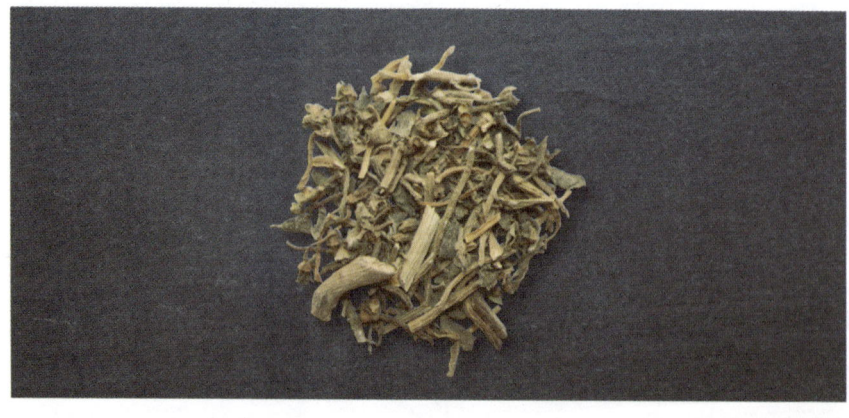

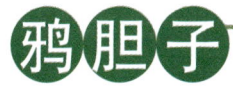 **鸦胆子**

别名 老鸦胆、雅旦子、苦榛子、鸭蛋子、小苦楝、苦参子。

来源 本品为苦木科植物鸦胆子 *Brucea javanica* (L.) Merr.的干燥成熟果实。

生境分布 生长于灌丛、草地及路旁向阳处。主产广东、广西。此外，福建、云南、贵州等地也产。野生或栽培均有。

饮片特征 本品呈卵形，长6~10mm，直径4~7mm。表面黑色或棕色，有隆起的网状皱纹，网眼呈不规则的多角形，两侧有明显的棱线，顶端渐尖，基部有凹陷的果梗痕。果壳质硬而脆，种子卵形，长5~6mm，直径3~5mm，表面类白色或黄白色，具网纹；种皮薄，子叶乳白色，富油性。气微，味极苦。以粒大、饱满、种仁色白、油性足者为佳。

采收加工 秋季果实成熟时采收，除去杂质，晒干。

性味归经 苦，寒；有小毒。归大肠、肝经。

功效主治 清热解毒，截疟，止痢，腐蚀赘疣。主治痢疾，疟疾；外治赘疣，鸡眼。

用法用量 内服：煎汤，0.5~2克，用龙眼肉包裹或装入胶囊吞服。外用：适量。

实用验方 ①阿米巴痢疾：鸦胆子仁，用龙眼肉包裹吞服（或装胶囊中），每次15~30粒，每日3次，服时切勿咬碎。②疣：鸦胆子去皮，取白仁之成实者，杵为末，以烧酒和涂少许，小作疮即愈。③滴虫性、霉菌性、细菌性阴道炎：鸦胆子仁40粒，打碎，加水煎成40毫升，一次性灌注阴道，每日1次。④疟疾：鸦胆子果仁十粒，入桂圆肉内吞服，每日3次，第三日后减半量，连服五日。

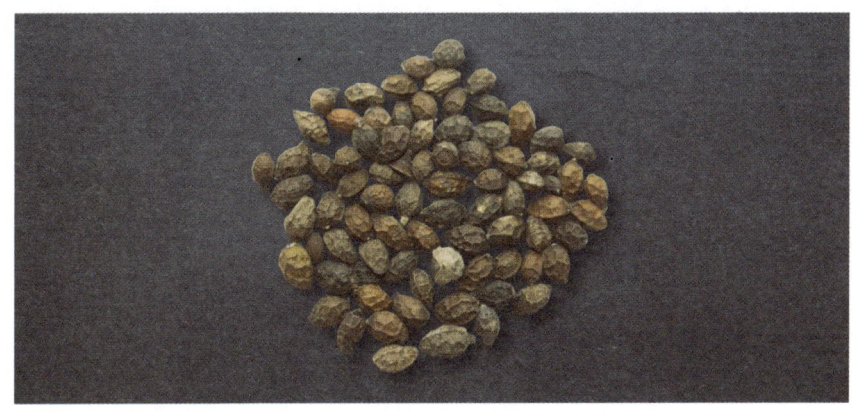

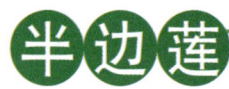 **半边莲** 别名 腹水草、蛇利草、半边菊、细米草。

来源 本品为桔梗科植物半边莲 *Lobelia chinensis* Lour. 的干燥全草。

生境分布 生长于阳光或局部阴凉环境和肥沃、潮湿、多有机质、排水良好的土壤里。主产安徽、江苏及浙江,广东、广西、江西及四川也产;湖南、湖北、福建及台湾有分布。

饮片特征 本品呈不规则的段。根及根茎细小,表面淡棕黄色或黄色。茎细,灰绿色,节明显。叶无柄,叶片多皱缩,绿褐色,狭披针形,边缘具疏而浅的齿或全缘。气味特异,味微甘而辛。

采收加工 夏季采收,除去泥沙,洗净,晒干。

性味归经 辛,平。归心、小肠、肺经。

功效主治 清热解毒,利尿消肿。主治痈肿疔疮,蛇虫咬伤,膨胀水肿,湿热黄疸,湿疹湿疮。

用法用量 内服:煎汤,9~15克。

实用验方 ①多发性疖肿、急性蜂窝织炎:半边莲30克,紫花地丁15克,野菊花9克,金银花6克,水煎服,并用鲜半边莲适量,捣烂敷患处。②气喘:半边莲、雄黄各10克,共捣成泥,放碗内,盖好,等颜色变青后,加饭做成丸子,如梧子大。每服9丸,空心服,盐汤送下。③蛇咬伤:鲜半边莲30~120克,水煎服,同时用鲜品捣烂敷伤口周围及肿痛处。④黄疸、水肿、小便不利:半边莲、白茅根各30克,水煎加白糖适量服。⑤肝硬化及血吸虫病腹水:半边莲30~45克,马鞭草15克,水煎服。

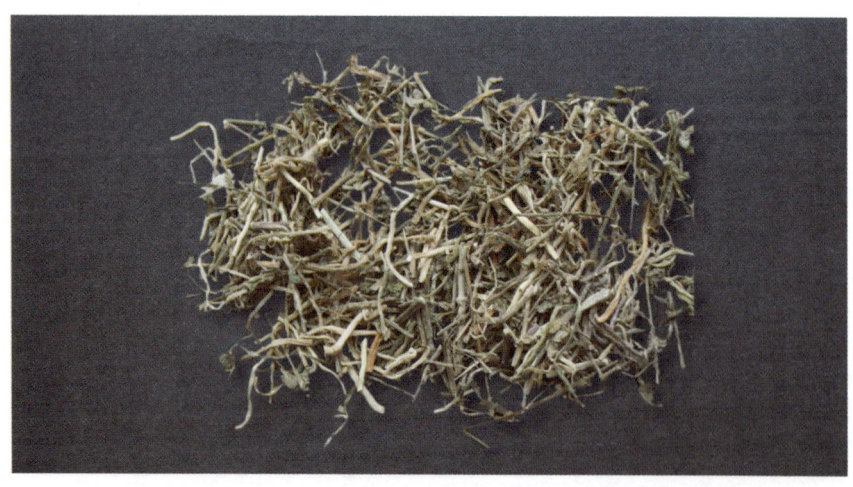

白花蛇舌草

别名 蛇舌草、甲猛草、尖刀草、蛇针草、白花十字草。

来源 为茜草科植物白花蛇舌草 Oldenlandia diffusa (Willd.) Roxb. 的干燥全草。

生境分布 生长于潮湿的沟边、草地、田边和路旁。我国长江以南各省均产。

饮片特征 本品扭曲成团,或为根、茎、叶、花、果实混合小段。灰绿色或灰棕色。主根直径0.2~0.4cm;须根纤细,淡灰棕色。茎细而卷曲,圆柱形或类方形,具纵棱,基部多分枝。质脆,易折断。断面中央有白色髓或中空。叶对生,完整叶片呈线状或条状披针形,长1~3.5cm,宽0.2~0.4cm。顶端渐尖,边缘反卷,花偶见,单个或成对。叶腋常见蒴果留存,果柄长0.2~1.2cm;蒴果扁球形,直径0.2~0.3cm。两侧各有1条纵沟。顶端可见1~4枚齿状突起。气微、味淡。以茎叶完整、色灰绿、带果实、无杂质者为佳。

采收加工 夏、秋季采收,洗净,晒干或鲜用。

性味归经 味苦、微甘,性微寒。归肺、肝、胃经。

功效主治 清热,利湿,解毒。治肺热喘咳,扁桃体炎。咽喉炎,阑尾炎,痢疾,尿路感染,黄疸,肝炎,盆腔炎,附件炎,痈肿疔疮,毒蛇咬伤,肿瘤。

用法用量 内服:煎汤,15~30克,大剂量可用至60克,或捣汁服(鲜品)。外用:适量,捣敷。

实用验方 ①喉咙肿胀疼痛、嘴破:白花蛇舌草30克,玄参15克,甘草3片,放入1500毫升水中,煮30分钟服用即可。②尖锐湿疣:白花蛇舌草30~60克,水煎取汁,去渣,调入蜂蜜适量即可服用。③盆腔炎、附件炎:白花蛇舌草、红藤、两面针各30克,水煎服。④疮痛、蛇伤:鲜白花蛇舌草120克,捣烂外敷。⑤脓溃恢复期:白花蛇舌草30克,薏苡仁60克,水煎服。

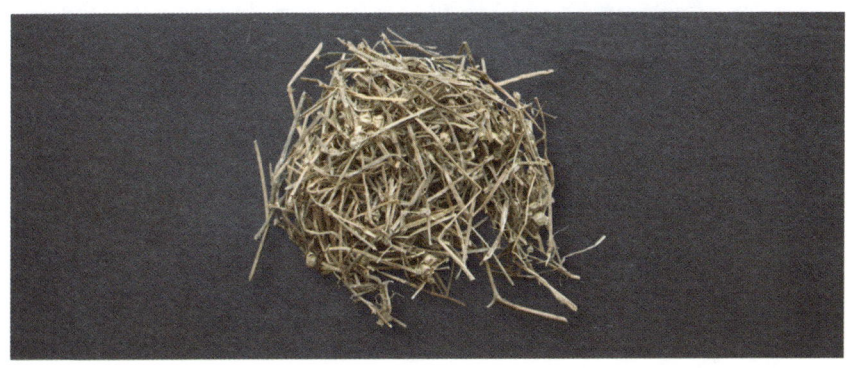

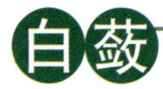 **白蔹** 别名 昆仑、白根、山地瓜、见肿消、地老鼠、鹅抱蛋。

来源 本品为葡萄科植物白蔹 *Ampelopsis japonica*（Thunb.）Makino 的干燥块根。

生境分布 生长于荒山的灌木丛中。华东、华北及中南各省区，广东、广西也有生产。多为野生。

饮片特征 本品纵瓣呈长圆形或近纺锤形，长4～10cm，直径1～2cm。切面周边常向内卷曲，中部有1突起的棱线。外皮红棕色或红褐色，有纵皱纹、细横纹及横长皮孔，易层层脱落，脱落处呈淡红棕色。斜片呈卵圆形，长2.5～5cm，宽2～3cm。切面类白色或浅红棕色，可见放射状纹理，周边较厚，微翘起或略弯曲。体轻，质脆硬，易折断，折断时，有粉尘飞出。气微，味甘。

采收加工 春、秋二季采挖，除去泥沙和细根，切成纵瓣或斜片，晒干。

性味归经 苦，微寒。归心、胃经。

功效主治 清热解毒，消痈散结，敛疮生肌。主治痈疽发背，疔疮，瘰疬，烧烫伤。

用法用量 内服：煎汤，5～10克。外用：适量，煎汤洗或研成极细粉敷患处。

实用验方 ①水火烫伤：白蔹、地榆各等量，共为末，适量外敷，或麻油调敷患处。②痈肿：白蔹、乌头（炮）、黄芩各等份，捣末筛，和鸡子白敷上。③汤火灼烂：白蔹末敷之。④急、慢性细菌性痢疾：白蔹适量，焙干研末，每次1～3克，每日3次。⑤皮肤中热痱、瘰疬：白蔹、黄连各100克，生胡粉50克，上捣筛，容脂调和敷之。

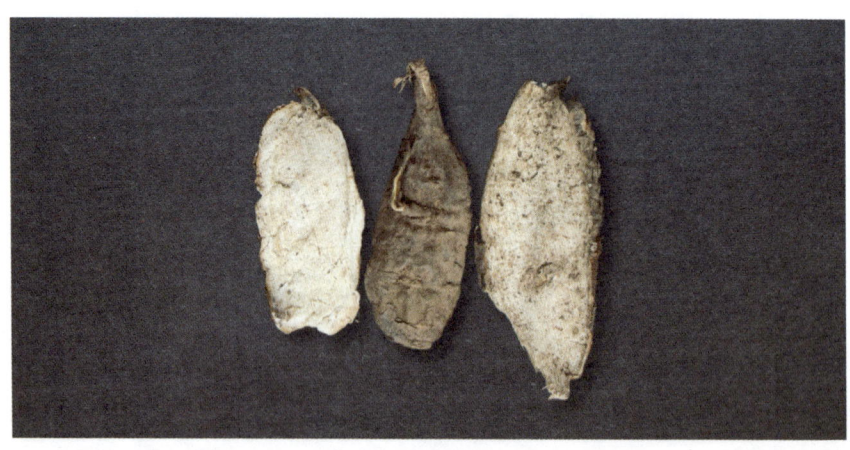

清热药·清热凉血

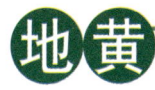 别名 生地、鲜地黄、生地黄、鲜生地。

来源 本品为玄参科植物地黄 *Rehmannia glutinosa* Libosch. 的新鲜或干燥块根。

生境分布 生长于山坡、田埂、路旁。主产河南、辽宁、河北、山东、浙江;多栽培。以河南温县、博爱、武徙、孟县等地产量最大,质量最佳。

饮片特征 本品呈类圆形或不规则的厚片。外表皮棕黑色或棕灰色,极皱缩,具不规则的横曲纹。切面棕黑色或乌黑色,有光泽,具黏性。质柔软,坚实。气微,味微甜,微苦。

采收加工 秋季采挖,除去芦头、须根及泥沙,鲜用;或将地黄缓缓烘焙至约八成干。前者习称"鲜地黄",后者习称"生地黄"。

性味归经 鲜地黄:甘、苦、寒。归心、肝、肾经。生地黄:甘、寒。归心、肝、肾经。

功效主治 鲜地黄:清热生津,凉血,止血。主治热病伤阴,舌绛烦渴,温毒发斑,吐血,衄血,咽喉肿痛。生地黄:清热凉血,养阴生津。主治热入营血,温毒发斑,热病伤阴,舌绛烦渴,津伤便秘,骨蒸劳热,内热消渴。

用法用量 内服:煎汤,鲜地黄12~30克;生地黄10~15克。

实用验方 ①病后虚汗、口干心躁:生地黄250克,水三盏,煎一盏半,每日3次。②风湿性关节炎:干生地黄90克,切碎,加水600~800毫升,煮沸约1小时,滤去药液约300毫升,为1日量,1次或2次服完。

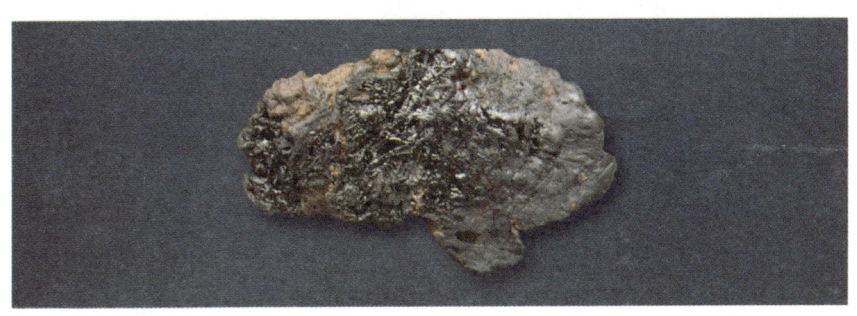

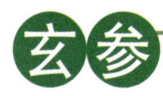 **玄参**

别名 玄台、馥草、黑参、逐马、元参。

来源 本品为玄参科植物玄参 *Scrophularia mingpoensis* Hemsl. 的干燥根。

生境分布 生长于溪边、山坡林下及草丛中。主产于浙江省。湖北、江苏、江西、四川等省也产。

饮片特征 本品呈类圆形或椭圆形的薄片。外表皮灰黄色或灰褐色,有明显的纵皱纹,横切面黑色,油润柔软,周边皱缩,微有光泽,有的具裂隙。质坚不易折。气特异似焦糖,味甘、微苦。

采收加工 冬季茎叶枯萎时采挖,除去根茎、幼芽、须根及泥沙,晒或烘至半干,堆放3~6天,反复数次至干燥。

性味归经 甘、苦、咸,微寒。归肺、胃、肾经。

功效主治 清热凉血,滋阴降火,解毒散结。主治热入营血,温毒发斑,热病伤阴,舌绛烦渴,津伤便秘,骨蒸劳嗽,目赤,咽痛,白喉,瘰疬,痈肿疮毒。

用法用量 内服:煎汤,9~15克。

实用验方 ①慢性咽喉肿痛:玄参、生地各15克,连翘、麦冬各10克,水煎服。②热毒壅盛、气血两燔、高热神昏、发斑发疹:玄参、甘草各10克,石膏30克,知母12克,水牛角60克,粳米9克,水煎服。③瘰疬、颈部淋巴结肿大:玄参、牡蛎、贝母各等份,研粉,炼蜜为丸。每服9克,每日2次。④腮腺炎:玄参15克,板蓝根12克,夏枯草6克,水煎服。⑤热病伤津、口渴便秘:玄参30克,生地、麦冬各24克,水煎服。

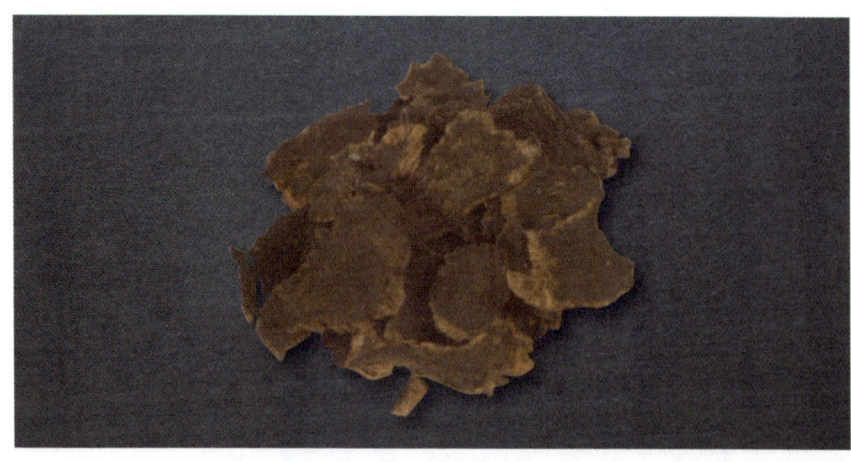

牡丹皮

别名 丹皮、丹根、牡丹根皮。

来源 本品为毛茛科植物牡丹 *Paeonia suffruticosa* Andr. 的干燥根皮。

生境分布 生长于向阳、不积水的斜坡、沙质地。全国各地多有分布。

饮片特征 本品呈类圆形或卷曲形的薄片。外表面灰褐色或黄褐色，栓皮脱落处粉红色。内表面淡灰黄色或淡棕色，有时可见发亮的结晶。切面不平坦，淡粉红色，粉性，质硬脆。气芳香，味微苦而涩，有麻舌感。

采收加工 秋季采挖根部，除去细根和泥沙，剥取根皮，晒干或刮去粗皮，除去木心，晒干。前者习称连丹皮，后者习称刮丹皮。

性味归经 苦、辛，微寒。归心、肝、肾经。

功效主治 清热凉血，活血化瘀。主治热入营血，温毒发斑，吐血衄血，夜热早凉，无汗骨蒸，经闭痛经，跌扑伤痛，痈肿疮毒。

用法用量 内服：煎汤，6～12克。

实用验方 ①痛经：牡丹皮6～9克，仙鹤草、六月雪、槐花各9～12克，水煎，冲黄酒、红塘，经行时早晚空腹服。②肾虚腰痛：牡丹皮、萆薢、白术、桂（去粗皮）各等份，上四味，捣罗为散。每服15克，温酒调下。③过敏性鼻炎：牡丹皮9克，水煎服，连服10日为1疗程。④牙痛：牡丹皮、防风、生地黄、当归各20克，升麻15克，青皮12克，细辛5克，水煎服。⑤阑尾炎初起、腹痛便秘：牡丹皮12克，生大黄8克，红藤、金银花各15克，水煎服。

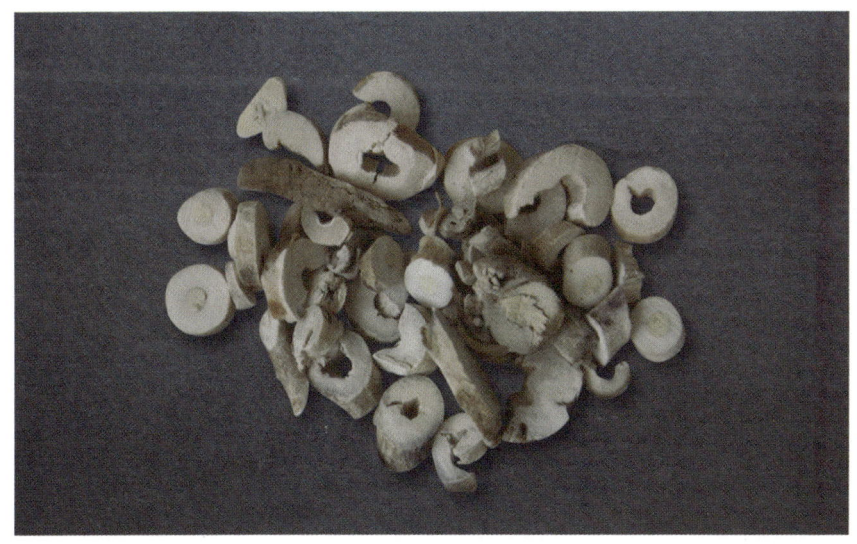

赤芍

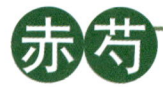

别名 山芍药、木芍药、草芍药、红芍药、赤芍药。

来源 本品为毛茛科植物芍药 *Paeonia lactiflora* Pall. 或川赤芍 *Paeonia veittchii* Lynch等的干燥根。

生境分布 生长于山坡林下草丛中及路旁。产于内蒙古、辽宁、吉林、甘肃、青海、新疆、河北、安徽、陕西、山西、四川、贵州等地。

饮片特征 本品为类圆形切片,外表皮棕褐色,皱纹较多,皮易脱落,有皮孔。切面粉白色或粉红色。皮部窄,木部放射状纹理明显,有的有裂隙。质脆而硬,易折。气味微香,微苦涩,酸。

采收加工 春、秋二季采挖,除去根茎、须根及泥沙,晒干。

性味归经 苦,微寒。归肝经。

功效主治 清热凉血,散瘀止痛。主治热入营血,温毒发斑,吐血衄血,目赤肿痛,肝郁胁痛,经闭痛经,癥瘕腹痛,跌扑损伤,痈肿疮疡。

用法用量 内服:煎汤,6~12克。

实用验方 ①血热炎症、热蕴疮痈:赤芍、银花各9克,天花粉、白芷、陈皮、防风、当归、贝母、没药、乳香、甘草各3克,水、酒各半煎为仙方活命饮,温服。②血瘀疼痛、血瘀痛经:赤芍、延胡索、香附、乌药、当归各6克,水煎服。③胁肋瘀痛:赤芍9克,青皮、郁金各6克,水煎服。④血瘀头痛:赤芍、川芎各9克,当归、白芷、羌活各6克,水煎服。⑤冠心病、心绞痛:赤芍10克,丹参20克,降香、川芎各15克,水煎服。⑥顽固性口腔溃疡:赤芍、茯苓、土贝各15克,黄连、青皮各10克,苍术、枳壳各12克,莱菔子20克,甘草6克,水煎服200毫升,2次分服,每日1剂。⑦子宫肌瘤:赤芍、茯苓、桂枝各15克,丹皮10克,桃仁、莪术、三棱各12克,水煎服,每日1剂。

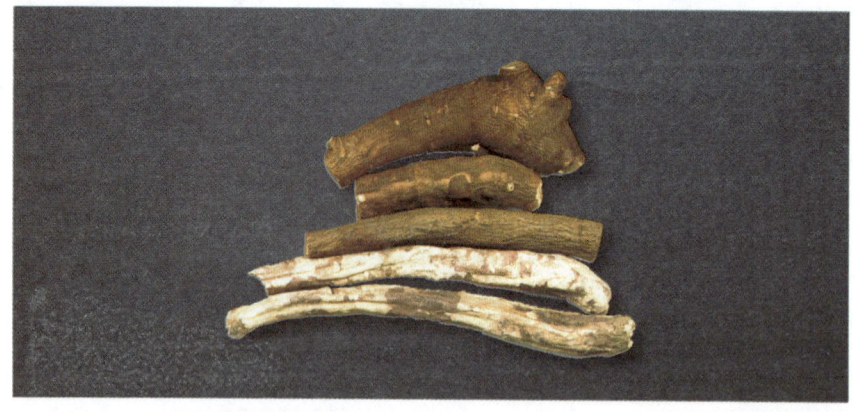

清热药·清虚热

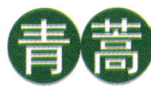青蒿

别名 草蒿、香蒿、苦蒿、蒿子。

来源 本品为菊科植物黄花蒿 *Artemisia annua* L.的干燥地上部分。

生境分布 生长于林缘、山坡、荒地。产于全国各地。

饮片特征 为茎叶混合切段。茎圆柱形，表面黄绿色或棕黄色，具纵棱线；质略硬，易折断。断面中部有髓。叶互生，暗绿色或棕绿色，卷缩易碎，完整者展平后为三回羽状深裂，裂片和小裂片矩圆形或长椭圆形，两面被短毛。有特异香气，味微苦，有清凉感。以色绿、叶多、香气浓者为佳。

采收加工 秋季花盛开时采割，除去老茎，阴干。

性味归经 苦、辛，寒。归肝、胆经。

功效主治 清虚热，除骨蒸，解暑热，截疟，退黄。主治温邪伤阴，夜热早凉，阴虚发热，骨蒸劳热，暑邪发热，疟疾寒热，湿热黄疸。

用法用量 内服：煎汤，6～12克，入煎剂宜后下。

实用验方 ①疟疾寒热：青蒿一握，水二升，捣汁服之。②鼻中衄血：青蒿捣汁服之，并塞鼻中，极验。③牙齿肿痛：青蒿一握，煎水漱之。④疥疮：青蒿、苦参各50克，夜交藤100克，水煎外洗，每日2次。⑤头痛：青蒿、白萝卜叶各30克，山楂10克，水煎服，每日2～3次。

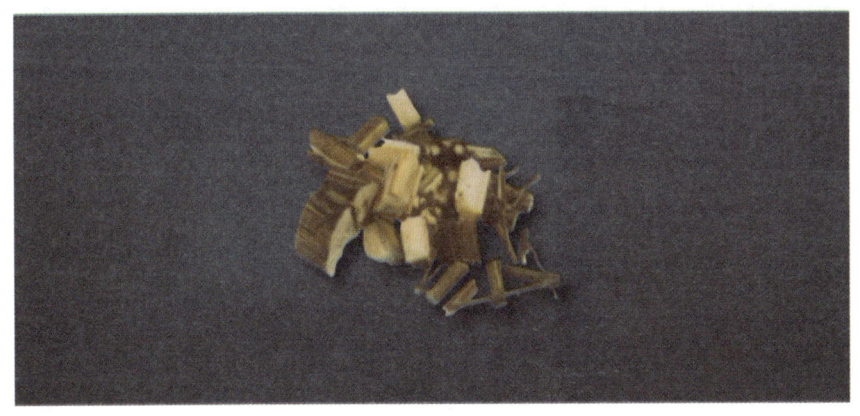

地骨皮

别名 地骨、地辅、枸杞根、枸杞根皮。

来源 本品为茄科植物枸杞 *Lycium chinense* Mill. 或宁夏枸杞 *Lycium barbarum* L. 的干燥根皮。

生境分布 生长于田野或山坡向阳干燥处；有栽培。枸杞主产于河北、河南、陕西、陕西、四川、江苏、浙江等省。黏性枸杞主产于宁夏、甘肃等地区。

饮片特征 呈筒状或槽状，长短不一。外表皮灰黄色至棕黄色。粗糙，有不规则纵裂纹，易成鳞片状剥落。内表面黄白色至灰黄色，较平坦，有细纵纹。体轻，质脆，易折断，断面不平坦，外层黄棕色，内层灰尘白色。气微，味微甘而后苦。以片状，皮厚，色黄，无木心者为佳。

采收加工 春初或秋后采挖根部，洗净。剥取根皮，晒干。

性味归经 甘，寒。归肺、肝、肾经。

功效主治 凉血除蒸，清肺降火。主治阴虚潮热，骨蒸盗汗，肺热咳嗽，咯血，衄血，内热消渴。

用法用量 内服：煎汤，9-15克。

实用验方 ①疟疾：鲜地骨皮50克，茶叶5克，水煎后于发作前2~3小时顿服。②骨鼻出血：地骨皮、侧柏叶各15克，水煎服。③肺热咳嗽、痰黄口干：地骨皮、桑叶各12克，浙贝母8克，甘草3克，水煎服。④血尿：地骨皮9克，酒煎服；或新地骨皮加水捣汁，加少量酒，空腹温服。⑤外阴肿痒：地骨皮30克，枯矾9克，煎水熏洗。⑥荨麻疹及过敏性紫癜：地骨皮30克，徐长卿15克，水煎服。⑦吐血、下血：地骨皮适量，煎服。

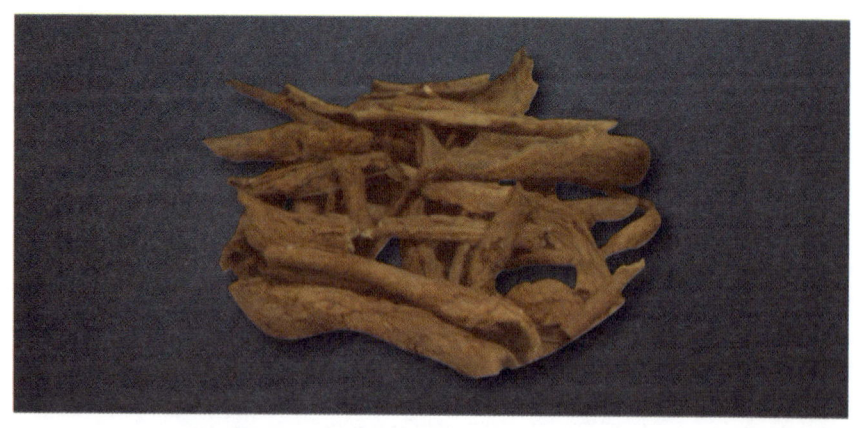

银柴胡

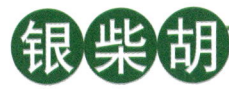

别名 土参、银胡、山菜根、沙参儿、牛肚根、银夏柴胡。

来源 本品为石竹科植物银柴胡 *Stellaria dichotoma* L.var. lanceolata Bge.的干燥根。

生境分布 生长于干燥的草原、悬岩的石缝或碎石中。主产宁夏、甘肃、陕西等省区。

饮片特征 本品呈类圆柱形,偶有分枝。表面浅棕黄色至浅棕色,有扭曲的纵皱纹和支根痕,多具孔穴状或盘状凹陷,习称"砂眼",从砂眼处折断可见棕色裂隙中有细砂散出。根头部略膨大,有密集的呈疣状突起的芽苞、茎或根茎的残基,习称"珍珠盘"。质硬而脆,易折断,断面不平坦,较疏松,有裂隙,皮部甚薄,木部有黄、白色相间的放射状纹理。气微,味甘。

采收加工 春、夏间植株萌发或秋后茎叶枯萎时采挖;栽培品于种植后第三年9月中旬或第四年4月中旬采挖,除去残茎、须根及泥沙,晒干。

性味归经 甘,微寒。归肝、胃经。

功效主治 清虚热,除疳热。主治阴虚发热,骨蒸劳热,小儿疳热。

用法用量 内服:煎汤,3～10克。

实用验方 ①肺结核咯血:银柴胡10克,白及12克,仙鹤草15克,水煎服。②阴虚骨蒸潮热:银柴胡10克,青蒿12克,鳖甲15克,水煎服。③小儿疳积发热、食少纳呆、肚腹臌胀:银柴胡、地骨皮、山楂、胡黄连、白术、太子参各6克,山药10克,鸡内金3克,水煎服。④骨蒸劳热:银柴胡8克,秦艽、青蒿、知母、胡黄连、地骨皮、鳖甲(醋炙)各5克,甘草3克,水二盅,煎八分,食远服。⑤小儿低热不退:银柴胡、青蒿各12克,白薇、丹皮各10克,地骨皮15克,水煎服。

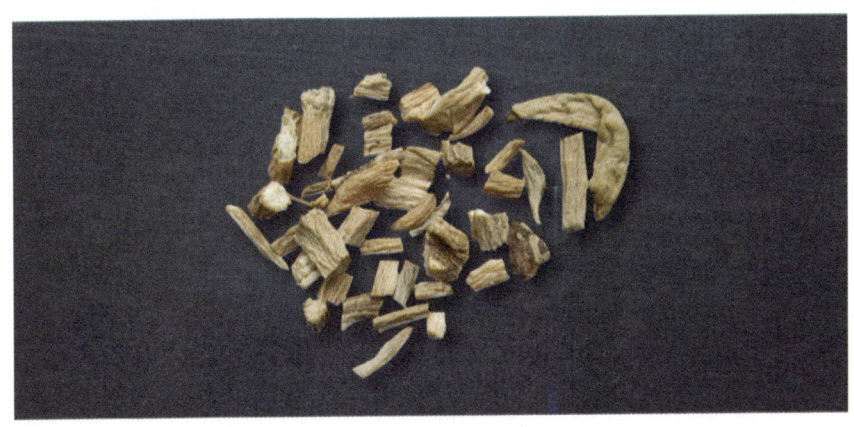

泻下药·攻下

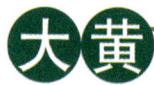 别名 黄良、肤如、将军、川军、锦纹大黄。

来源 本品为蓼科植物掌叶大黄 *Rheum palmatum* L.等的干燥根及根茎。

生境分布 生长于山地林缘半阴湿的地方。分布四川、甘肃、青海、西藏等地。

饮片特征 本品呈不规则厚片或块状。除尽外皮者表面黄棕色至红棕色,有的可见类白色网状纹理及星点(异型维管束)散在,微显朱砂点,习称"锦纹";残留的外皮棕褐色,多具绳孔及粗皱纹。断面淡红棕色或黄棕色,显颗粒性;根茎髓部宽广,有星点环列或散在;根木部发达,具放射状纹理,形成层环明显,无星点。气清香,味苦而微涩。

采收加工 秋末茎叶枯萎或次春发芽前采挖,除去细根,刮去外皮,切瓣或段,绳穿成串干燥或直接干燥。

性味归经 苦,寒。归脾、胃、大肠、肝、心包经。

功效主治 泻下攻积,清热泻火,凉血解毒,逐瘀通经,利湿退黄。主治实热积滞便秘,血热吐衄,黄疸尿赤,淋证,水肿;外治烧烫伤。

用法用量 内服:煎汤,3~15克,用于泻下不宜久煎。外用:适量,研末调敷患处。

实用验方 ①口腔炎、口唇溃疡及毛囊炎:生大黄15~40克,煎取150~500毫升(每剂最多使用2天),供漱口、湿热敷及洗涤用,每日4~6次。

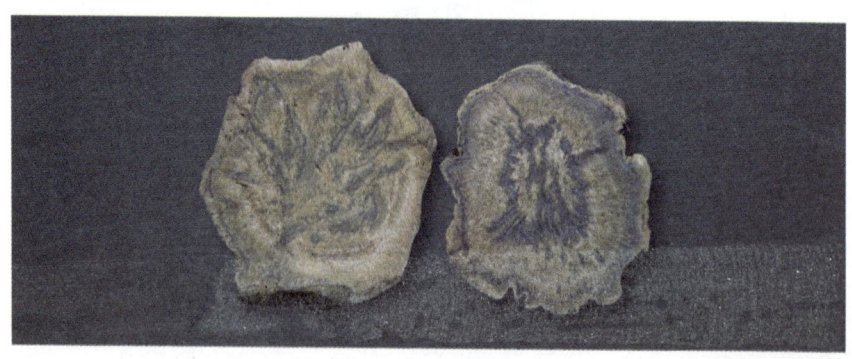

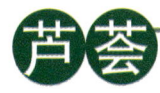 **别名** 卢会、讷会、象胆、奴会、劳伟。

来源 本品为百合科植物库拉索芦荟 *Aloe barbadensis* Miller 叶的汁液浓缩干燥物。习称"老芦荟"。

生境分布 生长于排水性能良好、不易板结的疏松土质中。我国福建、台湾、广东、广西、四川、云南等地有栽培。

饮片特征 本品呈不规则块状，常破裂为多角形，大小不一。表面呈暗红褐色或深褐色，无光泽。体轻，质硬，不易破碎，断面粗糙或显麻纹。富吸湿性。有特殊臭气，味极苦。

采收加工 将采收的鲜叶片切口向下直放于盛器中，取其流出的液汁使之干燥即成；也可将叶片洗净，横切成片，加入与叶同等量的水，煎煮2～3小时，过滤，将过滤液倒入模型内烘干或曝晒干，即得芦荟膏。

性味归经 苦，寒。归肝、胃、大肠经。

功效主治 泻下通便，清肝泻火，杀虫疗疳。主治热结便秘，惊痫抽搐，小儿疳积；外治癣疮。

用法用量 内服：2～5克，宜入丸散。外用：适量，研末敷患处。

实用验方 ①便秘：芦荟叶切细捣烂，每日3次，每次饭前15毫升温开水冲服。或每晚睡前取芦荟鲜叶5克，蜂蜜30克，开水冲服，对便秘患者有很好的治疗作用。②咯血、吐血、尿血：芦荟花6～10克，水浸泡去黏汁，水煎服。可加白糖适量。③感冒：老芦荟叶5厘米左右食用（可蘸糖或蜂蜜），每日3次。

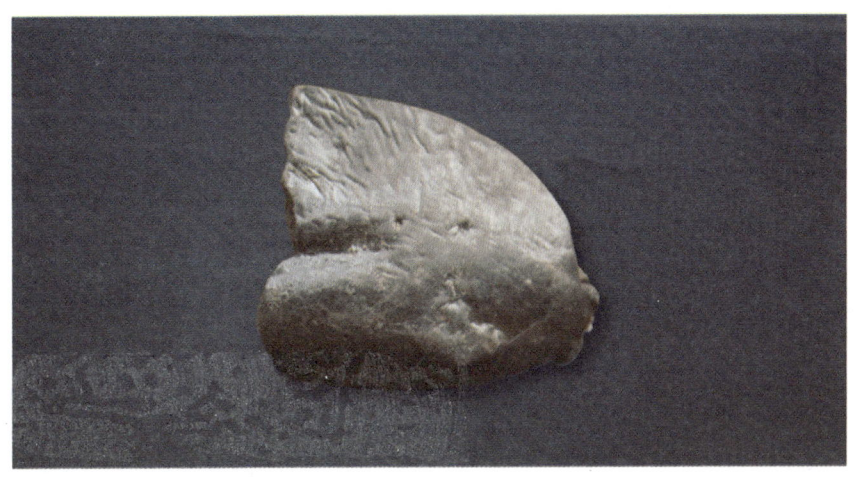

泻下药·润下

火麻仁

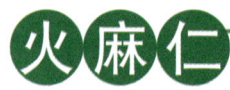
别名　火麻、麻仁、大麻仁、线麻子。

来源　本品为桑科植物大麻 *Cannabis sativa* L. 的干燥成熟种子。

生境分布　生长于土层深厚、疏松肥沃、排水良好的砂纸土壤或粘质土壤里。分布于东北、华北、华东、中南等地。全国各地均有栽培。

饮片特征　本品呈卵圆形，表面灰绿色或灰黄色，有微细的白色或棕色网纹，两边有棱，顶端略尖，基部有1圆形果梗痕。果皮薄而脆，易破碎。种皮绿色，子叶2，乳白色，富油性。气微，味淡，嚼后稍有麻舌感。以体干、粒大、无杂质、种仁饱满者为佳。

采收加工　秋季果实成熟时采收，除去杂质，晒干。

性味归经　甘，平。归脾、胃、大肠经。

功效主治　润肠通便。主治血虚津亏，肠燥便秘。

用法用量　内服：煎汤，10～15克。

实用验方　①大便不通：研火麻子，同米煮粥食用。②大渴，日食数斗，小便赤涩者：麻子一升，水三升，煮三、四沸，取汁饮之。③呕逆：麻仁三合，熬，捣，以水研取汁，着少盐吃。④跌打损伤：用火麻仁200克煅炭，兑黄酒服。

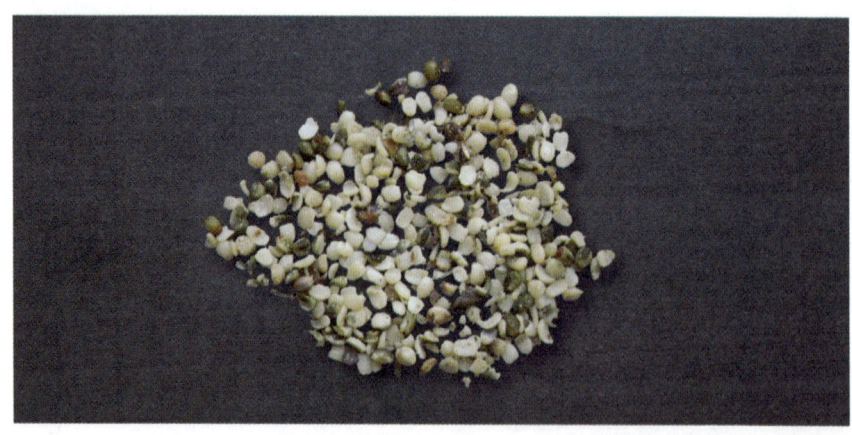

泻下药·峻下逐水

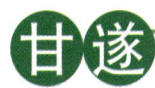 **别名** 陵泽、重泽、苦泽、陵藁、甘泽、肿手花根、猫儿眼根。

来源 本品为大戟科植物甘遂 *Euphorbia kansui* T. N. Liou ex T. P. Wang 的干燥块根。

生境分布 生长于低山坡、沙地、荒坡、田边和路旁等。主产陕西韩城、三原，河南灵宝，山西运城等地。此外，甘肃、湖北、宁夏也产。

饮片特征 本品呈椭圆形或不规则的长纺锤形。表面类白色或黄白色，有棕色斑纹，有不规则凹凸，凹陷处有棕色外皮残留。质脆，易折断，断面粉性，白色，木部微显放射状纹理；长圆柱状者纤维性较强。气微，味微甘而辣，有刺激性，久尝舌麻。

采收加工 春季开花前或秋末茎叶枯萎后采挖，撞去外皮，晒干。

性味归经 苦，寒；有毒。归肺、肾、大肠经。

功效主治 泻水逐饮，消肿散结。主治水肿胀满，胸腹积水，痰饮积聚，气逆喘咳，二便不利，风痰癫痫，痈肿疮毒。

用法用量 内服：0.5～1.5克，炮制后多入丸散用。外用：适量，生用。

实用验方 ①小儿睾丸鞘膜积液：甘遂、赤芍、枳壳、昆布各10克，甘草5克，水煎服，连用3～7日。②癫痫：甘遂、朱砂各3克，将甘遂入鲜猪心中，煨熟，取出药，与朱砂研粉和匀，分作4丸，每服1丸，用猪心煎汤送下。③大便不通：甘遂、木香，按10：1之比混合捣为散，每服1克，温蜜酒调下。

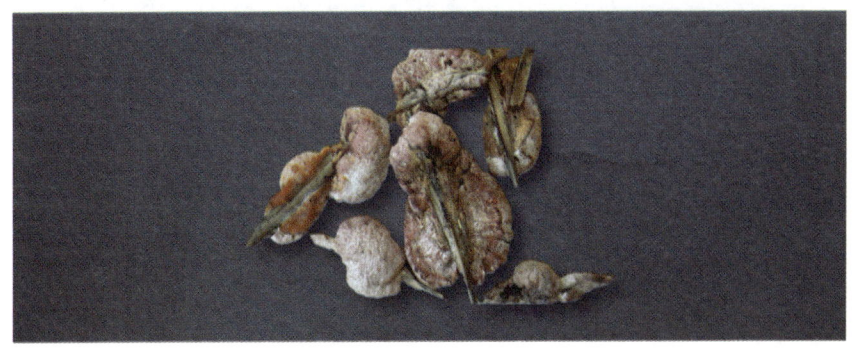

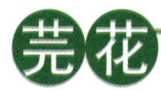

别名 杜芫、赤芫、儿草、败华、头痛花、南芫草。

来源 本品为瑞香科植物芫花 Daphne genkwa Sieb.et Zucc. 的干燥花蕾。

生境分布 生长于路旁及山坡林间。分布于长江流域以南及山东、河南、陕西。

饮片特征 本品单朵呈棒槌状,上端稍膨大,多弯曲,长1~1.7cm,直径约1.5mm,花心较硬,花被筒表面淡紫色或灰绿色,密被短柔毛,先端4裂,裂片淡紫色或黄棕色。质软。气微,味甘、微辛。

采收加工 春季花未开放时采收,除去杂质,干燥。

性味归经 苦、辛,温;有毒。归肺、脾、肾经。

功效主治 泻水逐饮,外用杀虫疗疮。主治水肿胀满,胸腹积水,痰饮积聚,气逆咳喘,二便不利;外治疥癣秃疮,痈肿,冻疮。

用法用量 内服:煎汤,1.5~3克;醋芫花研末吞服,每次0.6~0.9克,每日1次。外用:适量。

实用验方 ①咳嗽有痰:芫花(炒)50克,加水一升,煮开四次,去渣,再加入白糖半斤。每服约一个枣子大的量。忌食酸咸物。②久疟、腹胁坚痛:芫花(炒)100克,朱砂25克,共研为末,加蜜做成丸子,如梧子大。每服十丸,枣汤送下。③牙痛难忍、诸药不效:用芫花末擦牙令热,痛定后,以温水漱口。④痈肿初起:用芫花末和胶涂搽。⑤突发咳嗽:芫花一升,枣十四枚。以三升水,将芫花煮汁一升,再放枣十四枚,煮汁,日食五枚,二服即愈。

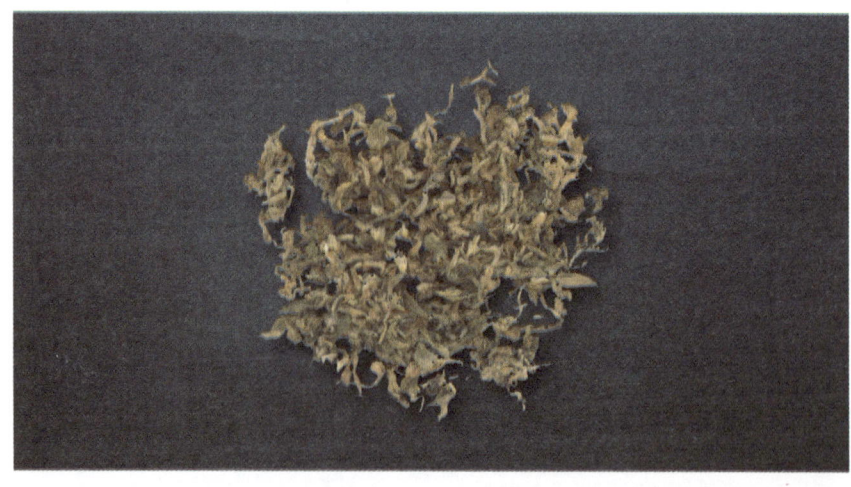

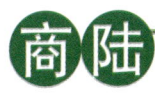 **商陆**　别名　当陆、章陆、山萝卜、章柳根、见肿消。

来源　本品为商陆科植物商陆 *Phytolacca acinosa* Roxb. 或垂序商陆 *Phytolacca americana* L. 的干燥根。

生境分布　商陆生长于路旁疏林下或栽培于庭园。分布于全国大部分地区。垂序商陆生长于路旁树林下，或栽培于庭园。分布于全国大部分地区。

饮片特征　本品为横切或纵切的不规则块片，厚薄不等。外皮灰黄色或灰棕色。横切片弯曲不平，边缘皱缩，直径2～4cm；切面浅黄棕色或黄白色，木部隆起，形成数个突起的同心性环轮。纵切片弯曲或卷曲，长5～6cm，宽1～2cm，木部呈平行条状突起，均带粉性。质坚实而重，不易折断。质老者切面色泽较深，呈纤维状，粉性差，体较松。气微，味稍甜，久嚼麻舌。

采收加工　秋季至次春采挖，除去须根及泥沙，切成块或片，晒干或阴干。

性味归经　苦，寒；有毒。归肺、脾、肾、大肠经。

功效主治　逐水消肿，通利二便；外用解毒散结。主治水肿胀满，二便不通；外治痈肿疮毒。

用法用量　内服：煎汤，3～9克。外用：适量，煎汤熏洗。

实用验方　①足癣：商陆、苦参各100克，川椒20克，赤芍50克，煎汤，每日1～2次浸泡患足，每次15～30分钟，保留药液加热重复使用。②慢性气管炎：商陆放入蒸笼1小时，烘干研末粉，炼蜜为丸，每丸重10克（含纯粉4克）每日服用1丸。③腹中如有石、痛如刀刺者：商陆根不拘多少，捣烂蒸之，以新布裹，熨痛处，冷更换。④宫颈癌：商陆10克，粳米100克，大枣5枚，先将商陆用水煎40分钟，去渣取汁。然后加入粳米、大枣煮成粥。

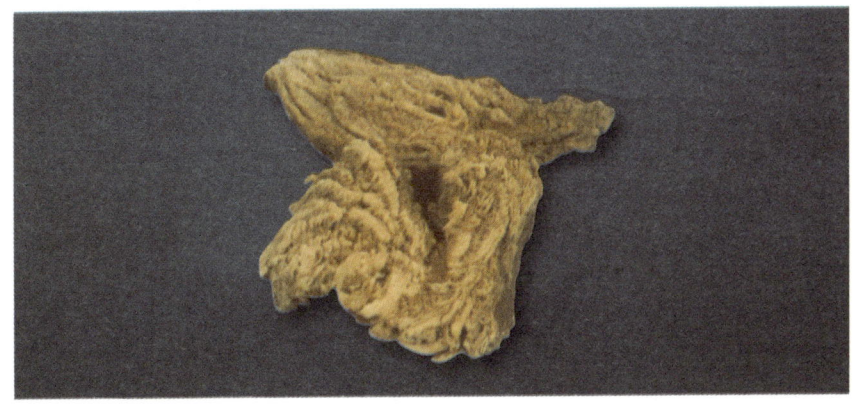

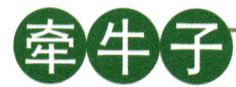
别名 黑丑、白丑、黑牵牛、白牵牛、喇叭花。

来源 本品为旋花科植物裂叶牵牛 *Pharbitis nil* (L.) Choisy 或圆叶牵牛 *Pharbitis purpurea* (L.) Voigt 的干燥成熟种子。

生境分布 生长于山野灌丛中、村边、路旁；多栽培。全国各地有分布。

饮片特征 本品似橘瓣状，长4~8mm，宽3~5mm，分黑、白两种，颗粒坚硬，形状相同。表面灰黑色（黑牵牛）或淡黄白色（白牵牛），背面有一条浅纵沟，腹面棱线的下端有一点状种脐，微凹。质硬，横切面可见淡黄色或黄绿色皱缩折叠的叶子，微显油性。微有豆腥气，味辛、苦，有麻舌感。加水浸润后种皮呈龟裂纹状，并有明粘液。

采收加工 秋末果实成熟、果壳未开裂时采割植株，晒干，打下种子，除去杂质。

性味归经 苦、寒；有毒。归肺、肾、大肠经。

功效主治 泻水通便，消痰涤饮，杀虫攻积。主治水肿胀满，二便不通，痰饮积聚，气逆喘咳，虫积腹痛。

用法用量 内服：煎汤，3~6克；或入丸散服，每次1.5~3克。

实用验方 ①水肿：牵牛子末之，水服方寸匕，每日1次，以小便利为度。②一切虫积：牵牛子100克（炒，研为末），槟榔50克，使君子肉50个（微炒），均为末，每服10克，沙糖调下，小儿减半。③水气积块：牵牛子500克，炒研细，黄酒冲服，每日3次，每次3克。④气滞腹痛，食积腹痛：炒牵牛子60克，研细末，红糖水冲服，每服2克，每日3次。⑤燥热实秘：牵牛子15克，大黄30克，共为细末，蜂蜜水送服10克。⑥便秘：牵牛子半生熟为末，每服6克，姜汤调下，如未能，再服，以热茶调下。

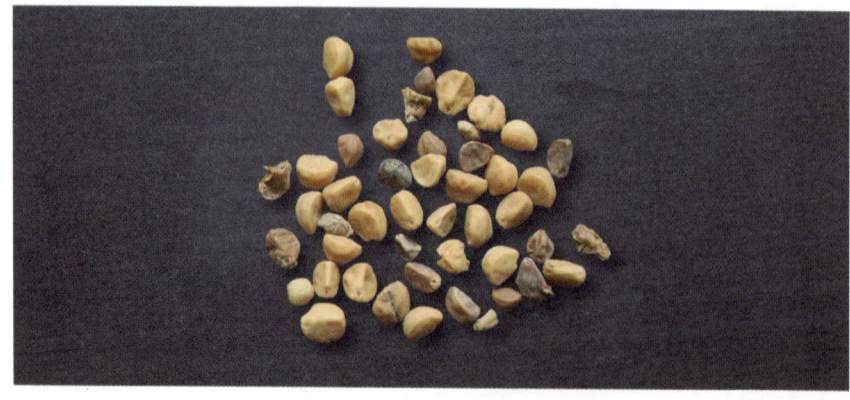

祛风湿药 · 祛风寒湿

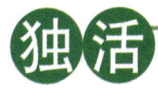

别名 大活、独滑、山独活、长生草、川独活、巴东独活、胡王使者。

来源 本品为伞形科植物重齿毛当归 *Angelica pubescens* Maxim. f. biserrata Shan et Yuan 的干燥根。

生境分布 生长于山谷沟边或草丛中，有栽培。主产于湖北、四川等省。

饮片特征 本品呈类圆形薄片，大小不一。外表皮灰褐色或棕褐色，较粗糙，具皱纹。切面皮部灰白色至灰褐色，有多数散在棕色油点，木部灰黄色至黄棕色，形成层环棕色。质较硬，回潮则变软。有特异香气。味苦、辛、微麻舌。鼻嗅时有浓郁的辛浊气。以条粗壮、油润、香气浓者为佳。

采收加工 春初苗刚发芽或秋末茎叶枯萎时采挖，除去须根及泥沙，烘至半干，堆置2~3天，发软后再烘至全干。

性味归经 辛、苦，微温。归肾、膀胱经。

功效主治 祛风除湿，通痹止痛。主治风寒湿痹，腰膝疼痛，少阴伏风头痛，风寒挟湿头痛。

用法用量 内服：煎汤，3~10克。

实用验方 ①齿根动痛：独活、生地黄各150克，上二味细切，以酒一升渍一宿，含之。②慢性气管炎：独活15克，红糖25克，加水煎成100毫升，分3~4次服。③青光眼：独活、羌活、五味子各6克，白芍12克，水煎服。

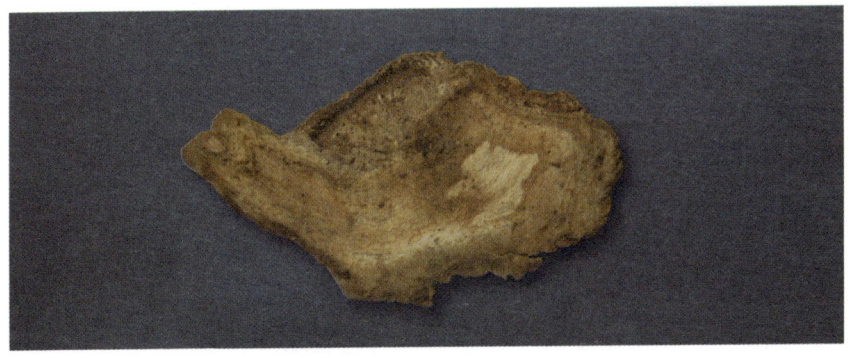

川乌

别名 乌喙、铁花、川乌头、五毒、鹅儿花。

来源 本品为毛茛科植物乌头 *Aconitum carmichaelii* Debx. 的干燥母根。

生境分布 生于山地草坡或灌丛中。主产四川、陕西。

饮片特征 本品呈不规则的圆锥形,稍弯曲,顶端常有残茎,中部多向一侧膨大中。表面棕褐色或灰棕色,皱缩,有小瘤状侧根及子根脱离后的痕迹。质坚实,不易折断,断面类白色或浅灰黄色,粉质,形成层环纹呈多角形。气微,味辛辣、麻舌。以饱满、质坚实、断面色白有粉性者为佳。

采收加工 6月下旬至8月上旬采挖,除去子根、须根及泥沙,晒干。

性味归经 辛、苦,热;有大毒。归心、肝、肾、脾经。

功效主治 祛风除湿,温经止痛。主治风寒湿痹,关节疼痛,心腹冷痛,寒疝作痛及麻醉止痛。

用法用量 一般炮制后用。

实用验方 ①风湿关节痛:制川乌6克,麻黄8克,白芍、黄芪各12克,水煎服。②偏正头痛:川乌、天南星等份,为末,葱白连须捣烂调末,贴于太阳痛处。③颈椎病:制川乌、制草乌各100克,丹参250克,川芎、白芷各50克,威灵仙500克,研碎调匀,装入布袋作枕用。④腰脚痹痛:生乌头1克,捣为散,醋调涂布上敷痛处。⑤肩周炎:制川乌、樟脑、草乌各90克,白芷50克,共研粉。使用时根据疼痛部位大小取适量药粉,用食醋与蜂蜜调成糊状,外敷于肩周炎疼痛点,厚度约为0.5毫米,外用胶布,固定。用热水袋外敷30分钟,每日1次,连用15日。⑥牙痛:生川乌6克,冰片5克,研细粉,浸于50度酒中7日,药棉蘸药酒塞患牙。

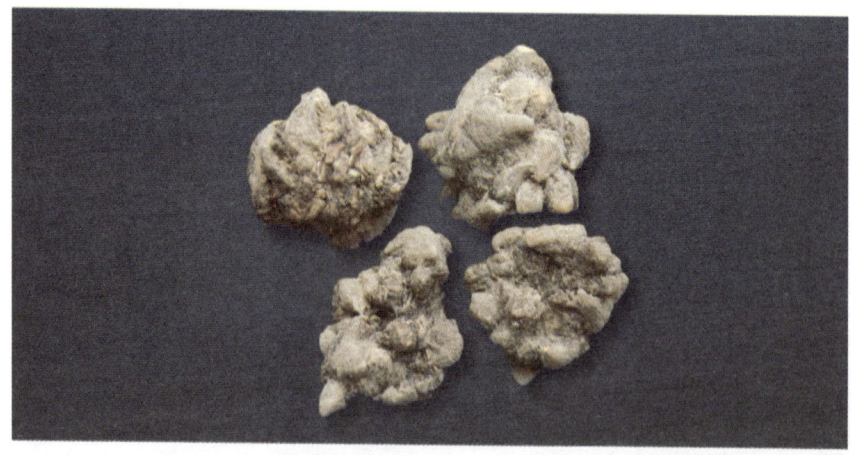

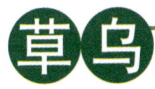 **别名** 乌头、鸡毒、药羊蒿、草乌头、鸡头草、百步草。

来源 本品为毛茛科植物北乌头 Aconitum kusnezoffii Reichb. 的干燥块根。

生境分布 生长于山坡草地或疏林中。主产山西、河北、内蒙古及东北。

饮片特征 本品呈不规则长圆锥形,略弯曲,顶端常有残茎和少数不定根残基,有的顶端一侧有一枯萎的芽,一侧有一圆形或扁圆形不定根残基。表面灰褐色或黑棕褐色,皱缩,有纵皱纹、点状须根痕及数个瘤状侧根。质硬,难折断,断面灰白色或暗灰色,有裂隙,形成层环纹多角形或类圆形,髓部较大或中空。粉性,气微,味辛辣、麻舌。以个大、质坚实、断面色白、有粉性、残茎及须根少者为佳。

采收加工 秋季茎叶枯萎时采挖,除去须根及泥沙,干燥。

性味归经 辛、苦,热;有大毒。归心、肝、肾、脾经。

功效主治 祛风除湿,温经止痛。主治风寒湿痹,关节疼痛,心腹冷痛,寒疝作痛及麻醉止痛。

用法用量 一般炮制后用。

实用验方 ①大小便不通:草乌为极细末,葱白一根,蘸草乌末纳肛门即通。②十二指肠溃疡证属胃寒疼痛:草乌、川乌各9克,白及、白芷各12克,研末和面少许,调合成饼,外敷于剑突下胃脘部,一昼夜后除去。③气滞血瘀心痛:草乌15克,土木香10克,马前子9克,肉蔻、广木香各20克,沉香6克,研粗末,每次水煎服3~6克,每日3次。④淋巴结炎、淋巴结结核:草乌头一个,用烧酒适量磨汁,外搽局部,每日1次。⑤伤累吐血:草乌、松香、红花、乳香、葶苈子各10克,麦冬20克,水煎服。⑥风寒关节炎:草乌、松节、川乌各30克,生半夏、生南星各30克,研粗末酒浸,擦敷患处。

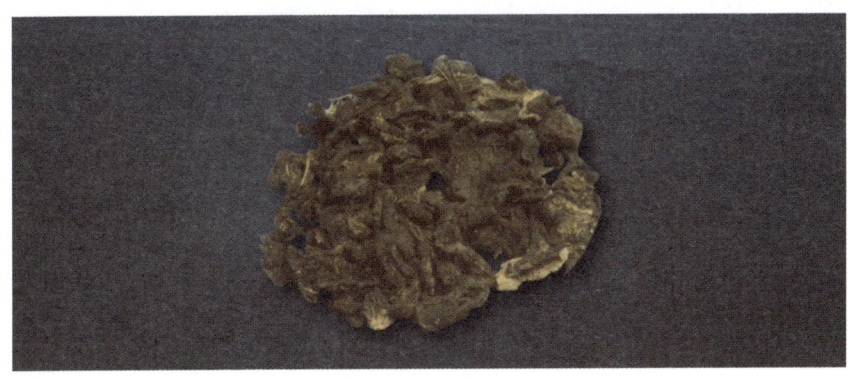

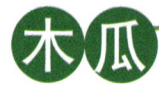 **木瓜** 别名 酸木瓜、铁脚梨、秋木瓜、皱皮木瓜、贴梗海棠。

来源 本品为蔷薇科植物贴梗海棠 Chaenomeles speciosa (Sweet) Nakai 的干燥近成熟果实。

生境分布 生长于山坡地、田边地角、房前屋后。山东、河南、陕西、安徽、江苏、湖北、四川、浙江、江西、广东、广西等省（区）都有栽培。

饮片特征 本品呈类月牙形薄处。外表紫红色或棕红色，有不规则的深皱纹。切面棕红色。质坚实，气微清香，味酸。以外皮抽皱，肉厚、内外紫经色、质坚实、味酸者为佳。

采收加工 夏、秋二季果实绿黄时采收，置沸水中烫至外皮灰白色，对半纵剖，晒干。

性味归经 酸，温。归肝、脾经。

功效主治 舒筋活络，和胃化湿。主治湿痹拘挛，腰膝关节酸重疼痛，暑湿吐泻，转筋挛痛，脚气水肿。

用法用量 内服：煎汤，6~9克。

实用验方 ①消化不良：木瓜10克，麦谷芽各15克，木香3克，水煎服。②产后体虚、乳汁不足：鲜木瓜250克，切块，猪蹄500克，加水适量，炖熟，再将鲜番木瓜放入汤中，炖至烂熟，食用即可。③干脚气：干木瓜一个，明矾50克，煎水，乘热熏洗。④荨麻疹：木瓜18克，水煎，分2次服，每日1剂。⑤银屑病：木瓜片100克，蜂蜜300毫升，生姜2克，加水适量共煮沸，改文火再煮10分钟，吃瓜喝汤。⑥小腿抽筋、脚气水肿：木瓜30克，粳米100克，放入水中，熬至米烂粥熟，加红糖适量，稍煮溶化即食，每日早、晚服用，连服数日。

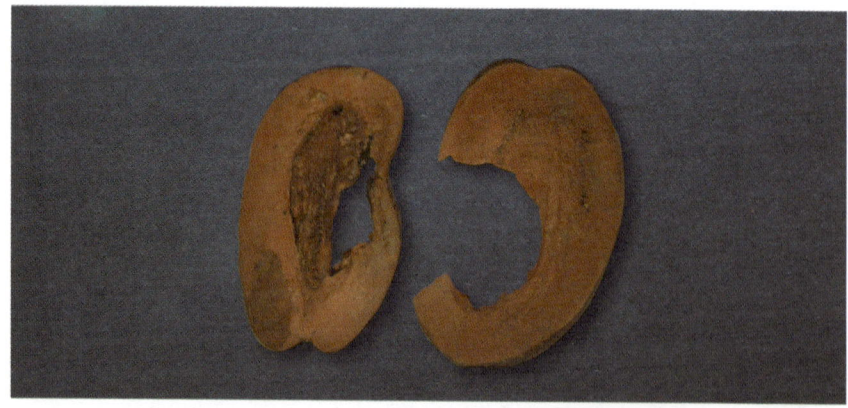

伸筋草

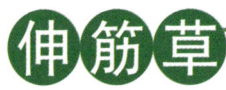

别名 宽筋藤、过山龙、狮子草、小伸筋、舒筋草、金毛狮子草。

来源 本品为石松科植物石松 *Lycopodium japonicum* Thunb. 的干燥全草。

生境分布 生长于疏林下荫蔽处。主产浙江、湖北、江苏等地,湖南、四川也产。

饮片特征 本品呈不规则的段,茎呈圆柱形,略弯曲。叶密生茎上,螺旋状排列,皱缩弯曲,线形或针形,黄绿色至淡黄棕色,先端芒状,全缘。切面皮部浅黄色,木部类白色。质柔韧,气微,味淡。

采收加工 夏、秋二季茎叶茂盛时采收,除去杂质,晒干。

性味归经 微苦、辛,温。归肝、脾、肾经。

功效主治 祛风除湿,舒筋活络。主治关节酸痛,屈伸不利。

用法用量 内服:煎汤,3~12克。

实用验方 ①风痹筋骨不舒:伸筋草,每用15~50克,煎服。②糖尿病性颈椎增生:伸筋草15克,稀莶草3克,石膏20克,龙骨8克,加水煎汁,热敷患处。③小儿麻痹后遗症:伸筋草、松节、南蛇藤根、寻骨风各25克,威灵仙15克,茜草10克,杜蘅3克,水煎服。④带状疱疹:伸筋草(焙)研粉,青油或麻油调成糊状,涂患处,每日数次。

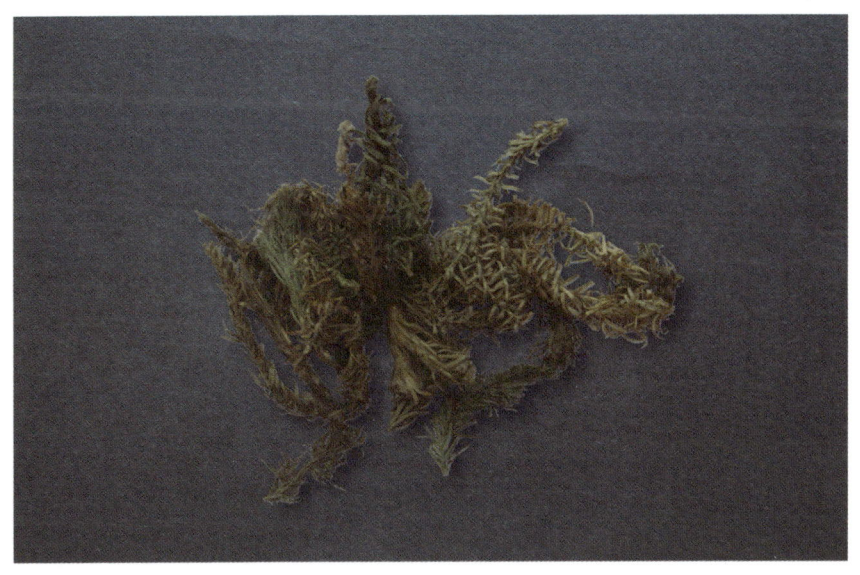

祛风湿药·祛风湿热

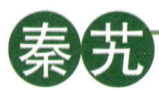

别名 秦胶、大艽、左扭、左秦艽、西秦艽、萝卜艽。

来源 本品为龙胆科植物秦艽 *Gentiana macrophylla* Pall. 等的干燥根。

生境分布 生长于山地草甸、林缘、灌丛与沟谷中。主产陕西及甘肃;东北、内蒙古及山西也产;河北、宁夏、青海、四川有分布或自产自销。

饮片特征 本品呈不规则的圆形厚片。外表皮黄棕色、灰黄色或棕褐色,粗糙,有扭曲纵纹或网状孔纹。切面皮部黄色或棕黄色,木部黄色,有的中心呈枯朽状。质坚脆,易折断,气特异,味苦、微涩。均以质实、色棕黄、气味浓厚者为佳。

采收加工 春、秋二季采挖,除去泥沙;秦艽及麻花艽晒软,堆置"发汗"至表面呈红黄色或灰黄色时,摊开晒干,或不经"发汗"直接晒干;小秦艽趁鲜时搓去黑皮,晒干。

性味归经 辛、苦,平。归胃、肝、胆经。

功效主治 祛风湿,清湿热,止痹痛,退虚热。主治风湿痹痛,中风半身不遂,筋脉拘挛,骨节酸痛,湿热黄疸,骨蒸潮热,小儿疳积发热。

用法用量 内服:煎汤,3~10克。

实用验方 ①臂痛:秦艽6克,红花5克,羌活3克,丝瓜络3寸,水煎服。②风湿性关节炎、肢体关节疼痛:秦艽、地龙、牛膝、五加皮、海桐皮、没药各15克,桑寄生、海风藤各20克,水煎服。

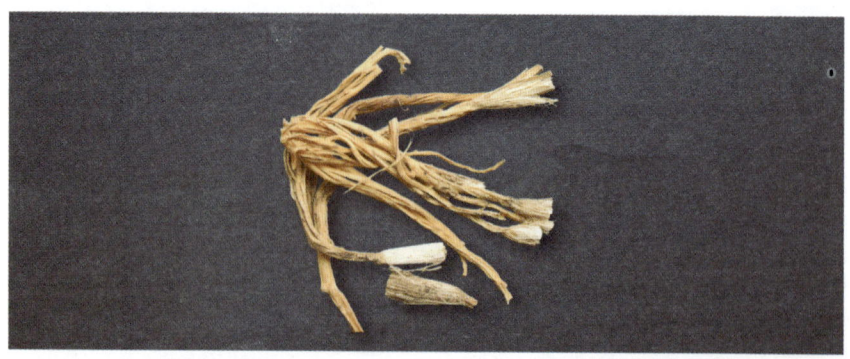

络石藤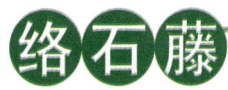

别名 络石、爬山虎、石龙藤、钻骨风、白花藤、沿壁藤。

来源 本品为夹竹桃科植物络石 *Trachelospermum jasminoides* (Lindl.) Lem. 的干燥带叶藤茎。

生境分布 生长于温暖、湿润、疏荫的沟渠旁、山坡林木丛中。主产于江苏、安徽、湖北、山东等地。

饮片特征 本品呈不规则的段。茎圆柱形，弯曲，多分枝，长短不一。表面红褐色，有纵细纹，可见点状皮孔。切面黄白色，中空。叶对生，有短柄；展平后叶片呈椭圆形或卵状披针形，全缘，略反卷，革质，微有光泽。质脆而硬，易折断，气微，味微苦。以叶多色绿者为佳。

采收加工 冬季至次春采割，除去杂质，晒干。

性味归经 苦，微寒。归心、肝、肾经。

功效主治 祛风通络，凉血消肿。主治风湿热痹，筋脉拘挛，腰膝酸痛，喉痹，痈肿，跌扑损伤。

用法用量 内服：煎汤，6～12克。外用鲜品适量，捣敷患处。

实用验方 ①筋骨痛：络石藤50～100克，浸酒服。②风湿热痹、关节热痛：络石藤、海风藤各12克，生石膏30克，苍术15克，牛膝10克，水煎服。③肺结核：络石藤、地苍各50克，猪肺200克，同炖，服汤食肺，每日1剂。④关节炎：络石藤、五加根皮各50克，牛膝根25克，水煎服，白酒引。⑤急性咽喉炎、扁桃体炎：络石藤、赤茯苓各12克，射干、紫菀各9克，木通6克，桔梗4克，水煎服。⑥外伤出血：络石藤适量，晒干研末，撒敷，外加包扎。⑦痈疽肿痛：络石藤15克，皂刺、栝楼仁各9克，乳香、没药各6克，甘草3克，水煎服。⑧吐血：络石藤叶50克，雪见草、乌韭各25克，水煎服。

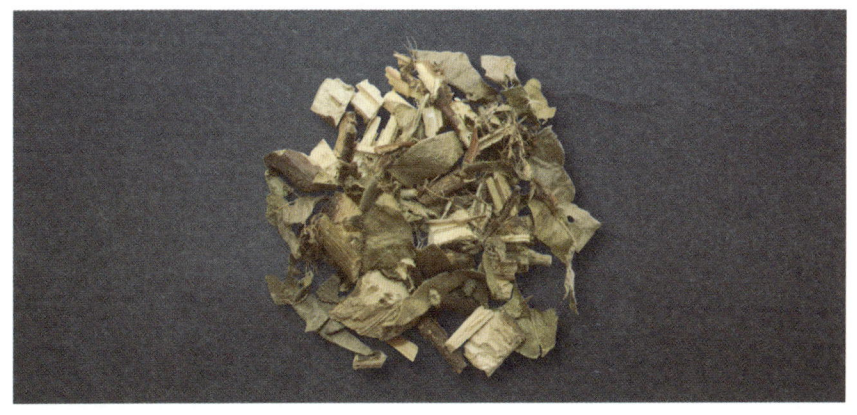

祛风湿药·祛风湿强筋骨

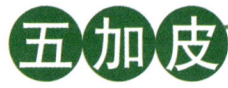

别名 南五加皮、细柱五加、红五加皮、短梗五加、轮伞五加。

来源 本品为五加科植物细柱五加 Acanthopanax gracilistylus W. W. Smith 的干燥根皮。习称"南五加皮"。

生境分布 生长于路边、林缘或灌丛中。主产湖北、河南；辽宁、安徽也产。

饮片特征 本品呈不规则卷筒状，长5～15cm，直径0.4～1.4cm，厚约0.2cm。外表面灰褐色，有稍扭曲的纵皱纹和横长皮孔样斑痕；内表面淡黄色或灰黄色，有细纵纹。体轻，质脆，易折断，断面不整齐，灰白色。气微香，味微辣而苦。口嚼，有类似奶油话梅的香味。

采收加工 夏、秋二季采挖根部，洗净，剥取根皮，晒干。

性味归经 辛、苦，温。归肝、肾经。

功效主治 祛风除湿，补益肝肾，强筋壮骨，利水消肿。主治风湿痹痛，筋骨痿软，小儿行迟，体虚乏力，水肿，脚气。

用法用量 内服：煎汤，5～10克。

实用验方 ①慢性胃炎：五加皮15克，陈皮、甘草各10克，水煎服，每日2次。②腰脊脚膝筋骨弱而行迟：五加皮为末，粥引调下，每次3克，每日3次。③腰痛：五加皮、杜仲（炒）等份，为末，酒糊丸，如梧桐子大，每服三十丸，温酒下。

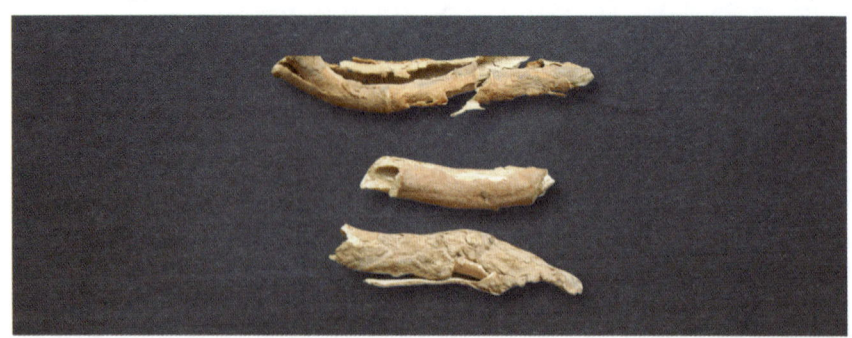

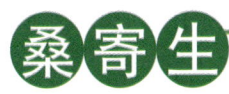 **别名** 寄生、寄生草、寄生树、桑上寄生。

来源 本品为桑寄生科植物桑寄生 *Taxillus chinensis* (DC.) Danser 的干燥带叶茎枝。

生境分布 寄生于构、槐、榆、木棉、朴等树上。产于福建、台湾、广东、广西、云南。

饮片特征 本品为厚片或不规则短茎。外表皮红褐色或灰褐色，具细纵纹，并有多数细小突起的棕色皮孔，嫩枝有的可见棕褐色茸毛。切面皮部红棕色，木部色较浅。叶多卷曲或破碎，完整者展平后呈卵形或椭圆形，表面黄褐色，幼叶被细茸毛，先端钝圆，基部圆形或宽楔形，全缘；革质。气微，味涩。以枝细嫩、色红褐、叶多未脱落者为佳。

采收加工 冬季至次春采割，除去粗茎，切段，干燥，或蒸后干燥。

性味归经 苦、甘，平。归肝、肾经。

功效主治 祛风湿，补肝肾，强筋骨，安胎元。主治风湿痹痛，腰膝酸软，筋骨无力，崩漏经多，妊娠漏血，胎动不安，头晕目眩。

用法用量 内服：煎汤，9～15克。

实用验方 ①冻伤：桑寄生300克，制成干浸膏，茶油调敷。②胎动腹痛：桑寄生50克，阿胶（炒）、艾叶各25克，水一盏半，煎一盏，去滓温服。或去艾叶。③滑胎：桑寄生、真阿胶、川断各100克，菟丝子（炒熟）200克。上药将前三味轧细，水化阿胶和为丸一分重。每服二十丸，开水送下，日再服。④风湿性关节炎：桑寄生、玉竹各30克，鹿衔草、白芍、白术、淮牛膝、茯苓各15克，炙甘草9克，水煎服，每日1剂，2次分服。⑤肾虚胎动不安：桑寄生、苎麻根各15克，杜仲、艾叶各10克，水煎服。

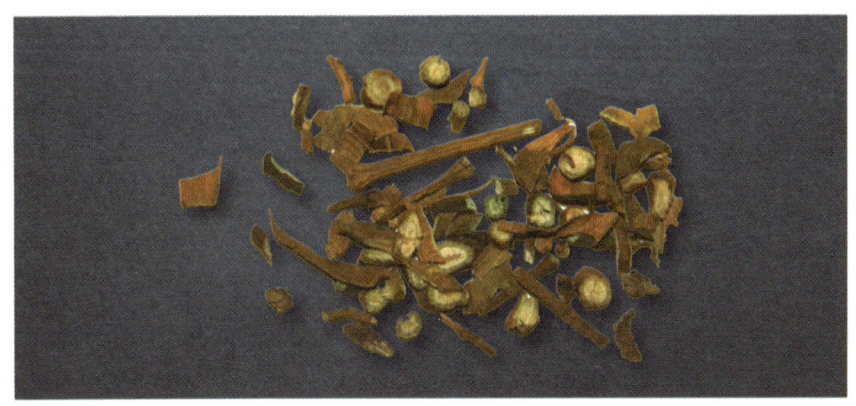

狗脊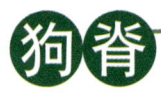

别名 苟脊、扶筋、狗青、黄狗头、金狗脊、金毛狗脊。

来源 本品为蚌壳蕨科植物金毛狗脊 Cibatium baromelz (L.) J.Sm. 的干燥根茎。

生境分布 生长于山脚沟边及林下阴处酸性土上。主产于四川宜宾、乐山、江津、泸县，广东番禺、花县，贵州镇宁、榕江，浙江平阳、泰顺，福建宁德等地。均为野生。

饮片特征 本品呈不规则的椭圆或圆形厚片。切面浅棕色，较平滑，近边缘1～4mm处有1条棕黄色隆起的木质部环纹或条纹，边缘不整齐，偶有金黄色绒毛残留；质脆，易折断，有粉性。熟狗脊片呈黑棕色，质坚硬。以肥大、质坚实无空心、外表略有金黄色茸毛为佳。狗脊片以厚薄均匀、坚实无毛、不空心者为佳。

采收加工 秋、冬二季采挖，除去泥沙，干燥；或去硬根、叶柄及金黄色绒毛，切厚片，干燥，为"生狗脊片"；蒸后晒至六、七成干，切厚片，干燥，为"熟狗脊片"。

性味归经 苦、甘，温。归肝、肾经。

功效主治 祛风湿，补肝肾，强腰膝。主治风湿痹痛，腰膝酸软，下肢无力。

用法用量 内服：煎汤，6～12克。

实用验方 ①骨质增生症：狗脊、熟地、枸杞、川牛膝、补骨脂、桑寄生各15克，杜仲、菟丝子各12克，淫羊藿9克，水煎服。②腰痛、脚膝痿软：狗脊、萆薢各100克，菟丝子500克，共研粉，炼蜜为丸，每服9克，每日2次。③腰肌劳损、腰膝酸软无力：狗脊、地龙、威灵仙、穿山甲各15克，独活10克，骨碎补、补骨脂各12克，水煎服。④风湿痹痛、手足麻木、行动不便：狗脊、牛膝、木瓜、海风藤各9克，桑枝、桂枝、松节、秦艽、炒续断各6克，水煎服。

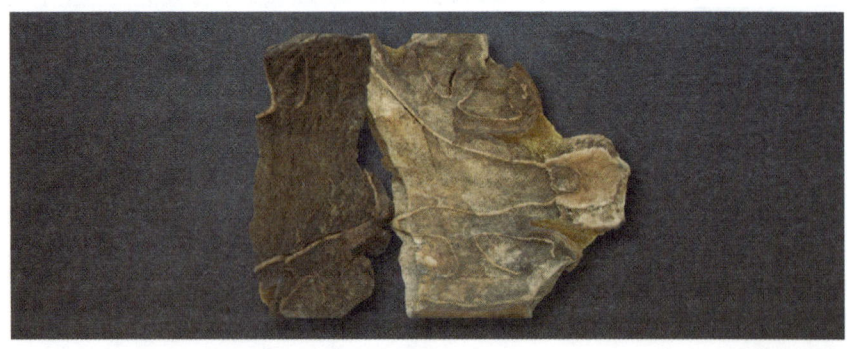

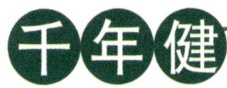 **别名** 一包针、千年见、千颗针。

来源 本品为天南星科植物千年健 *Homalomena occulta* (Lour.) Schott 的干燥根茎。

生境分布 生长于树木生长繁茂的阔叶林下、土质疏松肥沃的坡地、河谷或溪边阴湿地。主产广西、云南地区。

饮片特征 本品呈类圆形或不规则形的片。外表皮黄棕色至红棕色，粗糙，有的可见圆形根痕。切面红褐色，具有众多黄色纤维束，有的呈针刺状，可见深褐色具光泽的油点。质硬而脆，气香，味辛、微苦。

采收加工 春、秋二季采挖，洗净，除去外皮，晒干。

性味归经 苦、辛，温。归肝、肾经。

功效主治 祛风湿，健筋骨。主治风寒湿痹，腰膝冷痛，拘挛麻木，筋骨痿软。

用法用量 内服：煎汤，5~10克。

实用验方 ①风湿性关节炎：千年健、海风藤、青风藤、桑寄生各15克，独活、羌活各10，水煎服。②坐骨神经痛：千年健、桃仁、乳香、当归、红花、丹参、威灵仙、海风藤各30克，牛膝60克，甘草15克，共为细末，备用。每服3克，每日2次，黄酒送服。

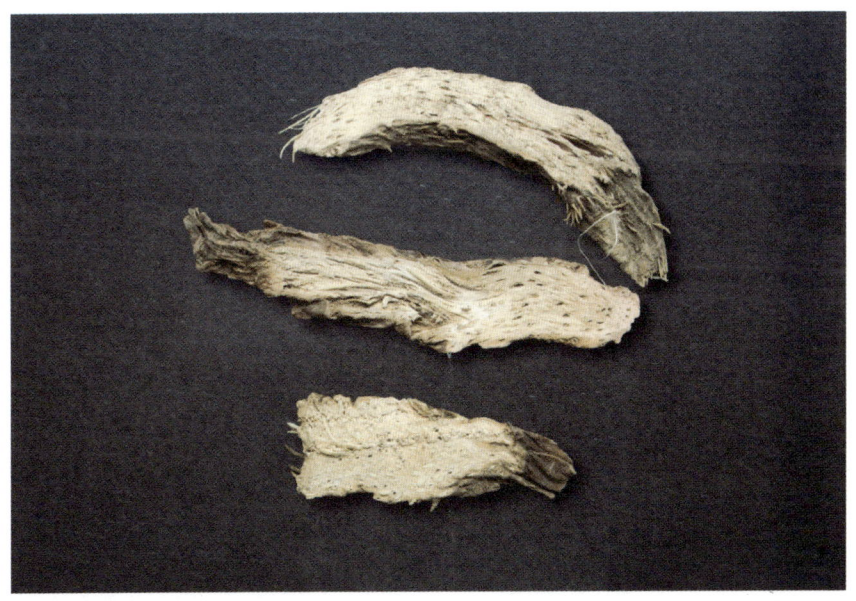

化湿药

广藿香

别名 藿香、海藿香。

来源 本品为唇形科植物广藿香 *Pogostemon cablin* (Blanco) Benth. 的干燥地上部分。

生境分布 生长于向阳山坡。主产于广东省广州市的石牌,海南、台湾、广西、云南等省区有栽培。

饮片特征 本品呈不规则的段。嫩茎略呈方柱形,老茎呈圆柱形,表面灰褐色、灰黄色、灰绿色或带红棕色,被柔毛。质脆,易折断,切面有白色髓。

采收加工 枝叶茂盛时采割,日晒夜闷,反复至干。

性味归经 辛,微温。归脾、胃、肺经。

功效主治 芳香化浊,和中止呕,发表解暑。主治湿浊中阻,脘痞呕吐,暑湿表证,湿温初起,发热倦怠,胸闷不舒,寒湿闭暑,腹痛吐泻,鼻渊头痛。

用法用量 内服:煎汤,3~10克。

实用验方 ①暑月吐泻:藿香12克,滑石炒100克,丁香3克,为末,每服10克,淅米泔调服。②胎气不安:藿香、香附、甘草各10克,为末,每服10克,入盐少许,沸汤服之。③香口去臭:藿香洗净,煎汤,时时噙漱。④冷露疮烂:藿香叶、细茶等份,烧灰,油调涂叶上贴之。

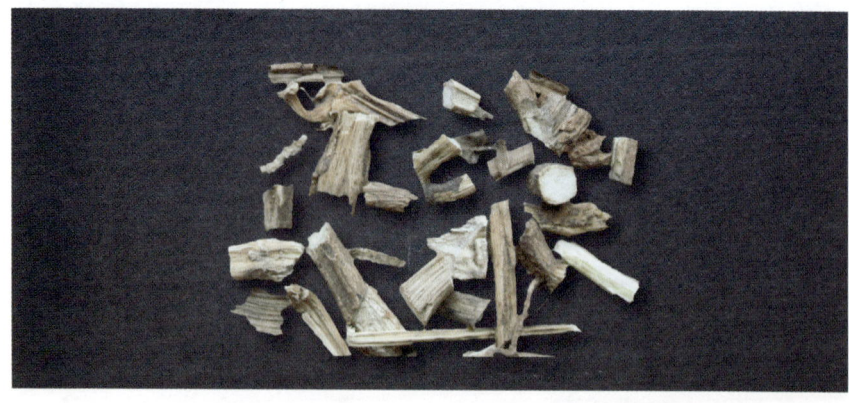

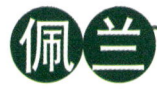 **佩兰**

别名 兰草、水香、大泽兰、燕尾香、都梁香、针尾凤。

来源 本品为菊科植物佩兰 *Eupatorium fortunei* Turcz. 的干燥地上部分。

生境分布 生长于路边灌丛或溪边。野生或栽培。分布于河北、陕西、山东、江苏、安徽、浙江、江西、湖北、湖南、广东、广西、四川、贵州云南等地。

饮片特征 本品呈不规则的段。茎圆柱形扁压状,少分枝,表面黄棕色或黄绿色,有的带紫色,有明显的节和纵棱线。质脆易折断,切面髓部白色或中空。叶对生,叶片多皱缩、破碎,绿褐色。气芳香,味微苦。

采收加工 夏、秋二季分两次采割,除去杂质,晒干。

性味归经 辛,平。归脾、胃、肺经。

功效主治 芳香化湿,醒脾开胃,发表解暑。主治湿浊中阻,脘痞呕恶,口中甜腻,口臭,多涎,暑湿表证,湿温初起,发热倦怠,胸闷不舒。

用法用量 内服:煎汤,3~10克。

实用验方 ①夏季伤暑:佩兰10克,鲜莲叶15克,滑石18克,甘草3克,水煎服。②消化不良、口中甜腻:佩兰12克,淡竹叶、地豆草各10克,水煎服。③流行性感冒:佩兰10克,大青叶15克,水煎服,连服3~5天。④消化不良、口中甜腻:佩兰12克,地豆草、淡竹叶各10克,水煎服。⑤产后郁血性水肿:佩兰10克,月季花15朵,丹参30克,水煎服。⑥产后水肿:佩兰30克,水煎服,每日3次。⑧急性胃肠炎:佩兰12克,藿香、紫苏梗各10克,银花叶15克,水煎服。

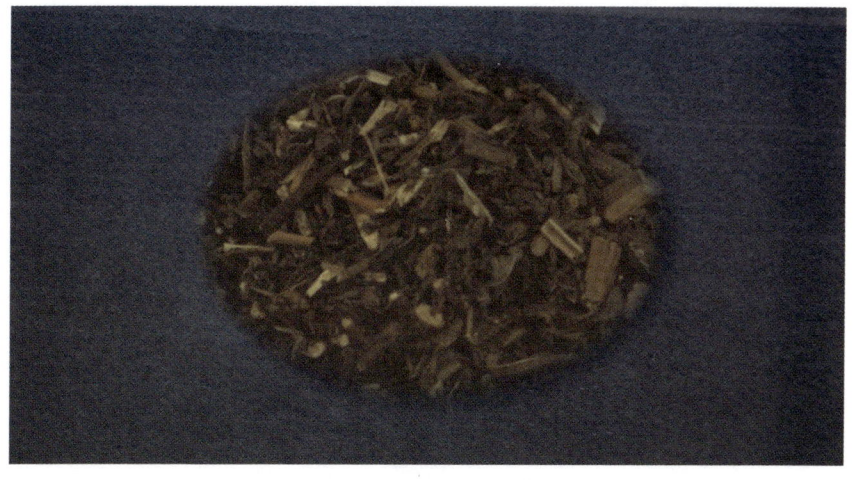

苍术

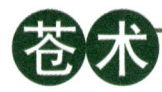

别名 赤术、仙术、茅术、青术。

来源 本品为菊科植物茅苍术 Atractylodes lancea (Thunb.) DC. 或北苍术 Atractylodes chinensis (DC.) Koidz. 的干燥根茎。

生境分布 生长于山坡、林下及山坡草地。分布于东北、华北、山东、河南、陕西。

饮片特征 本品呈不规则类圆形或条形厚片。外表皮灰棕色至黄棕色，有皱纹、横曲纹，有时可见根痕。切面黄白色或灰白色，散有多数橙黄色或棕红色油点，有的可析出白色细针状结晶。气香特异，味微甘、辛、苦。

采收加工 春、秋二季采挖，除去泥沙，晒干，撞去须根。

性味归经 辛、苦，温。归脾、胃、肝经。

功效主治 燥湿健脾，祛风散寒，明目。主治湿阻中焦，脘腹胀满，泄泻，水肿，脚气痿躄，风湿痹痛，风寒感冒，夜盲，明目昏涩。

用法用量 内服：煎汤，3～9克。

实用验方 ①湿疹：苍术、黄柏、煅石膏各等份，研末敷患处。②风湿性关节炎：苍术、黄柏各9克，忍冬藤30克，水煎服。③脾虚气陷型胃下垂：将15克苍术加水煎煮或用沸水浸泡，每剂可煎煮两次或冲泡3杯，每日1剂，连续服用1个月。④腰痛伴不能俯：苍术15克，白术30克，薏苡仁20克，水煎服。⑤恶心呕吐：苍术30克，麦麸250克，酒适量，醋少许，苍术研末，拌麦麸炒黄，乘热以酒淬。患者吸其热气，另取一部分，用布包，在前胸温拭。

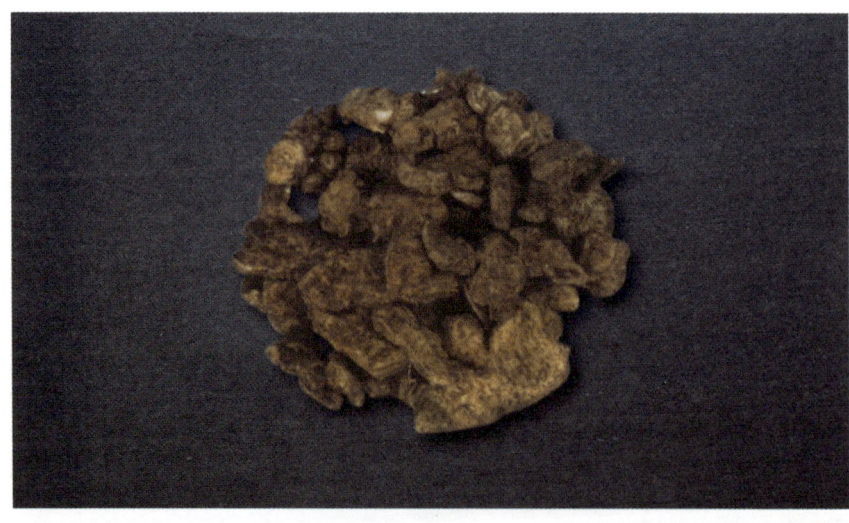

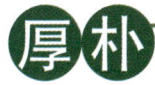 别名 川朴、烈朴、重皮、赤朴、厚皮。

来源 本品为木兰科植物厚朴 *Magnolia officinalis* Rehd. et Wils. 或凹叶厚朴 *Magnolia officinalis* Rehd. et Wils. var. biloba Rehd. et Wils. 的干燥干皮、根皮及枝皮。

生境分布 常混生于落叶阔叶林内或生长于常绿阔叶林缘。分布陕西、甘肃、四川、贵州、湖北、湖南（桑植）、广西等地。

饮片特征 本品呈弯曲的丝条状或单、双卷筒状。外表面灰褐色，表面粗糙，有时可见椭圆形皮孔或纵皱纹。内表面紫棕色或深紫褐色，较平滑，具细密纵纹，划之显油痕。切面颗粒性，有油性，有的可见小亮星。气香，味辛辣、微苦。

采收加工 4~6月剥取，根皮及枝皮直接阴干；干皮置沸水中微煮后，堆置阴湿处，"发汗"至内表面变紫褐色或棕褐色时，蒸软，取出，卷成筒状，干燥。

性味归经 苦、辛，温。归脾、胃、肺、大肠经。

功效主治 燥湿消痰，下气除满。主治湿滞伤中，脘痞吐泻，食积气滞，腹胀便秘，痰饮喘咳。

用法用量 内服：煎汤，3~10克。

实用验方 ①水谷痢：厚朴、黄连各9克，水煎空腹服。②虫积：厚朴、槟榔各6克，乌梅2个，水煎服。③欲下痢而不出：厚朴3克煎水，调槟榔末2.4克服下。④便秘：厚朴、枳实各9克，大黄6克，水煎服。⑤咳喘痰多：厚朴10克，杏仁、半夏、陈皮各9克，水煎服。⑥单纯性肠梗阻：厚朴、莱菔子各10克，大黄、芒硝(冲)各6克，枳实、赤芍各12克，水煎服。

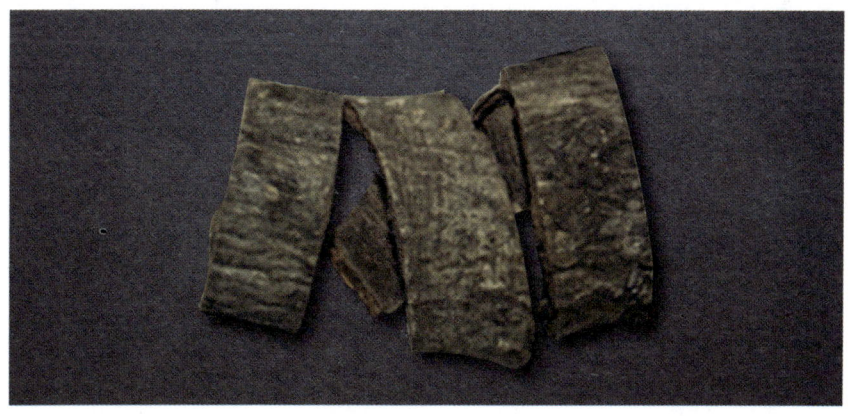

砂仁

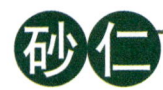

别名 春砂仁、缩砂仁、缩砂蜜。

来源 本品为姜科植物阳春砂 *Amomum villosum* Lour.、绿壳砂 *Amomum villosum* Lour. var. xanthioides T. L. Wu et Senjen 或海南砂 *Amomum longiligulare* T. L. Wu 的干燥成熟果实。

生境分布 生长于气候温暖、潮湿、富含腐殖质的山沟林下阴湿处。分布于中国广东、广西、云南和福建。

饮片特征 呈椭圆形或卵圆形或卵形,有不明显的三棱。表面红棕色或棕褐色,密生刺状突起,顶端有花被残基,基部常有果梗。果皮薄而软。种子集结成团,具三钝棱,中有白色隔膜,将种子团分成3瓣,每瓣有种子5~26粒。种子呈不规则多角形,表面棕红色或暗褐色,有细皱纹,外被淡棕色膜质假种皮;质硬,胚乳灰白色。气芳香而浓烈,味辛凉、微苦。

采收加工 夏、秋间果实成熟时采收,晒干或低温干燥。

性味归经 辛,温。归脾、胃、肾经。

功效主治 化湿开胃,温脾止泻,理气安胎。主治湿浊中阻,脘痞不饥,脾胃虚寒,呕吐泄泻,妊娠恶阻,胎动不安。

用法用量 内服:煎汤,3~6克,入煎剂宜后下。

实用验方 ①痰气膈胀:砂仁捣碎,以萝卜汁浸透,焙干为末,每服10克。②牙齿疼痛:缩砂常嚼之,良。③一切食毒:砂仁末,水服3~6克。④妇女胎动不安:砂仁5克,紫苏梗9克,莲子60克。先将莲子以净水浸泡半天,再入锅中加水煮炖至九成熟时加入紫苏梗、砂仁,用文火煮至莲子熟透即可,吃莲子喝汤。逐日1剂,连用5~7日。⑤妊娠呕吐:砂仁不拘多少,为细末,每服6克,姜汁少许,沸汤服。⑥浮肿:砂仁、蝼蛄等份,焙燥研细末,每服3克,以温黄酒和水各半送服,每日2次。

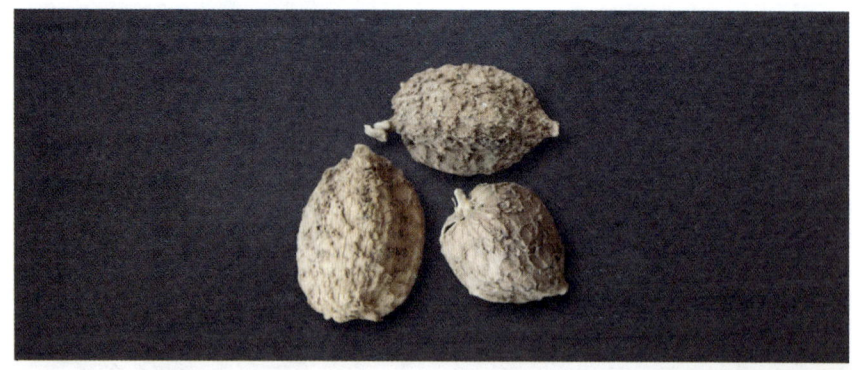

草豆蔻

别名 豆蔻、偶子、草蔻、草果、草蔻仁。

来源 本品为姜科植物草豆蔻 *Alpinia katsumadai* Hayata 的干燥近成熟种子。

生境分布 生长于林缘、灌丛或山坡草丛中。主产广东、台湾、海南、广西。

饮片特征 本品为类球形的种子团。表面灰褐色,中间有3条纵行黄白色的隔膜,将种子团分成3瓣,每瓣有种子多枚,粘连紧密,种子团略光滑。种子为卵圆状或不规则的多面体,外被淡棕色或暗棕色膜质假种皮,种脊为一条纵沟,一端有种脐;质硬,将种子沿种脊纵剖两瓣,纵断面观呈斜心形,种皮沿种脊向内伸入部分约占整个表面积的1/2;胚乳灰白色。气香,味辛、微苦。

采收加工 夏、秋二季采收,晒至九成干,或用水略烫,晒至半干,除去果皮,取出种子团,晒干。

性味归经 辛,温。归脾、胃经。

功效主治 燥湿行气,温中止呕。主治寒湿内阻,脘腹胀满冷痛,嗳气呕逆,不思饮食。

用法用量 内服:煎汤,3~6克。

实用验方 ①心腹胀满:草豆蔻50克,去皮为末,以木瓜生姜汤,调服半钱。②虚疟自汗:草果一枚,面裹煨熟,连面研,入平胃散10克,水煎服。③慢性胃炎:草豆蔻炒黄研末,每次3克,每日3次。④中暑受热、恶心呕吐、腹痛泄泻、胸中满闷、晕车晕船、水土不服:草豆蔻、砂仁、青果、肉桂、槟榔、橘皮、茯苓、小茴香各30克,甘草250克,木香45克,红花、丁香各15克,薄荷冰27克,冰片9克,麝香0.3克。糊丸,每服一二十粒,温开水送服;平时每用二至三粒,含化。

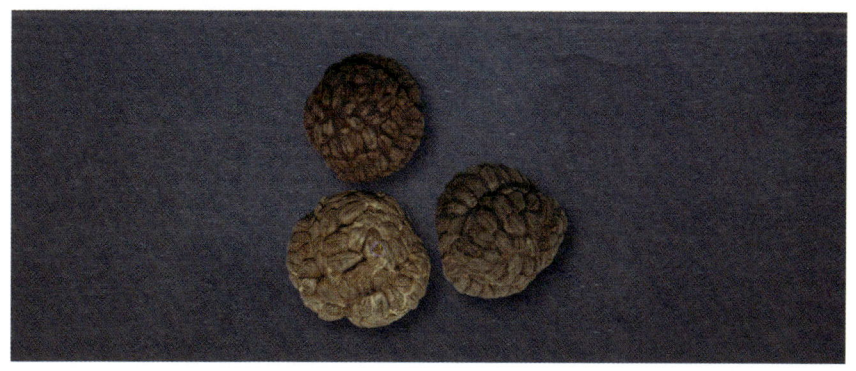

利水渗湿药·利水消肿

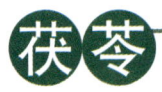

别名 茯菟、茯灵、松薯、云苓。

来源 本品为多孔菌科真菌茯苓 *Poria cocos* (Schw.) Wolf 的干燥菌核。

生境分布 生长于松科植物赤松或马尾松等树根上,深入地下20～30厘米。主产于湖北、安徽、河南、云南、贵州、四川等地。

饮片特征 呈类球形、椭圆形、扁圆形或不规则团块,大小不一。外皮薄而粗糙,棕褐色至黑褐色,有明显的皱缩纹理。体重,质坚实,不易破裂,断面颗粒性,有的具裂隙,外层淡棕色,内部白色,少数为淡红色,有的中间抱有松根。气微,味淡,嚼之粘牙。

采收加工 多于7～9月采挖,挖出后除去泥沙,堆置"发汗"后,摊开晾至表面干燥,再"发汗",反复数次至出现皱纹、内部水分大部散失后,阴干,称为"茯苓个";或将鲜茯苓按不同部位切制,阴干,分别称为"茯苓块"及"茯苓片"。

性味归经 甘、淡,平。归心、肺、脾、肾经。

功效主治 利水渗湿,健脾,宁心。主治水肿尿少,痰饮眩悸,脾虚食少,便溏泄泻,心神不安,惊悸失眠。

用法用量 内服:煎汤,10～15克。

实用验方 ①斑秃:茯苓粉,每日2次,每次6克或临睡前10克吞服,或用茯苓皮煎水内服亦可。②心虚梦泻、小便白浊:茯苓10克,研末,用米汤送服,每日2次。

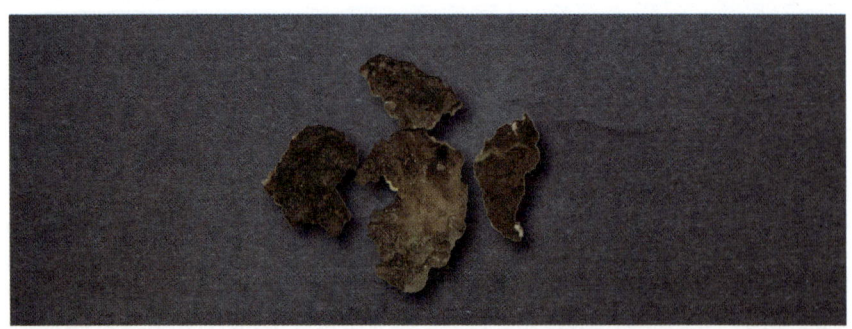

薏苡仁

别名 薏米、苡仁、薏珠子、回回米、薏仁。

来源 本品为禾本科植物薏苡 *Coix lacryma-jobi* L. var. ma-yuen (Roman.) Stapf 的干燥成熟种仁。

生境分布 生长于河边、溪潭边或阴湿山谷中。我国各地均有栽培。长江以南各地有野生。

饮片特征 本品呈宽卵圆形或长椭圆形，长4~8mm，宽3~6mm。表面乳白色，光滑，偶有残存的黄褐色种皮；一端钝圆，另端较宽面微凹，有一淡棕色点状种脐（半环痕）；背面圆凸，腹面有一条较宽而深的纵沟。质坚实，断面白色，粉性。气微，味微甜。

采收加工 秋季果实成熟时采割植株，晒干，打下果实，再晒干，除去外壳、黄褐色种皮及杂质，收集种仁。

性味归经 甘、淡，凉。归脾、胃、肺经。

功效主治 利水渗湿，健脾止泻，除痹，排脓，解毒散结。主治水肿，脚气，小便不利，脾虚泄泻，湿痹拘挛，肺痈，肠痈，赘疣，癌肿。

用法用量 内服：煎汤，9~30克。

实用验方 ①肺痿咳唾：薏苡仁500克，杵破，水三升，煎一升，酒少许，服之。②扁平疣：生薏苡仁末30克，白砂糖30克，拌匀，每次1匙，开水冲服，每日3次，7~10日为1个疗程。③痈疽不溃：薏苡仁一枚，吞之。④尿结石：薏苡仁茎、叶、根适量（鲜草约250克，干草减半），水煎去渣，每日2~3次。⑤中风手足疼痛、麻痹不仁、难以屈伸：薏苡仁9克，甘草、官桂各3克，当归、芍药各4克，麻黄2克，苍术4克（米泔水浸炒），水2碗，生姜7片，煎至八分，去渣温服，饭前送下。⑥慢性结肠炎：薏苡仁500克，山药100克，炒黄研粉，每日2次，每次2匙，温水或红糖水，蜂蜜水冲服。

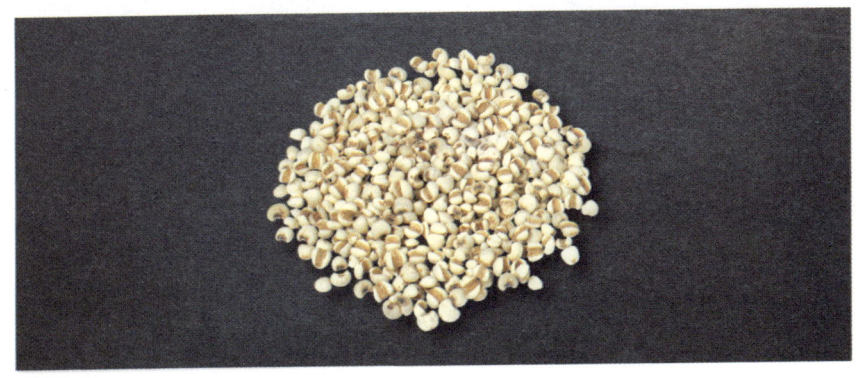

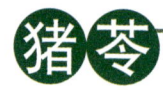

别名 猪茯苓、野猪食、地乌桃、猪屎苓。

来源 本品为多孔菌科真菌猪苓 *Polyporus umbellatus* (Pers.) Fries 的干燥菌核。

生境分布 生长于向阳山地、林下,富含腐殖质的土壤中。主产陕西、云南等省;河南、甘肃、山西、吉林、四川等省也产。

饮片特征 本品呈不规则的厚片,大小不一。体轻,质硬,略呈颗粒状。外表皮黑色或棕黑色,凹凸不平,皱缩或有瘤状突起。质致密而体轻,能浮于水面,切面油腻,按之较软,类白色或黄白色,伴有散在的星点,略呈颗粒状。气微,味淡。

采收加工 春、秋二季采挖,除去泥沙,干燥。

性味归经 甘、淡,平。归肾、膀胱经。

功效主治 利水渗湿。主治小便不利,水肿,泄泻,淋浊,带下。

用法用量 内服:煎汤,6~12克。

实用验方 ①呕吐而病在膈上(思水者):猪苓、茯苓、白术各等份,上三味,杵为散,饮服方寸匕,日三服。②水肿、小便不利:猪苓、泽泻、茯苓、滑石粉各12克,水煎服。③黄疸病:猪苓、茯苓、白术各等份,研末,水调成糊,每服20克,每日2~3次。④受暑水泻:猪苓、白术、茯苓、白扁豆各12克,水煎服。⑤急性肾炎、全身浮肿、口渴、小便不利:猪苓20克,水煎服,每日2次。⑥渴欲饮水、水入则吐:猪苓(去皮)10克,白术、茯苓各9克,泽泻12克,水煎服,每日2次。⑦热淋、尿急、尿频、尿道痛:猪苓、扁蓄、车前子各10克,木通6克,水煎服,每日2次。

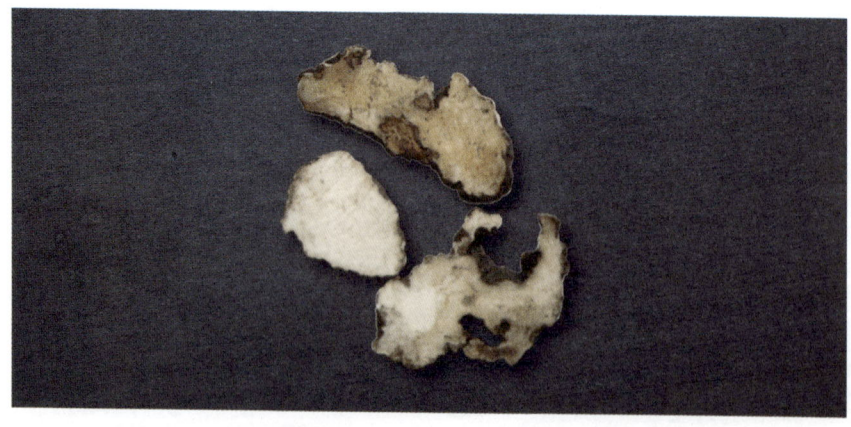

泽泻

别名 水泽、水泻、泽芝、芒芋、如意花、一枝花。

来源 本品为泽泻科植物泽泻 *Alisma orientalis* (Sam.) Juzep. 的干燥块茎。

生境分布 生长于沼泽边缘,幼苗喜荫蔽,成株喜阳光,怕寒冷,在海拔800米以下地区,一般都可栽培。产黑龙江、吉林、辽宁、内蒙古、河北、山西、陕西、新疆、云南等地。原苏联、日本、欧洲、北美洲、大洋洲等均有分布。

饮片特征 本品呈圆形或椭圆形厚片。外表皮黄白色或淡黄棕色,不光滑,有不规则的环纹,可见细小突起的须根痕。切面黄白色,粉性,有散在的星点,有多数细孔,质地坚实,不易折。气微,味微苦。

采收加工 冬季茎叶开始枯萎时采挖,洗净,干燥,除去须根及粗皮。

性味归经 甘、淡,寒。归肾、膀胱经。

功效主治 利水渗湿,泄热,化浊降脂。主治小便不利,水肿胀满,泄泻尿少,痰饮眩晕,热淋涩痛,高脂血症。

用法用量 内服:煎汤,6~10克。

实用验方 ①水肿,小便不利:泽泻、白术各12克,车前子9克,茯苓皮15克,西瓜皮24克,水煎服。②肠炎泄泻:泽泻10克,黄连6克,马齿苋15克,水煎服。③湿热黄疸,面目身黄:泽泻、茵陈各50克,滑石15克,水煎服。④耳源性眩晕:泽泻、茯苓、白术各20克,橘红、干姜、桂枝各15克,水煎服。⑤痰饮上扰、心悸、头晕目眩、泛吐清水:泽泻30克,白术18克,水煎服。⑥妊娠遍身浮肿:泽泻、桑白皮、槟榔、赤茯苓各1.5克,姜水煎服。⑦盆腔炎:泽泻10克,粳米60克,将泽泻研为细末,调入煮熟的粳米粥内,再煮3~5分钟即可,每日1剂,分两次服食。

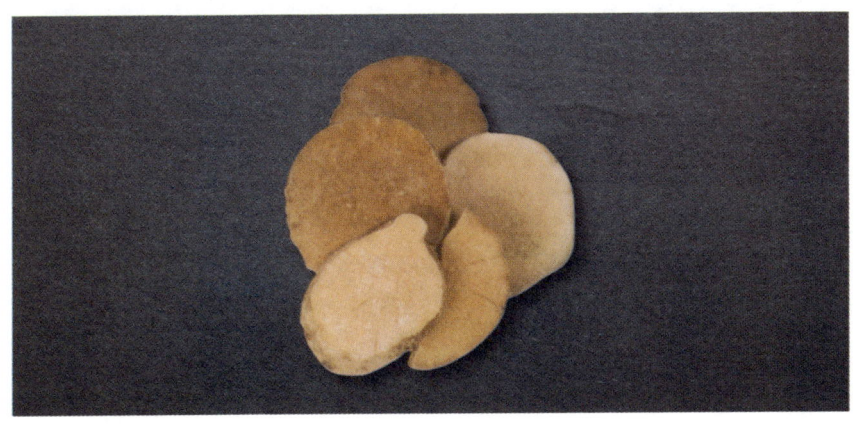

香加皮

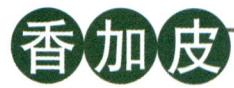

别名 北五加皮、香五加、羊奶藤、羊桃梢、羊奶子、杠柳皮。

来源 本品为萝藦科植物杠柳 *Periploca sepium* Bge. 的干燥根皮。

生境分布 生长于河边、山野、砂质地。主治吉林、辽宁、内蒙古、河北、山西、陕西、四川等地。

饮片特征 本品呈卷筒状或槽状，少数呈不规则块片状。外表面灰棕色或黄棕色，粗糙，有横向皮孔，栓皮常呈鳞片状。内表面淡黄色或淡黄棕色，稍平滑，有细纵纹。切面黄白色，不整齐。有特异香气，味苦。

采收加工 春、秋二季采挖，剥取根皮，晒干。

性味归经 辛、苦，温；有毒。归肝、肾、心经。

功效主治 利水消肿，祛风湿，强筋骨。主治下肢浮肿，心悸气短，风寒湿痹，腰膝酸软。

用法用量 内服：煎汤，3~6克。

实用验方 ①水肿：香加皮8~15克，水煎服。②筋骨软弱、脚痿行迟：香加皮、牛膝、木瓜等份，为末，每服5克，每日3次。③风湿性关节炎、关节拘挛疼痛：香加皮、白鲜皮、穿山龙各25克，用白酒泡24小时，每天服10毫升。④水肿、小便不利：北五加皮、陈皮、茯苓皮、生姜皮、大腹皮各15克，水煎服。

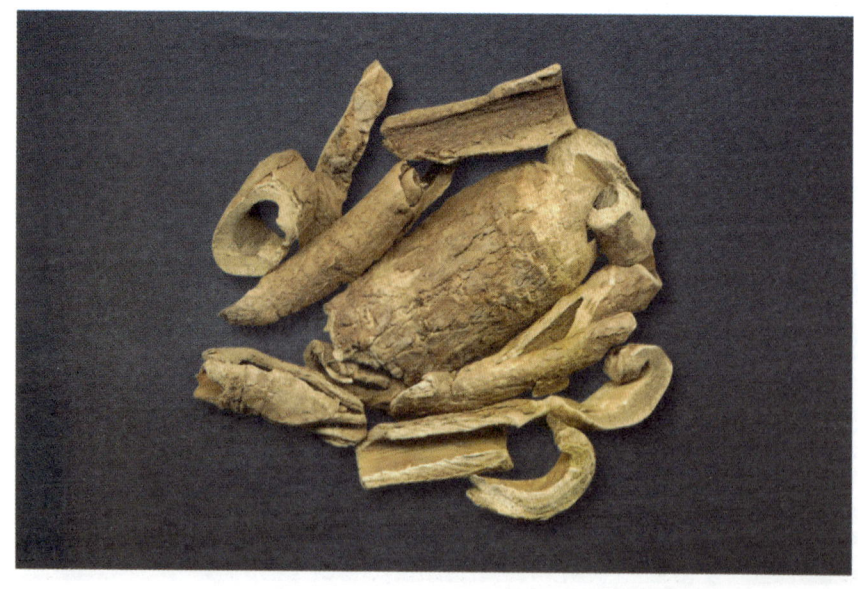

利水渗湿药 · 利尿通淋

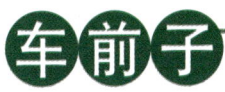
别名　车前实、虾蟆衣子、凤眼前仁、猪耳朵穗子。

来源　本品为车前科植物车前 *Plantago asiatica* L. 或平车前 *Plantago depressa* Willd. 的干燥成熟种子。

生境分布　生长于山野、路旁、沟旁及河边。主产黑龙江、辽宁、河北等地。

饮片特征　本品呈椭圆形、不规则长圆形或三角状长圆形，略扁，长约2mm，宽约1mm。镜观，全体有微细皱纹，表面黄棕色、棕褐色或黑褐色，一面有灰白色或淡黄色凹点状种脐。质硬。气微，味淡。

采收加工　夏、秋二季种子成熟时采收果穗，晒干，搓出种子，除去杂质。

性味归经　甘，寒。归肝、肾、肺、小肠经。

功效主治　清热利尿通淋，渗湿止泻，明目，祛痰。主治热淋涩痛，水肿胀满，暑湿泄泻，目赤肿痛，痰热咳嗽。

用法用量　内服：煎汤，9～15克，入煎剂宜包煎。

实用验方　①小便血淋，作痛：车前子晒干为末，每服10克，车前叶煎汤下。②阴下痒痛：车前子煮汁频洗。③风热目暗、涩痛：车前子、黄连各50克，为末，食后温酒服5克，每日2次。④结石：车前子30克，金钱草50克，水煎代茶饮。

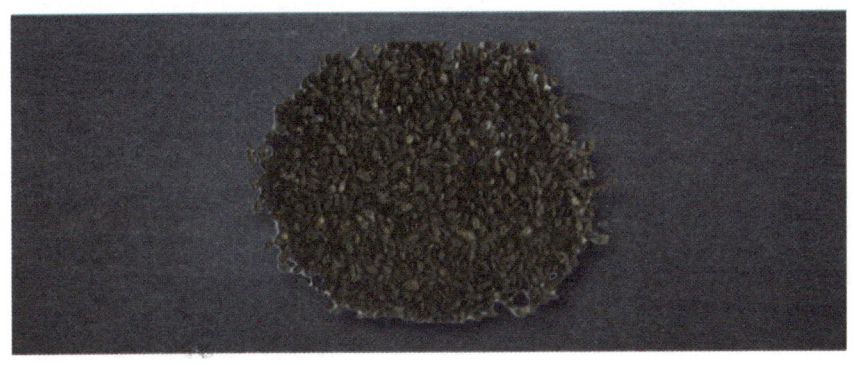

川木通

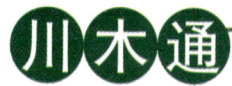

别名 油木通、淮木通、白木通。

来源 本品为毛茛科植物小木通 *Clematis armandii* Franch. 或绣球藤 *Clematis montana* Buch.-Ham. 的干燥藤茎。

生境分布 生长于林边及半阴处。小木通主产于四川、湖南。陕西、贵州、湖北等省也产。绣球藤主产于四川。陕西、湖北、甘肃等省也产。

饮片特征 本品呈类圆形或圆柱形厚片,切面边缘不整齐,残存皮部黄棕色,木部浅黄棕色或浅黄色,断面纤维状,有黄白色放射状纹理及裂隙,其间密布细孔状导管,髓部较小,类白色、黄绿色或黄棕色,偶有空腔。气微,味淡。

采收加工 春、秋二季采收,除去粗皮,晒干,或趁鲜切薄片,晒干。

性味归经 苦,寒。归心、小肠、膀胱经。

功效主治 利尿通淋,清心除烦,通经下乳。主治淋证,水肿,心烦尿赤,口舌生疮,经闭乳少,湿热痹痛。

用法用量 内服:煎汤,3～6克。

实用验方 ①妇人血气:木通浓煎三五盏,饮之即通。②心热尿赤、面赤唇干、咬牙口渴:用木通、生地黄、炙甘草等份,入竹叶七片,水煎服。

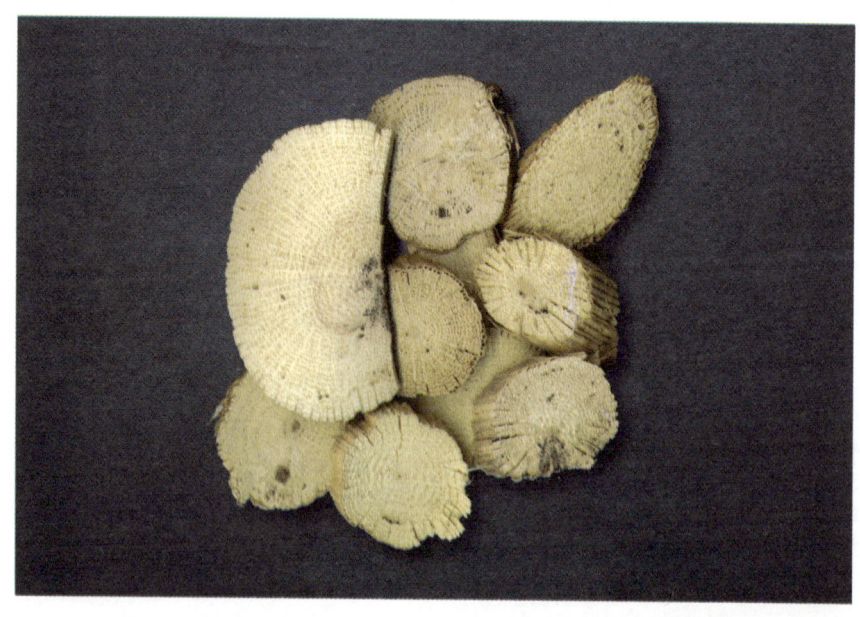

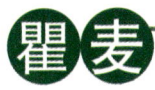 **瞿麦**　**别名**　大兰、大菊、巨句麦、麦句姜、竹节草。

来源　本品为石竹科植物瞿麦 *Dianthus superbus* L.或石竹 *Dianthus chinensis* L.的干燥地上部分。

生境分布　生长于山坡、田野、林下。分布全国，主产河北、四川、湖北、湖南、浙江、江苏。

饮片特征　本品呈不规则段。茎圆柱形，表面淡绿色或黄绿色，略有光泽，无毛，节明显，略膨大。切面中空。叶多皱缩，破碎，对生，黄绿色，展平后叶片长条披针形，叶尖稍反卷，基部短鞘状抱茎。花萼筒状，苞片4～6。蒴果长筒形，与宿萼等长。种子细小，多数。气微，味淡。

采收加工　夏、秋二季花果期采割，除去杂质，干燥。

性味归经　苦，寒。归心、小肠经。

功效主治　利尿通淋，活血通经。主治热淋，血淋，石淋，小便不通，淋沥涩痛，经闭瘀阻。

用法用量　内服：煎汤，9～15克。

实用验方　①尿血、小便赤涩、尿急尿痛：瞿麦、白茅根、小蓟各15克，赤芍、生地各12克，水煎服。②湿疹、阴痒：鲜瞿麦60克，捣汁外涂或煎汤外洗。③闭经、痛经：瞿麦、丹参各15克，赤芍、桃仁各8克，水煎服。④乳腺癌：瞿麦、茯苓、防己、薏苡仁、猫爪草、葶苈子各30克，白花蛇舌草30克，仙灵脾15克，白术、党参各12克，桂枝9克，川椒、甘草各6克，大枣10个，水煎服。⑤卵巢囊肿：瞿麦50克，加水1000毫升，开锅后文火煎20分钟，取汁当茶饮，连续用30～60日。

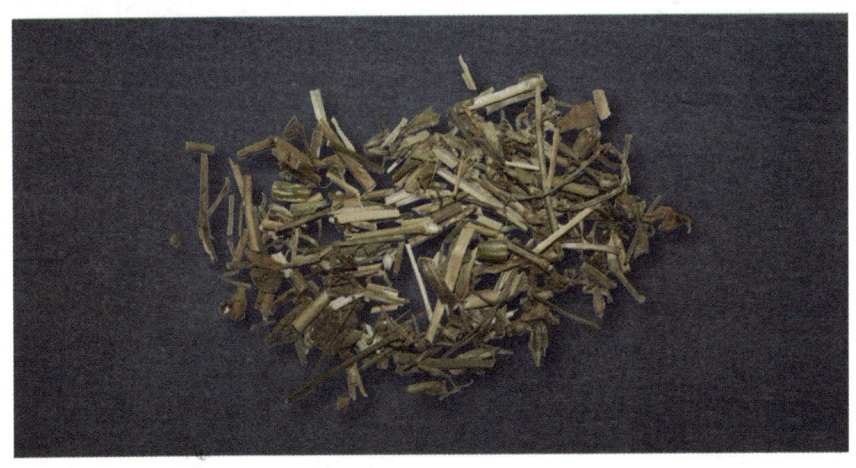

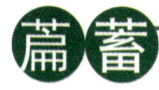 **萹蓄**

别名 萹竹、竹节草、地萹蓄、萹蓄蓼、大蓄片。

来源 本品为蓼科植物萹蓄Polygonum aviculare L.的干燥地上部分。

生境分布 生长于路旁、田野。全国各地均产。

饮片特征 本品呈不规则的段。茎呈圆柱形而略扁,有分枝,表面灰绿色或棕红色,有细密微突起的纵纹,节部稍膨大,有浅棕色膜质的托叶鞘,节间长短不一;质硬,易折断。切面髓部白色。叶互生,叶片多脱落或皱缩破碎,完整者展平后呈长椭圆形或披针形,全缘,灰绿色或棕绿色。有时可见具宿存花被的小瘦果,黑褐色,卵状三棱形。气微,味微苦。

采收加工 夏季叶茂盛时采收,除去根及杂质,晒干。

性味归经 苦,微寒。归膀胱经。

功效主治 利尿通淋,杀虫,止痒。主治热淋涩痛,小便短赤,虫积腹痛,皮肤湿疹,阴痒带下。

用法用量 内服:煎汤,9~15克。外用:适量,煎洗患处。

实用验方 ①牙痛:萹蓄50~100克,水煎2次,混合后分2次服,每日1剂。②热淋涩痛:萹蓄煎汤频饮。③热黄:萹蓄取汁顿服1升,多年者再服之。④肛门湿痒或痔疮初起:萹蓄100~150克,煎汤,趁热先熏后洗。⑤湿性脚癣:萹蓄、大黄各10克,蛇床子15克,水煎汤泡脚,每日1次,另外加用癣药水外涂患部,早、晚各1次。

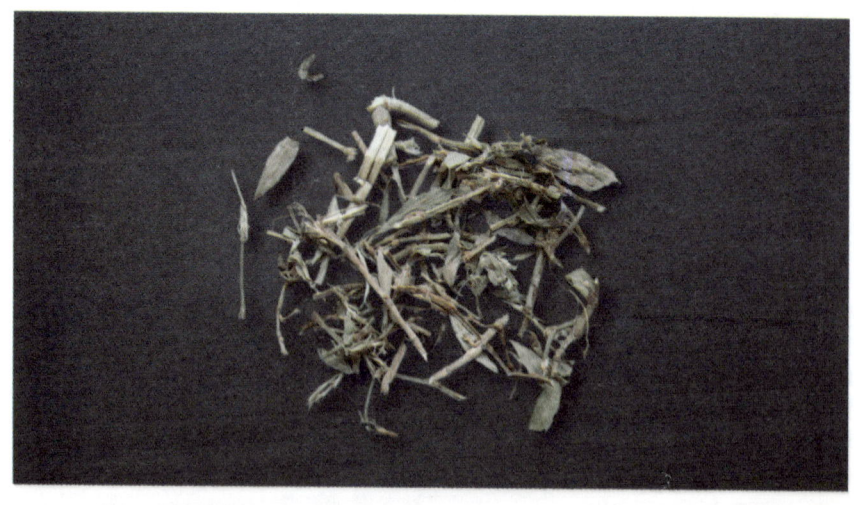

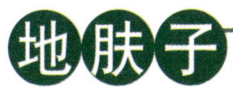 别名 扫帚子、竹帚子、扫帚子、帚菜子、铁帚把子。

来源 本品为藜科植物地肤 *Kochia scoparia* (L.) Schrad. 的干燥成熟果实。

生境分布 生长于山野荒地、田野、路旁或庭园栽培。主产江苏、山东、河南、河北。

饮片特征 本品呈扁球状五角星形,直径1～3mm。外被宿存花被,表面灰绿色、棕黄色或浅棕色,周围具膜质小翅5枚,背面中心有微突起的点状果梗痕及放射状脉纹5～10条;剥离花被,可见膜质果皮,半透明。种子扁卵形,长1mm,黑色。气微,味微苦。

采收加工 秋季果实成熟时采收植株,晒干,打下果实,除去杂质。

性味归经 辛、苦,寒。归肾、膀胱经。

功效主治 清热利湿,祛风止痒。主治小便涩痛,阴痒带下,风疹,湿疹,皮肤瘙痒。

用法用量 内服:煎汤,9～15克。外用:适量,煎汤熏洗。

实用验方 ①孕期尿路感染:地肤子12克,水煎服。②疝气:地肤子炒香,研末,每服3克,酒送服。③风疹瘙痒:地肤子、荆芥各15克,蝉蜕6克,生地黄20克,水煎服。④急性乳腺炎:地肤子50克,红糖适量,将地肤子水煎后加入红糖,趁热服下,取微汗,每日1剂。⑤老年瘙痒:地肤子、生栀子、红花、桃仁、荆芥、杏仁各10克,共研细末,每次取10克,用蜂蜜调成膏状敷脐,外用胶布固定,每日1次。

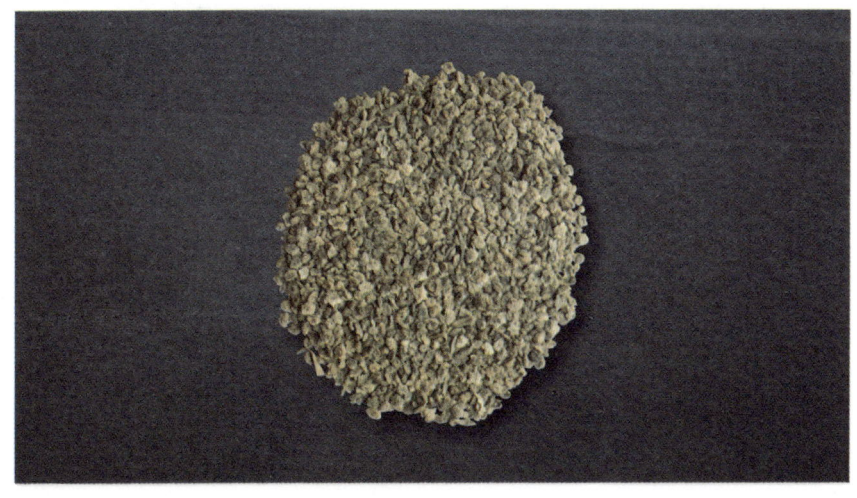

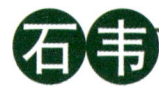

石韦

别名 石皮、石兰、石剑、七星剑、飞刀剑、金星草。

来源 本品为水龙骨科植物庐山石韦 Pyrrosia sheareri (Bak.) Ching、石韦 Pyrrosia lingua (Thunb.) Farwell 或有柄石韦 Pyrrosia petiolosa (Christ) Ching 的干燥叶。

生境分布 生长于山野的岩石上或树上。庐山石韦主产于江西、湖南、贵州、四川。石韦主产于长江以南各省。有柄石韦主产于黑龙江、吉林、辽宁、河北、山丹、浙江、江苏、江西、四川、湖北等省。

饮片特征 本品呈丝条状或段状。上表面黄绿色或灰褐色,下表面密生红棕色星状毛。茎叶并存,叶片尖大,背面有短毛,孢子囊群着生侧脉间或下表面布满孢子囊群。叶片草质,卷曲,全缘。叶片革质,质脆易折。气微,味微涩苦。

采收加工 全年均可采收,除去根茎及根,晒干或阴干。

性味归经 甘、苦,微寒。归肺、膀胱经。

功效主治 利尿通淋,清肺止咳,凉血止血。主治热淋,血淋,石淋,小便不通,淋沥涩痛,肺热喘咳,吐血,衄血,尿血,崩漏。

用法用量 内服:煎汤,6~12克。

实用验方 ①慢性支气管炎、支气管哮喘:石韦、鱼腥草各15克,黄芩、浙贝母各8克,水煎服。②血淋:石韦、当归、蒲黄、芍药各等份,上四味治下筛,酒服方寸匕,每日3次。③急性膀胱炎、尿路感染:石韦30克,车前草20克,滑石18克,甘草3克,水煎服。④气热咳嗽:石韦、槟榔等份为末,每服10克,姜汤送下。⑤急性结石发作,绞痛为主:石韦、台乌药各60克,白芍90克,甘草10克,水煎服,缓解后改用上方,一般1~2次可缓解。

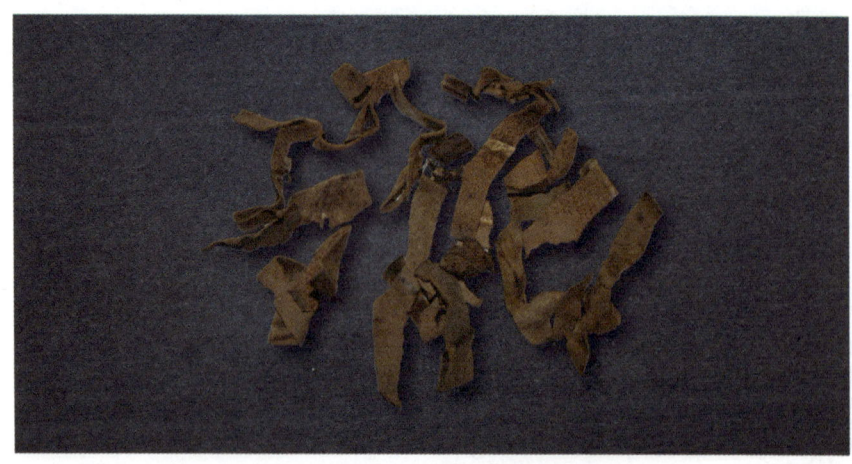

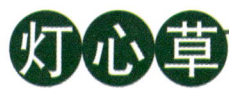 **别名** 赤须、灯心、灯草、碧玉草、虎须草。

来源 本品为灯心草科植物灯心草 *Juncus effusus* L.的干燥茎髓。

生境分布 生长于池旁、河边、稻田旁、水沟边、草地上或沼泽湿处。全国各地均产，主产于江苏、湖南、四川、云南、贵州等地。

饮片特征 本品呈细圆柱形的段或细长条状。表面棕黄色、棕褐色或黑色。体轻，似棉花，质松脆，易碎。气微，味微涩。

采收加工 夏末至秋季割取茎，晒干，取出茎髓，理直，扎成小把。

性味归经 甘、淡，微寒。归心、肺、小肠经。

功效主治 清心火，利小便。主治心烦失眠，尿少涩痛，口舌生疮。

用法用量 内服：煎汤，1～3克。

实用验方 ①水肿：灯心草200克，水煎服。②膀胱炎、尿道炎、肾炎水肿：鲜灯心草30～60克，鲜车前草60克，海金沙、薏苡仁各30克，水煎服。③小儿心烦夜啼：灯心草25克，煎2次，分2次服。④失眠：灯心草适量，煎水代茶喝。⑤伤口流血：灯心草嚼烂敷患处。⑥水肿：灯心草90克，水煎服。⑦喉痹：灯心草、红花各烧灰，酒送服5克。⑧湿热黄疸：灯草根200克，加酒、水各半，煮半日，露一夜，温服。⑨心热烦躁、失眠不寐、小儿夜啼：灯心草3克，淡竹叶9克，水煎服。⑩鼻血不止：用灯心草50克为末，加丹砂5克，每服10克，米汤送下。

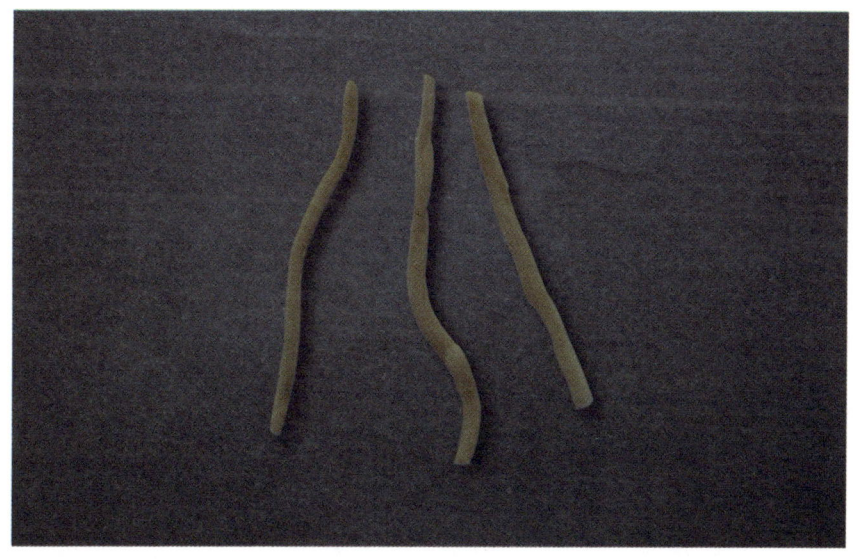

利水渗湿药·利湿退黄

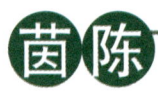

别名 臭蒿、绒蒿、茵陈蒿、婆婆蒿。

来源 本品为菊科植物滨蒿 *Artemisia scoparia* Waldst. et Kit. 或茵陈蒿 *Artemisia capillaris* Thunb. 的干燥地上部分。

生境分布 生长于路边或山坡。茵陈蒿主产于陕西、山西、安徽等省。滨蒿主产于东北地区及河北、山东等省。

饮片特征 多收缩卷曲成团状,灰白色或灰绿色,全体密被灰白色茸毛,绵软如绒。叶柔软,具柄,皱缩并卷曲;展平后叶片呈一至三回羽状分裂;小裂片卵形或稍呈倒披针形、条形,先端锐尖。气清香,味微苦。

采收加工 春季幼苗高6～10厘米时采收或秋季花蕾长成至花初开时采割,除去杂质和老茎,晒干。春季采收的习称"绵茵陈",秋季采割的称"花茵陈"。

性味归经 苦、辛,微寒。归脾、胃、肝、胆经。

功效主治 清湿热,退黄疸。主治黄疸尿少,湿温暑湿,湿疮瘙痒。

用法用量 内服:煎汤,6～15克。外用:适量,煎汤熏洗。

实用验方 ①发黄,脉沉细迟,肢体逆冷,腰以上自汗:茵陈100克,附子一个分作八片,干姜(炮)50克,甘草(炙)50克,上几味药为粗末。分作四贴,水煎服。②遍身风痒生疥疮:茵陈不计多少,煮浓汁洗之。③口腔溃疡:茵陈30克,煎汤内服或漱口。

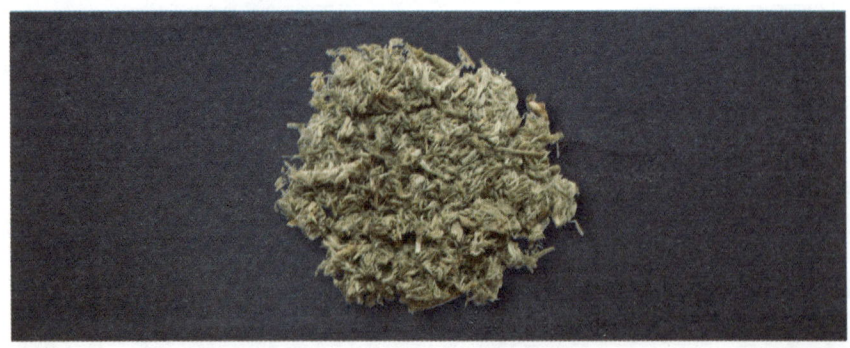

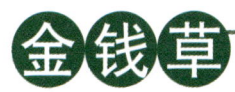 **金钱草** 别名 对座草、过路黄、对叶金钱草、大叶金钱草。

来源 本品为报春花科植物过路黄 *Lysimachia christinae* Hance 的干燥全草。

生境分布 生长于山坡路旁、沟边以及林缘阴湿处。主产于四川省,长江流域及山西、陕西、云南、贵州等省亦产。

饮片特征 本品为干燥皱缩的全草,横切为小段。茎棕色或暗棕红色,表面有纵纹及结节,扭曲,实心。叶对生,展平后呈宽卵形或心形,全缘,上表面灰绿色或棕褐色,下表面色较浅,主脉明显突出,用水浸后,对光透视可见黑色或褐色的条纹。有的叶腋具长梗的黄色花,质脆,易碎。气微,味淡。

采收加工 夏、秋二季采收,除去杂质,晒干。

性味归经 甘、咸,微寒。归肝、胆、肾、膀胱经。

功效主治 利湿退黄,利尿通淋,解毒消肿。主治湿热黄疸,胆胁胀痛,石淋,热淋,小便涩痛,痈肿疔疮,蛇虫咬伤。

用法用量 内服:煎汤,15~60克;鲜品加倍。

实用验方 ①利小便:金钱草、车前草、龙须草各25克,水煎服。②热淋:金钱草30克,黄芩、车前草各15克,甘草5克,水煎服,每日3次。③胆结石:金钱草、茵陈、海金砂各30克,郁金15克,枳壳、木香各12克,大黄10~15克(后下),栀子、芒硝各10克(冲服)。④泌尿系结石:金钱草120克,水煎服。⑤湿疹、稻田性皮炎、瘙痒:金钱草60克,煎汤外洗。

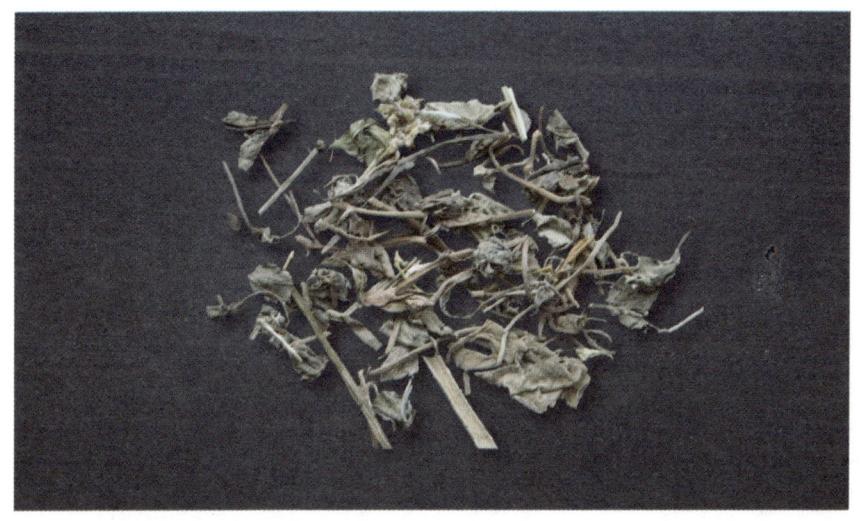

虎杖

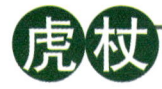

别名 苦杖、斑杖、酸杖、蛇总管、阴阳莲、紫金龙。

来源 本品为蓼科植物虎杖 *Polygonum cuspidatum* Sieb. et Zucc. 的干燥根茎及根。

生境分布 生长于疏松肥沃的土壤，喜温和湿润气候，耐寒、耐涝。我国大部分地区均产。

饮片特征 本品多为圆柱形短段或不规则块状厚片，长1~7cm，直径0.5~2.5cm。外皮棕褐色，有纵皱纹和须根痕，根茎有节，质坚硬，不易折断。切面皮部较薄，木部宽广，棕黄色或棕褐色，射线放射状（菊花心），皮部与木部较易分离。根茎髓中有隔或呈空洞状。气微，味微苦、涩。

采收加工 春、秋二季采挖，除去须根，洗净，趁鲜切短段或厚片，晒干。

性味归经 微苦，微寒。归肝、胆、肺经。

功效主治 利湿退黄，清热解毒，散瘀止痛，止咳化痰。主治湿热黄疸、淋浊，带下，风湿痹痛，痈肿疮毒，水火烫伤，经闭，癥瘕，跌扑损伤，肺热咳嗽。

用法用量 内服：煎汤，9~15克。外用：适量，制成煎液或油膏涂敷。

实用验方 ①痈肿疮毒：虎杖、野菊花、千里光各15克，水煎服。②淋证：虎杖、萹蓄、车前草各15克，水煎服。③妇女月经不利、行经腹痛：虎杖粉，每服3克。④烧烫伤：虎杖粉1000克，浸入78%乙醇5000毫升中1~2天，取浸液喷洒烧伤创面。⑤妇女月经不利、行经腹痛：虎杖30克，没药、凌霄花各10克，共捣为散，以热酒调下3克。

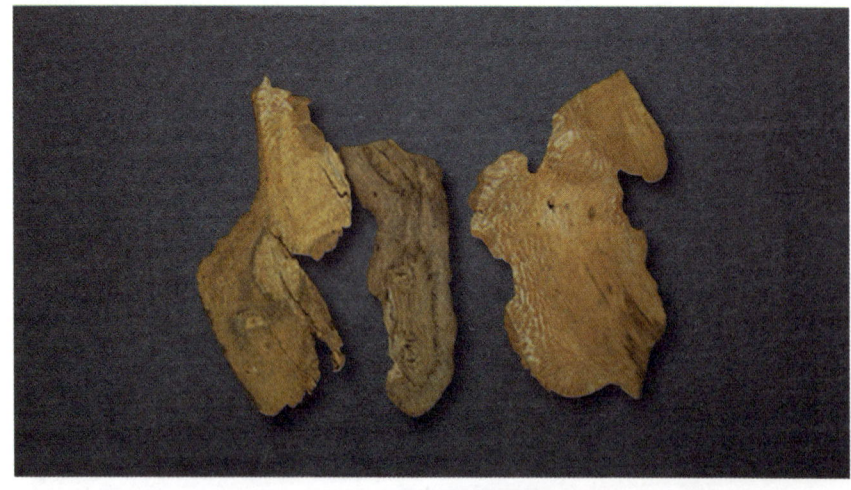

鸡骨草

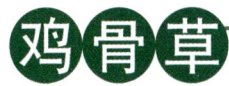

别名 大黄草、黄食草、细叶龙鳞草、红母鸡草。

来源 本品为豆科植物广州相思子 *Abrus cantoniensis* Hance 的干燥全株。

生境分布 生长于丘陵地或山间、路旁灌丛中，常栽培于村边。原产广西、广东等南部省区，以广西的栽培面积最大，是广西的道地药材。

饮片特征 本品根多呈圆锥形，上粗下细，有分枝，长短不一，直径0.5～1.5cm；表面灰棕色，粗糙，有细纵纹，支根极细，有的断落或留有残基；质硬。茎丛生，长50～100cm，直径约0.2cm；灰棕色至紫褐色，小枝纤细，疏被短柔毛。羽状复叶互生，小叶8～11对，多脱落，小叶矩圆形，长0.8～1.2cm；先端平截，有小突尖，下表面被伏毛。气微香，味微苦。

采收加工 全年均可采挖，除去泥沙，干燥。

性味归经 甘、微苦，凉。归肝、胃经。

功效主治 利湿退黄，清热解毒，疏肝止痛。主治湿热黄疸，胁肋不舒，胃脘胀痛，乳痈肿痛。

用法用量 内服：煎汤，15～30克。

实用验方 ①外感风热：鸡骨草60克，水煎服，每日2次。②丹毒：鸡骨草10克，白芍12克，丹皮9克，银柴胡、地骨皮各6克，水煎服。③小儿疳积：鸡骨草10克，独脚金6克，配猪肝少许煎服。④湿热黄疸：鸡骨草60克，水煎服，每日2次。⑤肝硬化腹水、胃痛、风湿骨痛：鸡骨草30～60克，水煎服，小儿用量酌减。

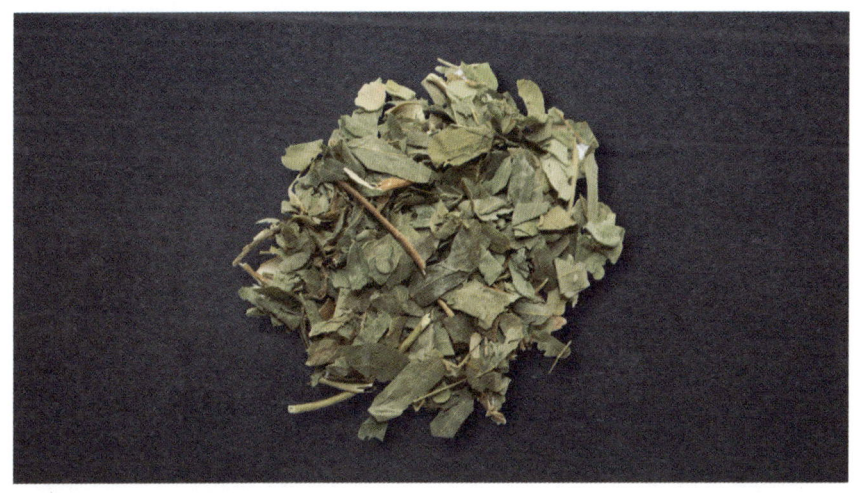

温里药

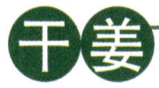

别名 白姜、均姜、干生姜。

来源 本品为姜科植物姜 *Zingiber officinale* Rosc. 的干燥根茎。

生境分布 生长于土层深厚、土质肥沃、有机质丰富、pH值6～7的微酸性地方、地势高燥、排灌方便,前茬地为粮田或大蒜田。我国大部分地区有栽培。主产四川、贵州。

饮片特征 呈不规则的厚片或扁平块状,具指状分枝,长3～7cm,厚1～2cm。表面灰黄色、浅灰棕色或浅黄棕色,粗糙,具纵皱纹和明显的环节。分枝处常有鳞叶残存,分枝顶端有茎痕或芽。气香、特异,味辛辣。

采收加工 冬季采挖,除去须根和泥沙,晒干或低温干燥。趁鲜切片晒干或低温干燥者称为"干姜片"。

性味归经 辛,热。归脾、胃、肾、心、肺经。

功效主治 温中散寒,回阳通脉,温肺化饮。主治脘腹冷痛,呕吐泄泻,肢冷脉微,寒饮喘咳。

用法用量 内服:煎汤,3～10克。

实用验方 ①中寒水泻:干姜(炮)研末,饮服10克。②崩漏、月经过多:炮姜10克,艾叶15克,红糖适量,水煎服。③脾寒疟疾:干姜、高良姜等量,研末,每次6克,水冲服。

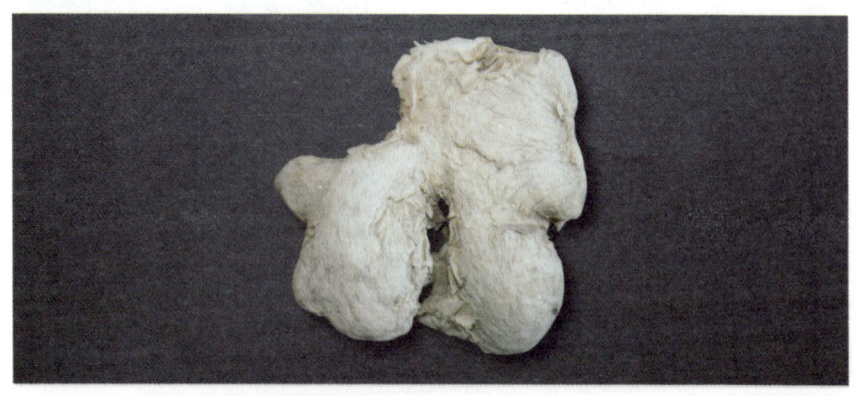

吴茱萸

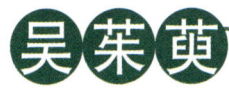

别名 茶辣、曲药子、食茱萸、伏辣子、臭泡子。

来源 本品为芸香科植物吴茱萸 *Euodia rutaecarpa*（Juss.）Benth.等的干燥近成熟果实。

生境分布 生长于温暖地带路旁、山地或疏林下。主产于长江流域以南各省区。多为栽培。

饮片特征 本品呈球形或略呈五角状扁球形，直径2～5mm。表面暗黄绿色至黑绿色，粗糙，有多数点状突起或凹下的油点。顶平，中间有凹窝和五角星状的裂隙，有时裂隙中央有突起的柱头残基。基部残留被有黄色茸毛的花萼和果梗。质硬而脆，易碎，富油性。横切面可见子房5室，每室有淡黄色种子1粒。气芳香浓郁，味辛辣而苦。

采收加工 8～11月果实尚未开裂时，剪下果枝，晒干或低温干燥，除去枝、叶、果梗等杂质。

性味归经 辛、苦，热；有小毒。归肝、脾、胃、肾经。

功效主治 散寒止痛，降逆止呕，助阳止泻。主治厥阴头痛，寒疝腹痛，寒湿脚气，经行腹痛，脘腹胀痛，呕吐吞酸，五更泄泻。

用法用量 内服：煎汤，2～5克。外用：适量。

实用验方 ①呕吐、吞酸：吴茱萸6克，黄连2克，水煎少量频服。②头痛（以下午及夜间剧烈）：吴茱萸16克，生姜31克，将吴茱萸研末，生姜捣烂，共炒热，喷白酒一口在药上，包足心涌泉。③腹泻：吴茱萸适量，研细粉，用白酒调成糊状，稍加热后敷于脐部，纱布包裹，胶布固定，每日更换1次。

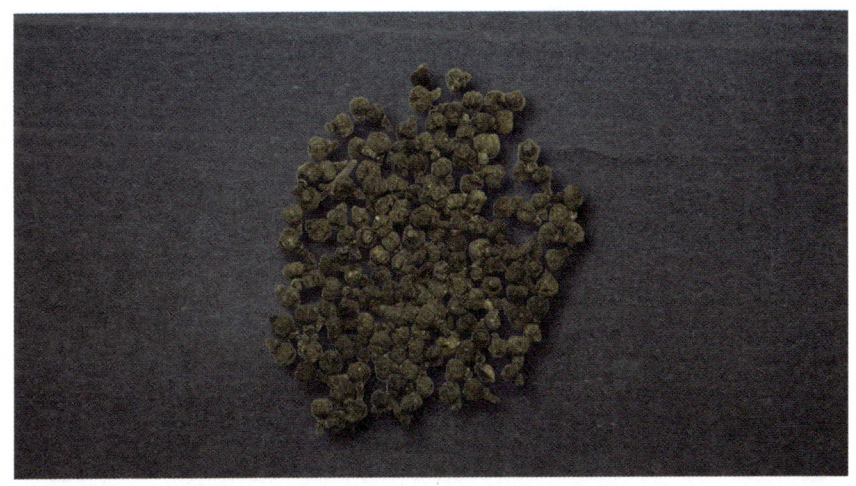

八角茴香

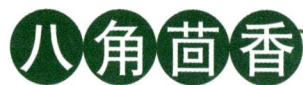

别名 八角、大茴香、八月珠、五香八角。

来源 本品为木兰科植物八角茴香 *Illicium verum* Hook.f.的干燥成熟果实。

生境分布 生长于阴湿、土壤疏松的山地。产于广东、广西等地。

饮片特征 本品为聚合果,多由8个蓇葖果聚集而成,放射状排列于中轴上。各瓣均向上开口或不开口,呈小艇形,外表面红棕色,有不规则皱纹,顶端呈鸟喙状,上侧多开裂;内表面淡棕色,平滑,有光泽;质硬而脆。果梗长3～4cm,连于果实基部中央,弯曲,常脱落。每个蓇葖果含种子1粒,扁卵圆形,长约6mm,红棕色或黄棕色,光亮,尖端有种脐;胚乳白色,富油性。气芳香,味辛、甜。

采收加工 秋、冬二季果实由绿变黄时采摘,置沸水中略烫后干燥或直接干燥。

性味归经 辛,温。归肝、肾、脾、胃经。

功效主治 温阳散寒,理气止痛。主治寒疝腹痛,肾虚腰痛,胃寒呕吐,脘腹冷痛。

用法用量 内服:煎汤,3～6克。

实用验方 ①腰重刺胀:八角茴香,炒,为末,饭前酒服10克。②小肠气坠:用八角茴香50克,花椒25克,炒研,每酒服5克。③大小便闭、鼓胀气促:八角茴香七个,大麻仁25克,为末,生葱白七根,同研煎汤,调五苓散末服之,每日1剂。④火牙痛:八角茴香烧灰,乌头10克,熬水一茶杯送下,立即止疼。

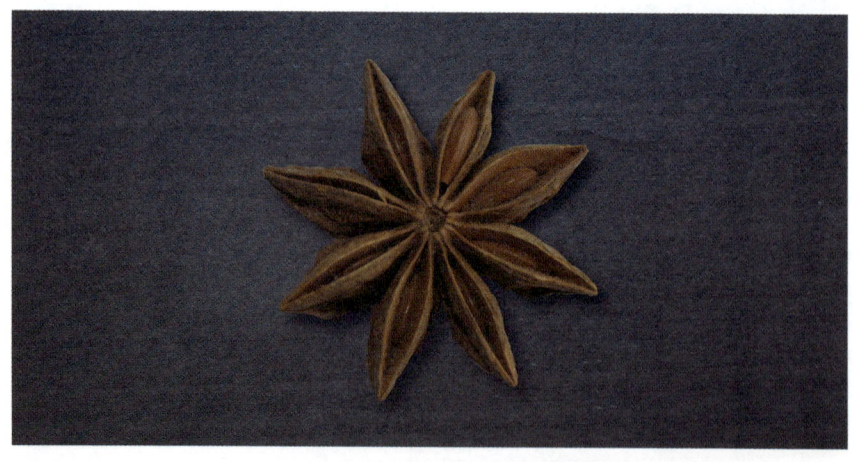

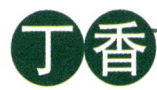 **别名** 丁子香、公丁香、支解香、雄丁香。

来源 本品为桃金娘科植物丁香 *Eugenia caryophyllata* Thunb. 的干燥花蕾。

生境分布 生长于路边、草坪或向阳坡地或与其他花木搭配栽植在林缘。药材主产于坦桑尼亚、马来西亚、印度尼西亚等地。我国海南省也有栽培。

饮片特征 本品略呈研棒状，长1～2cm。花冠近圆球形，直径0.3～0.5cm，花瓣4，复瓦状抱合，棕褐色或褐黄色，花瓣内为雄蕊和花柱，搓碎后可见众多黄色细粒状的花药。萼筒类圆柱状而略扁，有的稍弯曲，向下渐狭，微具棱，长0.7～1.4cm，直径0.3～0.6cm，红棕色或棕褐色，表面有颗粒状突起，用指甲刻划时有油渗出。上部有4枚三角状的萼片，十字状分开。质坚实，富油性。气芳香浓烈，味辛辣、有麻舌感。

采收加工 当花蕾由绿色转红时采摘，晒干。

性味归经 辛，温。归脾、胃、肺、肾经。

功效主治 温中降逆，补肾助阳。主治脾胃虚寒，呃逆呕吐，食少吐泻，心腹冷痛，肾虚阳痿。

用法用量 内服：煎汤，1～3克。

实用验方 ①胃寒呕吐：丁香、陈皮各5克，水煎热服。②牙疼：丁香10粒研末，牙疼时将药末纳入牙缝中。一般数秒即能止疼，牙疼严重者连续用2～3次。③呕逆膈气、反胃吐食：丁香、砂仁、胡椒、红豆各21粒，研末，姜汁糊丸，每服1丸，以大枣去核填药，面裹煨熟，去面服，每日3次。④唇疮：用丁香研末，棉裹含口中。⑤脚臭：麻黄根30克，丁香、黄柏、木香各15克，水煎，每日用以洗脚3～4次。

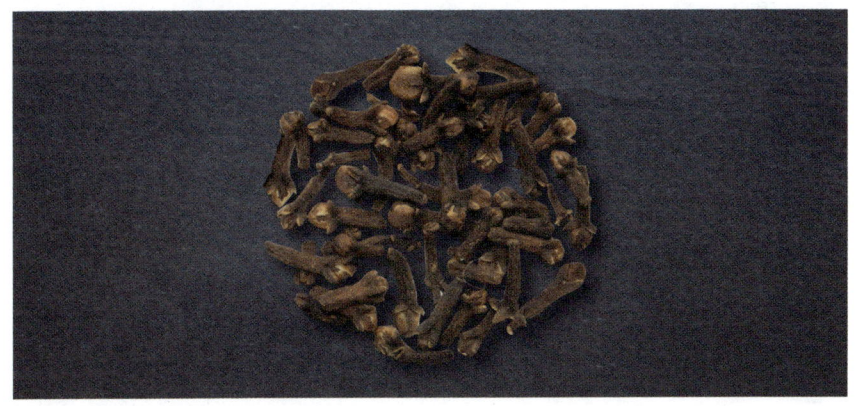

高良姜

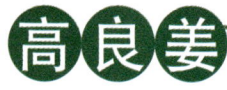

别名 良姜、小良姜、海良姜、膏良姜。

来源 本品为姜科植物高良姜 *Alpinia officinarum* Hance的干燥根茎。

生境分布 生于山坡、旷野的草地或灌丛中。分布于广东、海南、广西、云南等地。

饮片特征 本品呈类圆形或不规则形的薄片,多弯曲,有分枝。外表皮棕红色至暗棕色,有的可见环节和须根痕。切面灰棕色至红棕色,外周色较淡,具多数散在的筋脉小点,中心圆形,约占1/3。气香,味辛辣。

采收加工 夏末秋初采挖,除去须根及残留的鳞片,洗净,切段,晒干。

性味归经 辛,热。归脾、胃经。

功效主治 温胃止呕,散寒止痛。主治脘腹冷痛,胃寒呕吐,嗳气吞酸。

用法用量 内服:煎汤,3~6克。

实用验方 ①霍乱吐泻:高良姜(炙令焦香)250克,加酒一升,煮三、四沸,一次服完。②养脾温胃、去冷消痰、宽胸下气:高良姜、干姜各等份,炮过,研细,加面糊做成丸子,如梧子大。每服十五丸,饭后服,桔皮汤送下。妊妇忌服。③双目突然红痛:用小管吹高良姜末入鼻,使打喷嚏,红痛即消。④风牙痛肿:用高良姜二寸、全蝎(焙)一枚,共研为末,擦痛处,吐出涎水,以盐汤漱口。⑤各种牙痛:高良姜9克,荜茇10克,细辛4克,冰片3克,共研细末,过筛装瓶备用,牙痛时取药粉少许,塞入鼻孔内用力吸入。

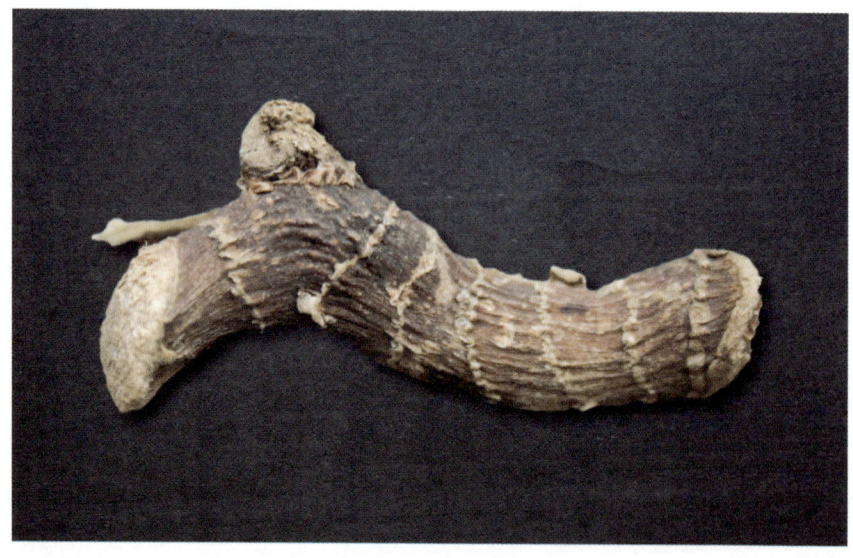

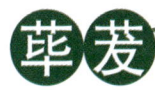 别名 椹圣、鼠尾、荜拨、蛤蒌、荜拨梨。

来源 本品为胡椒科植物荜茇 *Piper longum* L.的干燥近成熟或成熟果穗。

生境分布 进口荜茇产于印度尼西亚、菲律宾、越南等国。我国云南、海南岛等地有野生及栽培。

饮片特征 本品呈圆柱形，稍弯曲，由多数小浆果集合而成，小果部分陷入花序轴与之相接，长1.5～3.5cm，直径0.5～0.8cm，总果柄多已脱落。表面黑褐色或深棕色，有斜向排列整齐的小突起，基部有果穗梗残存或脱落。质硬而脆，易折断，断面不整齐，颗粒状。小浆果球形，直径约0.1cm。有特异香气，味辛辣。

采收加工 果穗由绿变黑时采收，除去杂质，晒干。

性味归经 辛，热。归胃、大肠经。

功效主治 温中散寒，下气止痛。主治脘腹冷痛，呕吐，泄泻，寒凝气滞，胸痹心痛，头痛，牙痛。

用法用量 内服：煎汤，1～3克。外用：适量，研末塞龋齿孔中。

实用验方 ①脾虚呕逆、心腹痛、面色青黑、腰胯冷疼：荜茇、胡椒、木香、干姜（炮）、桂枝（去粗皮）、附子（炮裂，去皮脐）、诃黎勒皮（烘）各15克，厚朴（去粗皮、生姜汁炙）45克，上捣罗为末，炼蜜和丸，如梧桐子大，每服15丸，空心粥饮下，每日3次。②牙痛：荜茇5克，高良姜3克，川椒25克，草乌、生川乌各0.5克，洋金花0.2克，上药置瓶中，加入75%酒精100毫升，浸泡一周后加入樟脑2克，密封备用。用时可将干棉球蘸取药液适量，抹齿周围、并咬住棉球，吐出口中唾液。

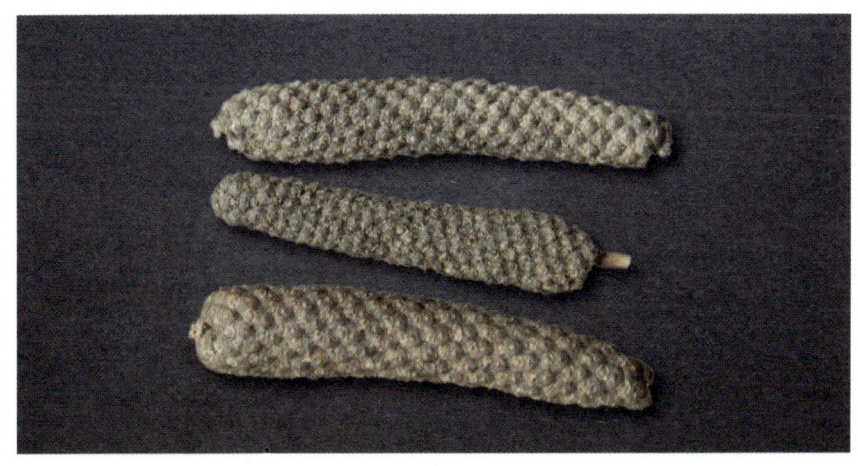

荜澄茄

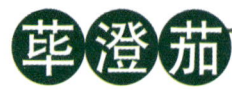

别名 毕茄、澄茄、山苍子、毕澄茄、毗陵茄子。

来源 本品为樟科植物山鸡椒 *Litsea cubeba* (Lour.) Pers. 的干燥成熟果实。

生境分布 生长于向阳丘陵和山地的灌丛或疏林中。主产广西临桂、全县、富钟，浙江温州、建德、临安，四川宜宾、通江、南江，以及广东、云南等地。多为野生。

饮片特征 本品呈类球形，直径4～6mm。表面棕褐色至黑褐色，有微细的网状皱纹。基部偶有宿萼及细果梗，顶端膨大呈盘状，为宿存花被。除去外皮可见硬脆的果核，黄棕色，富油性。气芳香，味稍辣而微苦。

采收加工 秋季果实成熟时采收，除去杂质，晒干。

性味归经 辛，温。归脾、胃、肾、膀胱经。

功效主治 温中散寒，行气止痛。主治胃寒呕逆，脘腹冷痛，寒疝腹痛，寒湿郁滞，小便浑浊。

用法用量 内服：煎汤，1～3克。

实用验方 ①中暑：荜澄茄果实5～10克，水煎服。②噎食不纳：荜澄茄、白豆蔻等份，为末，干舐。③脾胃虚弱、胸膈不快、不进饮食：荜澄茄不拘多少。为细末，姜汁打神曲末煮糊为丸，如桐子大。每饭七十丸，食后淡姜汤下。④伤寒呃噫日夜不定者：荜澄茄三分，高良姜三分，二物捣罗为散，每服10克，水六分，煎十余沸，入少许醋搅匀，和滓如茶，热呷。⑤支气管哮喘：荜澄茄果实、胡颓子叶、地黄根（野生地）各25克，水煎服。⑥无名肿毒：荜澄茄鲜果实适量，捣烂外敷。

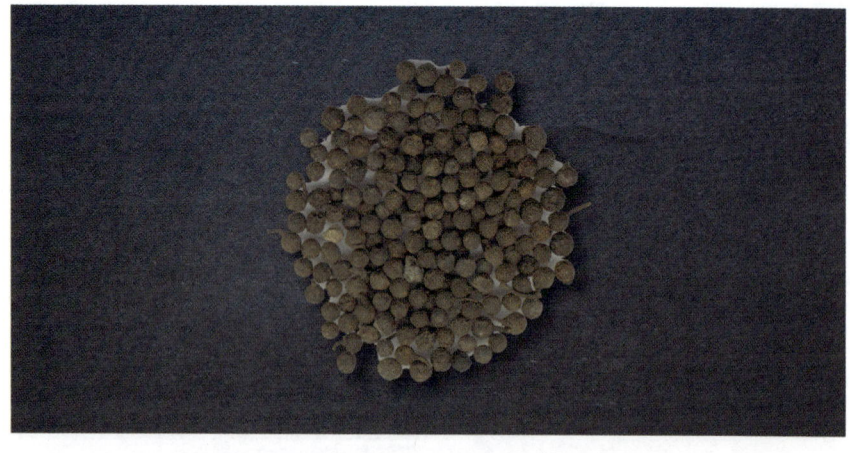

理气药

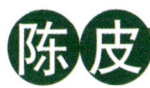 **别名** 红皮、橘皮、大红袍、橘子皮、广橘皮。

来源 本品为芸香科植物橘 *Citrus reticulata* Blanco 及其栽培变种的干燥成熟果皮。药材分为"陈皮"和"广陈皮"。

生境分布 生长于丘陵、低山地带、江河湖泊沿岸或平原。全国各产橘区均产。

饮片特征 本品呈不规则的条状或弧丝状,长4~8cm,宽2~3mm,厚1~1.5mm。切面类白色或淡黄白色,外表面橙红色或红棕色,久贮色较深,有细皱纹和凹下的点状油室。内表面浅黄白色,粗糙,附黄白色或黄棕色筋络状维管束。质稍硬而脆。气香,味辛、苦。

采收加工 采摘成熟果实,剥取果皮,晒干或低温干燥。

性味归经 苦、辛,温。归肺、脾经。

功效主治 理气健脾,燥湿化痰。主治胸脘胀满,食少吐泻,咳嗽痰多。

用法用量 内服:煎汤,3~10克。

实用验方 ①霍乱呕吐:陈皮15克,藿香10克,因寒者,配干姜、砂仁各5克;因热者,配黄连、滑石、黄芩各5克,水煎服。②中老年消化不良:陈皮、槟榔各20克,丁香、砂仁、豆蔻各10克,食盐100克。将诸药洗净,与食盐一起放入锅中,加清水适量,武火煮沸后,转文火慢煮,煮至药液干后,停火候冷,将槟榔取出,用刀剁为黄豆大小的碎块备用,每次饭后含服少许。

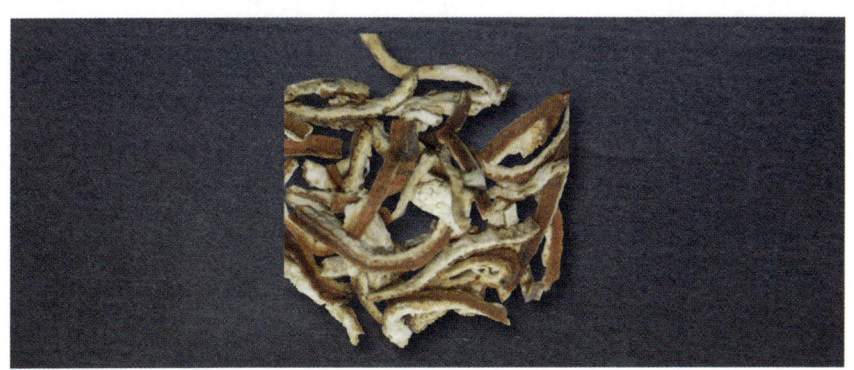

化橘红

别名 化皮、柚皮、橘红、化州橘红。

来源 本品为芸香科植物化州柚 *Citrus granndis* 'Tomentosa' 或柚 *Citrus grandis*（L.）Osbeck 的未成熟或近成熟的干燥外层果皮。前者习称"毛橘红"，后者习称"光七爪"、"光五爪"。

生境分布 生长于丘陵地带。主产广东、广西、四川、湖南、湖北、浙江。

饮片特征 呈对折的七角或展平的五角星状，单片呈柳叶形，完整者展平后直径15～28cm，厚0.2～0.5cm。外表面黄绿色，被茸毛，有皱纹及小油室；内表面黄白色或淡黄棕色，有脉络纹。质脆，易折断，断面不整齐，外缘有1列不整齐的下凹的油室，内侧稍柔而有弹性。气芳香，味苦、微辛。柚外表面黄绿色至黄棕色，无毛。

采收加工 夏季果实未成熟时采收，置沸水中略烫后，将果皮割成5或7瓣，除去果瓤及部分中果皮，压制成形，干燥。

性味归经 辛、苦，温。归肺、脾经。

功效主治 理气宽中，燥湿化痰。主治咳嗽痰多，食积伤酒，呕恶痞闷。

用法用量 内服：煎汤，3～6克。

实用验方 ①风寒咳嗽：橘红60克，生姜30克，蜂蜜250克，先将橘红、生姜二味用水煎煮，15分钟取煎液1次，加水再煎，共取煎液3次，合并煎液，以小火煎熬浓缩，至稠粘时，兑入蜂蜜，至沸停火，装瓶备用，每日3次，每次3汤匙。②乙肝：生品化橘红，焙干或阴干后存放，若发霉、焦糊者一概不用。每日取适量煮水喝，可完全代替饮用水。饮后半月，以频繁矢气为佳兆。③痰喘：化橘红、半夏各15克，川贝9克，共研细末，每服6克，温开水送下。

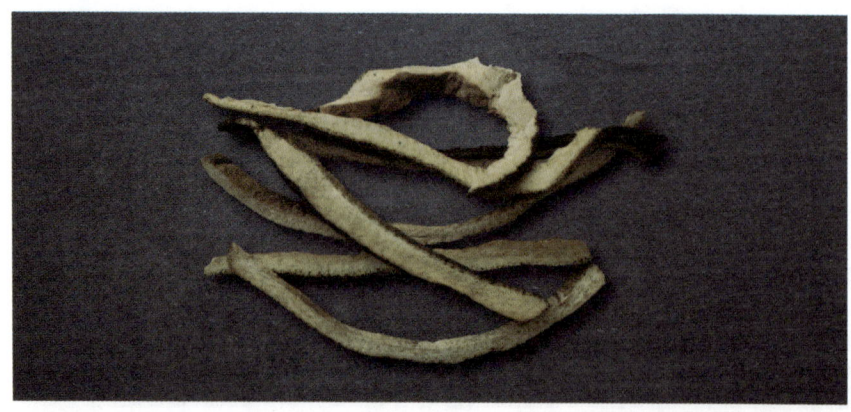

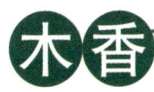 **别名** 蜜香、五木香、青木香、南木香、广木香、川木香。

来源 本品为菊科植物木香 *Aucklandia lappa* Decne. 的干燥根。

生境分布 生长于高山草地和灌丛中。云木香生产于我国云南丽江地区；川木香主产于四川安县、阿坝藏族自治州、凉山彝族自治州；广木香过去曾由印度、缅甸等地经广州进口，故称"广木香"。

饮片特征 本品呈类圆形或不规则的厚片。外表皮黄棕色至灰褐色，有明显的皱纹、纵沟及侧根痕。质坚，不易折断。切面棕黄色至暗褐色，中部有明显菊花心状的放射纹理，形成层环棕色，褐色油点（油室）散在。气香特异，味微苦。

采收加工 秋、冬二季采挖，除去泥沙及须根，切段，大的再纵剖成瓣，干燥后撞去粗皮。

性味归经 辛、苦，温。归脾、胃、大肠、三焦、胆经。

功效主治 行气止痛，健脾消食。主治胸胁、脘腹胀痛，泻痢后重，食积不消，不思饮食。煨木香实肠止泻。

用法用量 内服：煎汤，3~6克。

实用验方 ①一切气不和、走注痛：木香适量，温水磨浓，热酒调下。②肝炎：木香研末，每日9~18克，分3~4次服用。③痢疾腹痛：木香6克，黄连12克，水煎服。④预防脚气冲心症：木香、干姜、陈酒各4克，李子2克，加水400毫升，煎至半量，此煮汁为1日服饮量，分3次服。⑤糖尿病血瘀证：木香10克，川芎、当归各15克，黄芪、葛根、山药、丹参、益母草各30克，苍术、赤芍各12克，水煎服。⑥便秘：广木香、厚朴、番泻叶各10克，用开水冲泡，当茶饮。

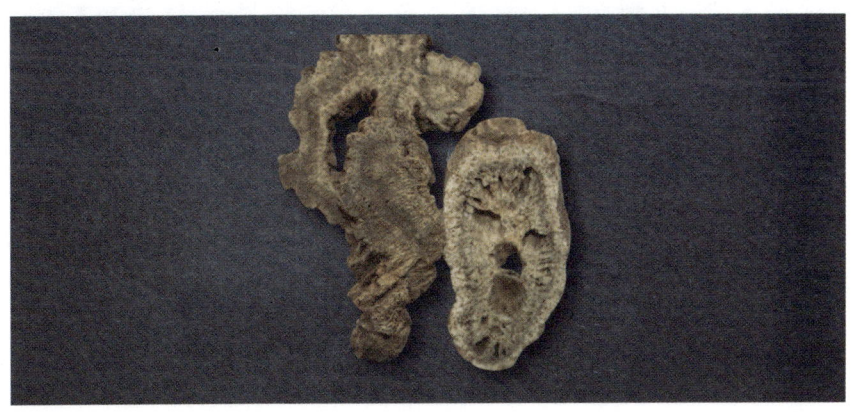

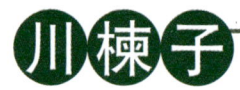 **川楝子** 别名 楝实、金铃子、川楝实。

来源 本品为楝科植物川楝 *Melia toosendan* Sieb.et Zucc.的干燥成熟果实。

生境分布 生长于丘陵、田边,有栽培。主产四川、云南。

饮片特征 本品呈类球形,直径2~3.2cm。表面金黄色至棕黄色,微有光泽,有干缩皱纹,具深棕色小点。顶端有花柱残痕,基部凹陷,有果梗痕。外果皮厚,革质,与果肉间常成空隙,果肉松软,淡黄色,遇水润湿显黏性。果核球形或卵圆形,质坚硬,两端平截,有6~8条纵棱,内分6~8室,每室含黑棕色长圆形的种子1粒。气特异,味酸、苦。

采收加工 冬季果实成熟时采收,除去杂质,干燥。

性味归经 苦,寒;有小毒。归肝、小肠、膀胱经。

功效主治 疏肝泄热,行气止痛,杀虫。主治肝郁化火,胸胁、脘腹胀痛,疝气疼痛,虫积腹痛。

用法用量 内服:煎汤,5~10克。

实用验方 ①脏毒下血:苦楝子炒令黄,为末,蜜丸,米饮下十丸至二十丸。②肾消膏淋、病在下焦:苦楝子、茴香各等份,共为末,每温酒服5克。③小儿五疳:川楝子肉、川芎各等份,为末,猪胆汁丸,米饮下。④耳有恶疮:楝子,捣,以绵裹塞耳内。⑤慢性胃炎:川楝子、枳实、木香、尖白芍、柴胡、玄胡索各10克,红藤15克,甘草5克,水煎2次,每日1剂,早、晚分服。⑥头癣:川楝子30克,研成粉,与70克凡士林(或熟猪油)混匀,每日擦患处,早、晚各1次。搽药前,应用食盐水将患处洗净,有脓或痂者应清除。

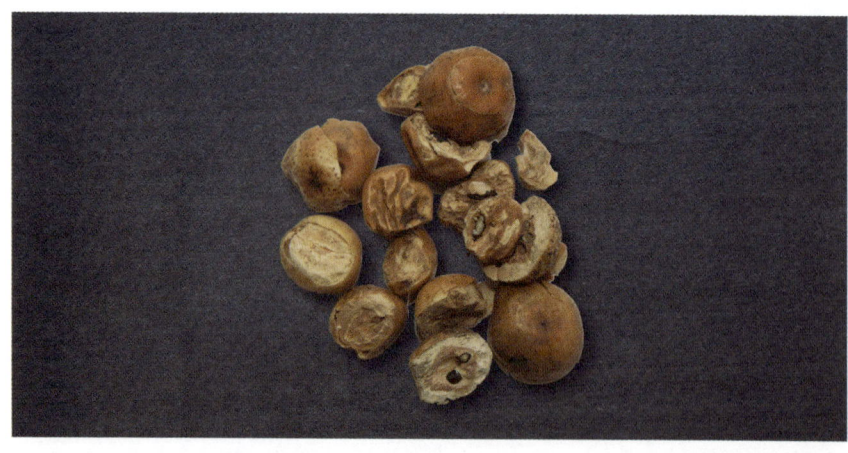

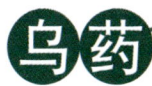 **乌药** 别名 旁其、矮樟根、土木香、天台乌药。

来源 本品为樟科植物乌药 *Lindera aggregata* (Sims) Kosterm. 的干燥块根。

生境分布 生长于向阳山谷、坡地或疏林灌丛中。主产于浙江金华地区，湖南邵东、涟源、邵阳等地，此外湖北、安徽、广东、四川、云南等地也产，其中以浙江天台所产量大质优。多为野生。

饮片特征 本品呈纺锤状，略弯曲，有的中部收缩成连珠状，大小不等。外表皮黄棕色或黄褐色，有纵皱纹及稀疏的细根痕。质坚硬。切片多呈类圆形片状，切面黄白色或淡黄棕色，射线放射状，可见年轮环纹，中心颜色较深。质脆。气香，味微苦、辛，有清凉感。

采收加工 全年均可采挖，除去细根，洗净，趁鲜切片，晒干，或直接晒干。

性味归经 辛，温。归肺、脾、肾、膀胱经。

功效主治 行气止痛，温肾散寒。主治寒凝气滞，胸腹胀痛，气逆喘急，膀胱虚冷，遗尿尿频，疝气疼痛，经寒腹痛。

用法用量 内服：煎汤，6～10克。

实用验方 ①产后腹痛：天台乌药、杜当归等份，为末，豆淋酒调下。②心腹气痛：乌药，水磨浓汁一盏，入橘皮一片，苏叶一片，水煎服。③产后逆气、食滞胀痛：乌药、泽泻、香附各10克，藿香、陈皮、枳壳各5克，木香、厚朴各5克，水煎服。④胀满痞塞、七情忧思所致：天台乌药、半夏、香附、砂仁、沉香、橘红各等份，为末，每服10克，灯心汤调。⑤胎前产后血气不和、腹胀痛：乌药、香附、当归、川芎（俱酒炒）各15克，水煎服。

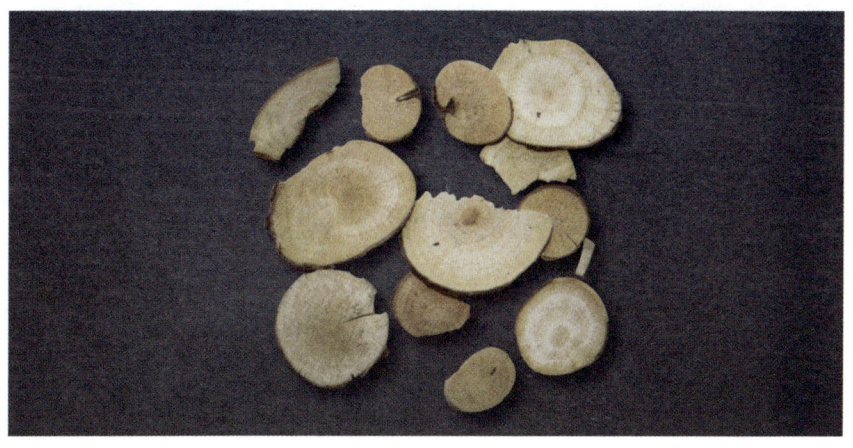

荔枝核

别名 荔核、枝核、荔仁、大荔核。

来源 本品为无患子科植物荔枝 *Litchi chinensis* Sonn. 的干燥成熟种子。

生境分布 多栽培于果园。主产于广东番禺、增城、东莞、中山、新兴、新会,广西隆安、武鸣、邕宁、崇左,以及福建、台湾、四川等地。野生与栽培均有。

饮片特征 本品呈长圆形或卵圆形,略扁,有白色种脐。表面棕红色、紫棕色或紫褐色,平滑,有光泽,略有凹陷及细波纹。质硬。子叶2,灰黄色。气微,味微甘、苦、涩。

采收加工 夏季采摘成熟果实,除去果皮及肉质假种皮,洗净,晒干。

性味归经 甘、微苦,温。归肝、肾经。

功效主治 行气散结,祛寒止痛。主治寒疝腹痛,睾丸肿痛。

用法用量 内服:煎汤,5~10克。

实用验方 ①心腹胃脘久痛(屡触屡发者):荔枝核5克,木香八分,为末,每服5克,清汤调服。②血气刺痛:荔枝核(烧存性)25克,香附子50克,上为末。每服10克,盐酒送下。③肾大如斗:荔枝核、舶上茴香、青皮(全者)等份,锉散,炒,出火毒,为末。酒下10克,每日3次。④疝心痛及小肠气:荔枝核一枚,煅存性,酒调服。⑤气水肿:荔枝核四十九个,陈皮(连白)45克,硫黄20克,为末,盐水打面湖丸绿豆大。遇痛时,空心酒服九丸,良久再服。

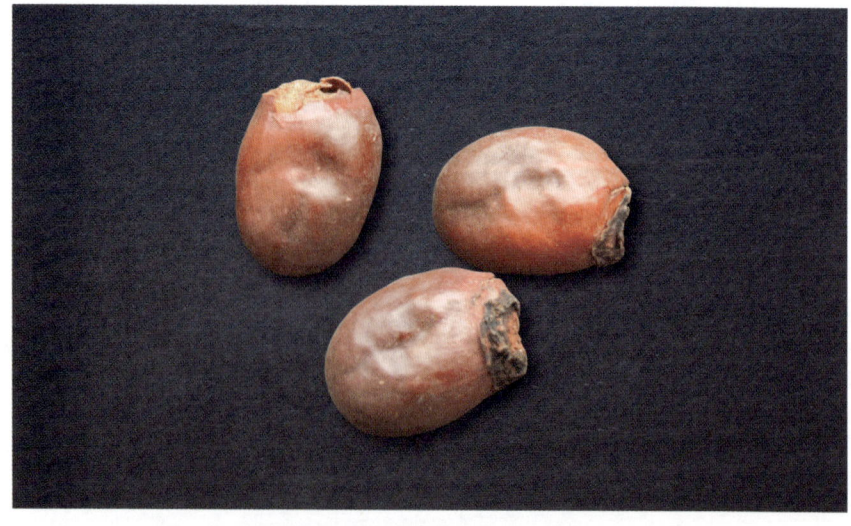

佛手

别名 手柑、香橼、五指柑。

来源 本品为芸香科植物佛手 *Citrus medica* L. var. sarcodactylis Swingle 的干燥果实。

生境分布 生长于果园或庭院中。主产广东、四川及福建;次产广西、云南、浙江及江西。

饮片特征 本品为椭圆形或卵圆形的薄片,常皱缩或卷曲。顶端稍宽,常有3~5个手指状的裂瓣,基部略窄,有的可见果梗痕。外皮黄绿色或橙黄色,有皱纹和油点。果肉浅黄白色,质地柔软而韧,有不规则的纹理及星点。气香,味微甜后苦。

采收加工 秋季果实尚未变黄或变黄时采收,纵切成薄片,晒干或低温干燥。

性味归经 辛、苦、酸,温。归肝、脾、胃、肺经。

功效主治 疏肝理气,和胃止痛,燥湿化痰。主治肝胃气滞,胸胁胀痛,胃脘痞满,食少呕吐,咳嗽痰多。

用法用量 内服:煎汤,3~10克。

实用验方 ①白带过多:佛手20克,猪小肠适量,共炖,食肉饮汤。②老年胃弱、消化不良:佛手30克,粳米100克,共煮粥,早、晚分食。③恶心呕吐:佛手15克,生姜3克,陈皮9克,水煎服。④哮喘:佛手15克,姜皮3克,藿香9克,水煎服。⑤肝郁气滞、胸胁胀痛、饮食减少:佛手10克,玫瑰花5克,沸水浸泡饮。⑥肝气郁结、胃腹疼痛:佛手10克,川楝子6克,青皮9克,水煎服。⑦慢性胃炎、胃腹寒痛:佛手30克,洗净,清水润透,切片成丁,放瓶中,加低度优质白酒500毫升,密闭,泡10日后饮用,每次15毫升。

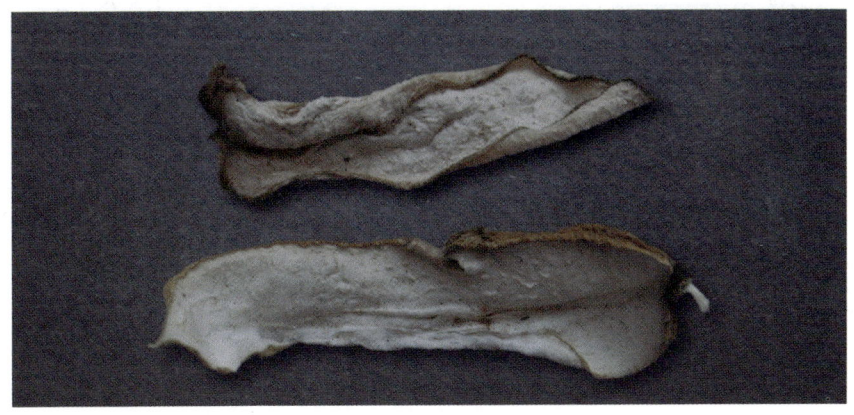

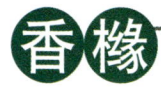 **别名** 枸橼、香圆、钩缘子、香泡树、香橼柑。

来源 本品为芸香科植物枸橼 *Citrus medica* L. 或香圆 *Citrus wilsonii* Tanaka 的干燥成熟果实。

生境分布 生长于沙壤土，要求比较湿润的环境。长江流域及其以南地区均有分布。广东、广西栽培较多。

饮片特征 多切成片状，圆形或长圆形，直径4～10cm，厚0.2～0.5cm。横切面边缘呈波状，外果皮黄色或黄绿色，周边绿色，散有不规则凹入的油点。中果皮厚1～3cm，黄白色，较粗糙，有不规则的网状突起（维管束）。瓤囊10～17室。纵切片中心柱较粗壮。质柔韧。气清香，味微甜而苦辛。

采收加工 秋季果实成熟时采收，趁鲜切片，晒干或低温干燥。香圆亦可整个或对剖两半后，晒干或低温干燥。

性味归经 辛、苦、酸、温。归肝、脾、肺经。

功效主治 疏肝理气，宽中，化痰。主治肝胃气滞，胸胁胀痛，脘腹痞满，呕吐噫气，痰多咳嗽。

用法用量 内服：煎汤，3～10克。

实用验方 ①化痰、行气、止咳、平喘：鲜香橼50克，切碎放在有盖的碗中，加入等量的麦芽糖，隔水蒸数小时，以香橼稀烂为度，每服1匙，早、晚各1次。②咳嗽：香橼（去核）薄切作细片，以时酒同入砂瓶内，煮令熟烂，自昏至五更为度，用蜜拌匀。当睡中唤起，用匙挑服。③肝痛、胃气痛：鲜香橼12～15克（干品6克），开水冲泡代茶饮。④痰饮咳嗽、胸膈不利：香橼、法半夏各10克，茯苓15克，生姜3片，水煎服，每日2～3次。⑤肝胃不和、脘胁胀痛、呕吐噫气、食少：香橼、香附、陈皮各10克，水煎服，每日2～3次。

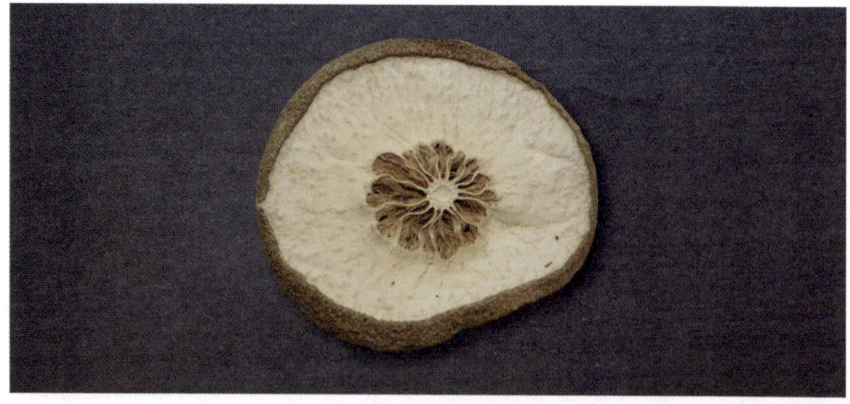

玫瑰花

别名　湖花、徘徊花、刺玫瑰、笔头花。

来源　本品为蔷薇科植物玫瑰 *Rosa rugosa* Thunb. 的干燥花蕾。

生境分布　均为栽培。全国各地均产，主产于江苏无锡、江阴、苏州、吴县，浙江吴庆长兴，山东东平等地。

饮片特征　本品略呈半球形或不规则团状，直径0.7~1.5cm。花托半球形，与花萼基部合生；萼片5，披针形，黄绿色或棕绿色，被有细柔毛；花瓣多皱缩，展平后宽卵形，呈覆瓦状排列，紫红色或黄棕色；雄蕊多数，黄褐色。花柱多数，柱头在花托口集成头状，略突出，短于雄蕊。体轻，质脆。气芳香浓郁，味微苦涩。

采收加工　春末夏初花将开放时分批采摘，及时低温干燥。

性味归经　甘、微苦，温。归肝、脾经。

功效主治　行气解郁，和血，止痛。主治肝胃气痛，食少呕恶，月经不调，跌扑伤痛。

用法用量　内服：煎汤，3~6克。

实用验方　①乳痈：玫瑰花7朵，母丁香7粒，加黄酒适量水煎服。②肝胃气病：玫瑰花研细，开水冲服，每服1.5克。③肝气胃病：干玫瑰花适量，冲汤代茶饮。④月经不调：玫瑰花根6~9克，水煎后冲入黄酒及红糖，早、晚各服1次。⑤跌打损伤、吐血：玫瑰花根15克，用黄酒或水煎，每日2次。⑥肝风头痛：玫瑰花5朵，蚕豆花12克，开水冲泡代茶饮。⑦新久风痹（急、慢性风湿痛）：玫瑰花9克，当归、红花各6克，水煎去渣，热黄酒冲服。⑧痹证经络不通、疼痛或肿痛：玫瑰花9克，全当归6克，红花3克，加水煎汤取汁，用白酒少量兑服。⑨月经过多：玫瑰花根、鸡冠花各9克，水煎去渣，加红糖服。⑩赤白痢疾：玫瑰花去蒂，焙燥研细末，黄酒送服，每服1.5克，每日2~3次。

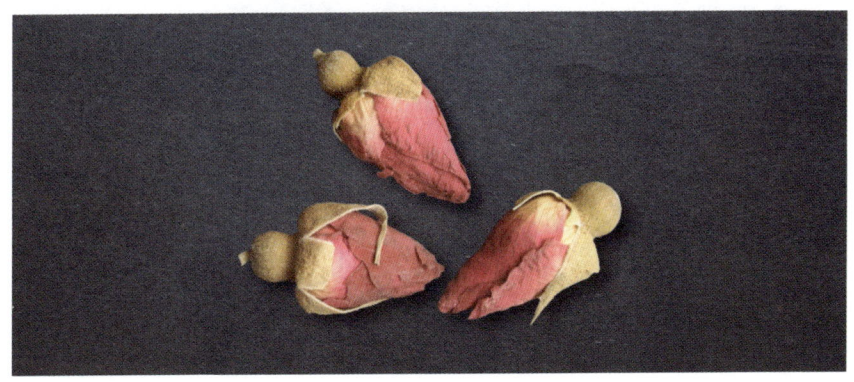

娑罗子

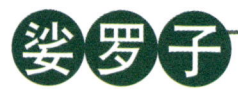

别名 开心果、苏罗子、棱椤子、索罗果。

来源 本品为七叶树科植物七叶树 *Aesculus chinensis* Bge.、浙江七叶树 *Aesculus chinensis* Bge. var. chekiangensis (Hu et Fang) Fang 或天师栗 *Aesculus wilsonii* Rehd. 的干燥成熟种子。

生境分布 生长于低海拔的丛林中，多栽培，少有野生。主产陕西汉中、安康，河南西峡、嵩县，浙江杭州，江苏宜兴、靖江、溧阳等地，四川、湖北、贵州等地也产。

饮片特征 本品呈扁球形或类球形，似板栗，直径1.5～4cm。表面棕色或棕褐色，多皱缩，凹凸不平，略具光泽；种脐色较浅，近圆形，约占种子面积的1/4至1/2；其一侧有1条突起的种脊，有的不甚明显。种皮硬而脆，子叶2，肥厚，坚硬，形似栗仁，黄白色或淡棕色，粉性。气微，味先苦后甜。

采收加工 秋季果实成熟时采收，除去果皮，晒干或低温干燥。

性味归经 甘，温。归肝、胃经。

功效主治 疏肝理气，和胃止痛。主治肝胃气滞，胸腹胀闷，胃脘疼痛。

用法用量 内服：煎汤，3～9克。

实用验方 ①九种心痛：娑罗干烧灰，冲酒服。②胃痛：娑罗子一枚去壳，捣碎煎服，能令虫从大便出，每日3次。

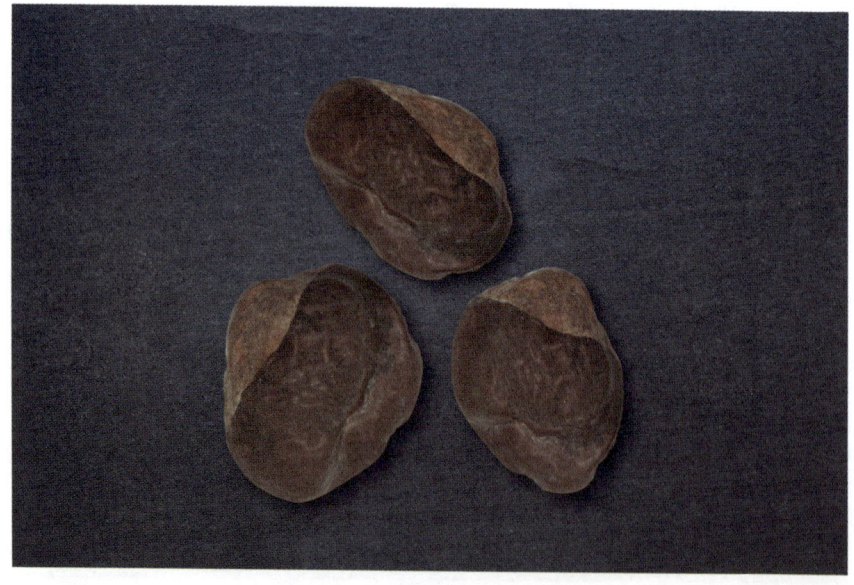

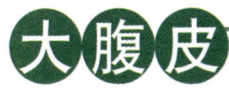 **别名** 槟榔皮、槟榔壳、大腹毛、大腹绒。

来源 本品为棕榈科植物槟榔 *Areca catechu* L. 的干燥果皮。

生境分布 生长于无低温地区和潮湿疏松肥沃的土壤、高环山梯田。主产于海南屯昌、安定、陵水、崖县、琼东、东会、万宁、登迈、保亭、琼中，云南元江、河口、金平以及福建、台湾等地。均为栽培。

饮片特征 本品呈不规则的小段，呈纤维性，黄白色或黄棕色，有时带有外果皮和内果皮碎片。外果皮深棕色至近黑色，具不规则的纵皱纹及隆起的横纹。内果皮凹陷，褐色或深棕色，表面光滑呈硬壳状。体轻，质柔韧。气微，味微涩。

采收加工 冬季至次春采收未成熟的果实，煮后干燥，纵剖两瓣，剥取果皮，习称"大腹皮"；春末至秋初采收成熟果实，煮后干燥，剥取果皮，打松，晒干，习称"大腹毛"。

性味归经 辛，微温。归脾、胃、大肠、小肠经。

功效主治 行气宽中，行水消肿。主治湿阻气滞，脘腹胀闷，大便不爽，水肿胀满，脚气浮肿，小便不利。

用法用量 内服：煎汤，5~10克。

实用验方 ①漏疮恶秽：大腹皮煎汤洗之。②男子妇人脾气停滞、风湿客搏、脾经受湿、气不流行，致头面虚浮、四肢肿满、心腹膨胀、上气喘急、腹胁如鼓、绕脐胀闷、有妨饮食、上攻下疰、来去不定、举动喘乏：大腹皮、五加皮、生姜皮、地骨皮、茯苓皮各等份，上为粗末，每服15克，水一盏半，煎至八分，去滓，稍热服之，不拘时候。切忌生冷油腻坚硬等物。

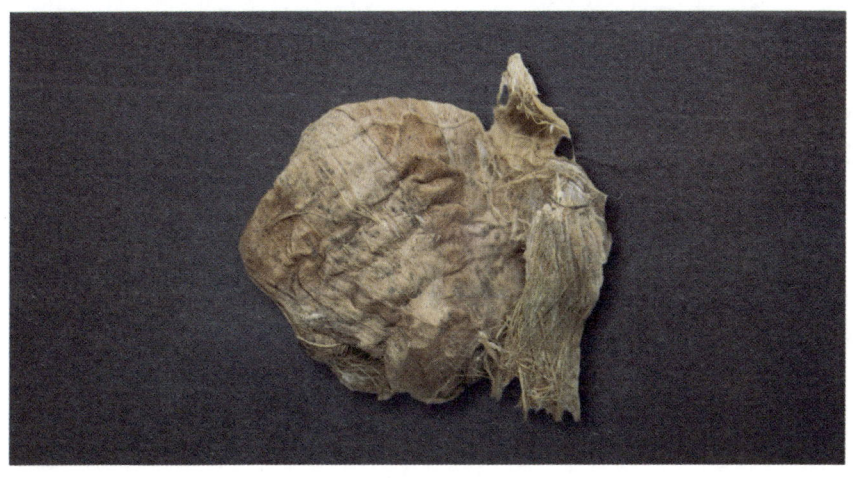

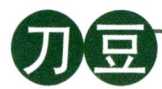

别名 刀豆子、关刀豆、马刀豆、挟剑豆、刀巴豆。

来源 本品为豆科植物刀豆 *Canavalia gladiata* (Jacq.) DC. 的干燥成熟种子。

生境分布 生长于排水良好、肥沃疏松的土壤。主产江苏南京、苏州、南通，湖北孝通、恩施、宜昌，安徽肥东、肥西、六安；浙江、广西等地苏产。洋刀豆主产于四川。均为栽培。

饮片特征 本品呈扁卵形或扁肾形，长2～3.5cm，宽1～2cm，厚0.5～1.2cm。表面淡红色至红紫色，微皱缩，略有光泽。边缘具眉状黑色种脐，长约2cm，上有白色细纹3条。质硬，难破碎。种皮革质，内表面棕绿色而光亮；子叶2，黄白色，油润。气微，味淡，嚼之有豆腥味。

采收加工 秋季采收成熟果实，剥取种子，晒干。

性味归经 甘，温。归胃、肾经。

功效主治 温中，下气，止呃。主治虚寒呃逆，呕吐。

用法用量 内服：煎汤，6～9克。

实用验方 ①脾胃虚弱，呕逆上气：刀豆子适量，研为细末，温开水送下，每次服6～9克。②久痢、久泻、饮食减少：嫩刀豆120克，蒸熟，蘸白糖细细嚼食。③肾虚腰痛或妊娠期腰痛：猪肾1个，剖开，将刀豆子10克研为细末，放入其中，外用白菜、荷叶之类包裹，置火灰中煨熟，除去包裹物，切碎嚼食。

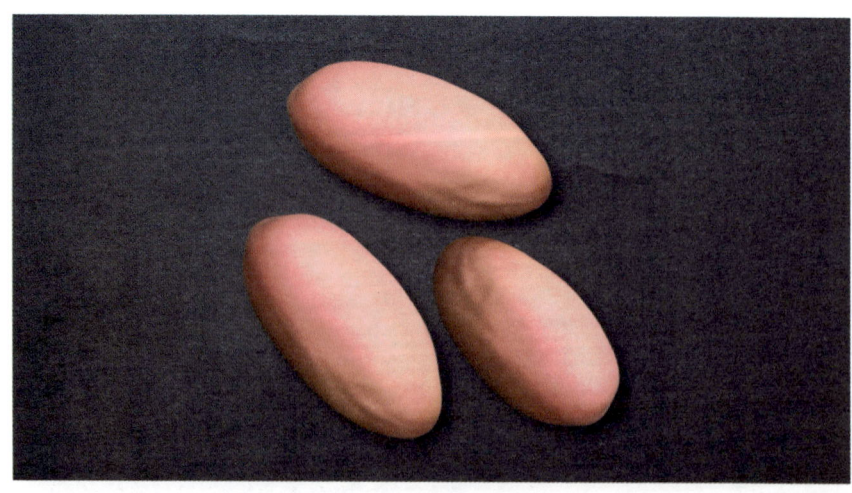

柿蒂

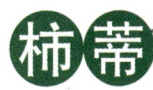

别名 柿钱、柿萼、柿丁、柿子把。

来源 本品为柿树科植物柿 *Diospyros kaki* Thunb. 的干燥宿萼。

生境分布 野生或栽培均有。全国大部分地区均产,主产于河南、山东、福建、河北、山西等地。

饮片特征 本品呈扁圆形,直径1.5~2.5cm。中央隆起,较厚,有果实脱落后的圆形疤痕,边缘较薄,4裂,裂片多反卷,易碎。基部有果梗或圆孔状的果梗痕,外表面黄褐色或红棕色,内表面黄棕色,密被细绒毛。质硬而脆。气微,味涩。

采收加工 冬季果实成熟时采摘,食用时收集,洗净,晒干。

性味归经 苦、涩,平。归胃经。

功效主治 降逆止呃。主治呃逆。

用法用量 内服:煎汤,5~10克。

实用验方 ①血淋:干柿蒂(烧灰存性),为末,每服10克,空心米饮调服。②百日咳:柿蒂(阴干)20克,乌梅核中之白仁十个(细切)加白糖15克,用水二杯,煎至一杯。一日数回分服,连服数日。③呃逆:柿钱、丁香、人参各等份,为细末,水煎,食后服。④脑满咳逆不止:柿蒂、丁香各50克,上细切,每服20克,水一盏半,姜五片,煎至七分。去滓热服,不拘时候。⑤呃逆不止:柿蒂(烧灰存性)为末,黄酒调服,或用姜汁、砂糖各等份,和匀,炖热徐服。⑥伤寒呕哕不止:干柿蒂七枚,白梅三枚,上二味,粗捣筛,只作一服,用水一盏,煎至半盏。去滓温服,不拘时。

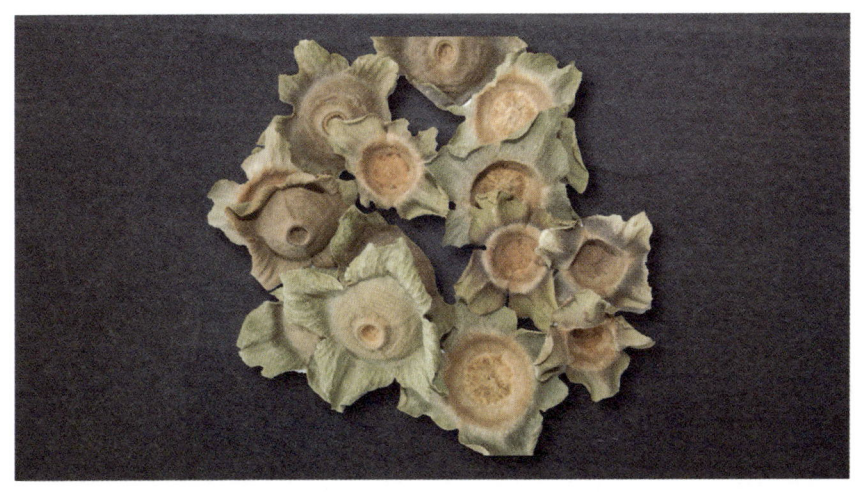

消食药

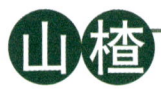 **别名** 酸枣、赤瓜实、棠梨子、山里红果。

来源 本品为蔷薇科植物山楂 *Crataegus pinnatifida* Bge.等的干燥成熟果实。

生境分布 生长于山谷或山地灌木丛中。主产山西、河北、山东、辽宁、河南。

饮片特征 本品为圆形横切片,或完整的果实或剖成两瓣的果实,皱缩不平,多卷边。外皮红色,具细皱纹和灰白色小斑点。果肉深黄色或浅棕色。中部横切片具5粒浅黄色果核,但核多脱落而中空。气微清香,味酸、微甜。

采收加工 秋季果实成熟时采收,切片,干燥。

性味归经 酸、甘,微温。归脾、胃、肝经。

功效主治 消食健胃,行气散瘀,化浊降脂。主治肉食积滞,胃脘胀满,泻痢腹痛,瘀血经闭,产后瘀阻,心腹刺痛,胸痹心痛,疝气疼痛,高脂血症。焦山楂消食导滞作用增强。主治肉食积滞,泻痢不爽。

用法用量 内服:煎汤,9~12克。

实用验方 ①消化不良:焦山楂10克,研末加适量红糖,开水冲服,每日3次。②闭经:山楂60克,鸡内金、红花各10克,红糖30克,水煎服,每日1剂。③产后腹痛:山楂30克,香附15克,浓煎顿服,每日2次。

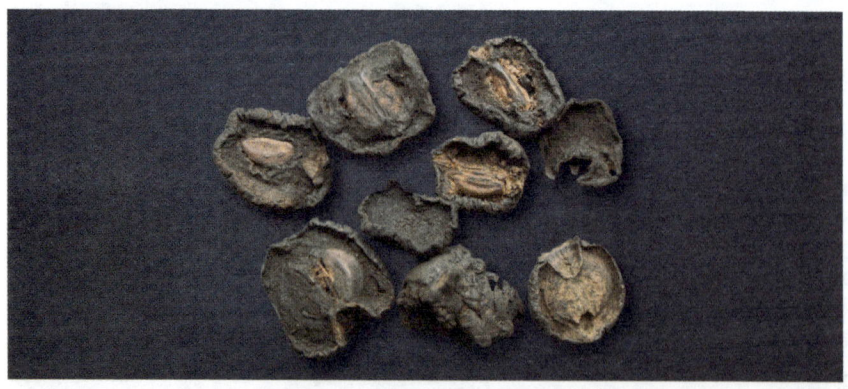

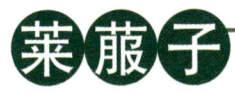

莱菔子 别名 萝卜子、萝白子、芦菔子。

来源 本品为十字花科植物萝卜 *Raphanus sativus* L. 的干燥成熟种子。

生境分布 全国均可栽培，以沙质土壤栽培为宜。全国各地均有分布。

饮片特征 本品呈类卵圆形或椭圆形，稍扁，长2.5～4mm，宽2～3mm。表面紫棕色、黄棕色、红棕色或灰棕色。一端有深棕色圆形种脐，一侧有数条纵沟（子叶重叠而成）。种皮薄而脆，子叶2，黄白色，对折，有油性。气微，味淡、微苦辛。

采收加工 夏季果实成熟时采割植株，晒干，搓出种子，除去杂质，再晒干。

性味归经 辛、甘，平。归肺、脾、胃经。

功效主治 消食除胀，降气化痰。主治饮食停滞，脘腹胀痛，大便秘结，积滞泻痢，痰壅喘咳。

用法用量 内服：煎汤，5～12克。

实用验方 ①食积口臭、脘腹饱胀：炒莱菔子、焦山楂、炒神曲各9克，陈皮6克，水煎服。②支气管哮喘：莱菔子、白芥子、苏子各9克，水煎服，每日3次。③食滞腹满：干品炒微黄，研面冲服，每日3次，每次5克。④便秘：莱菔子20克，研面冲服，每日3次。⑤老年性粪便阻塞及单纯性肠梗阻：炒莱菔子12克，大黄、木香各9克，取清水300毫升。先煎莱菔子15分钟，再放入木香、大黄，煎10分钟，去渣取药汁150毫升，分两次服下或从胃管注入。两次间隔时间6～8小时。每日1剂，重者每日2剂。⑥小儿食积、消化不良：莱菔子、山楂15克，麦芽10克，大黄、茶各2克，全置放杯中，开水冲泡，每日1剂，随时饮用。

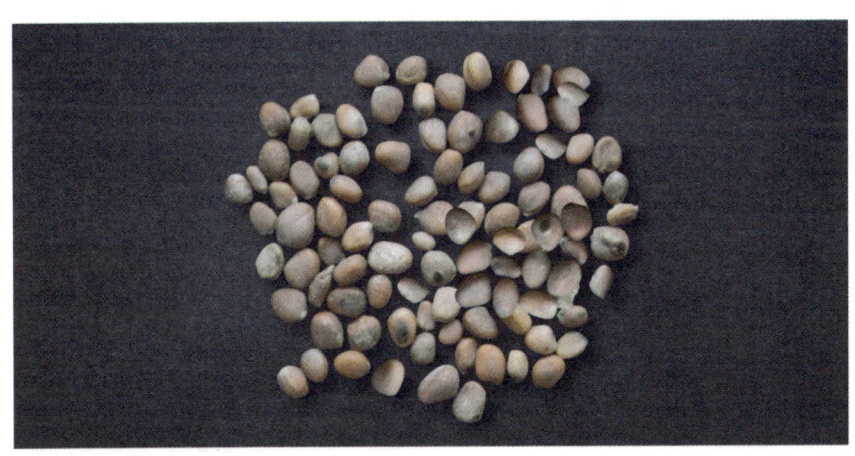

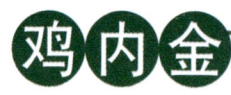 **别名** 鸡食皮、化骨胆、鸡中金、鸡肫皮、鸡黄皮。

来源 本品为雉科动物家鸡 Callus gallus domesticus Brisson 的干燥沙囊内壁。

生境分布 全国各地均产。

饮片特征 本品为不规则卷片，厚约2mm。表面暗黄褐色或焦黄色，薄而半透明，具明显的条状皱纹。用放大镜观察，显颗粒状或微细泡状。质脆，易碎，断面角质样，有光泽。气微腥，味微苦。

采收加工 杀鸡后，取出鸡肫，立即剥下内壁，洗净，干燥。

性味归经 甘，平。归脾、胃、小肠、膀胱经。

功效主治 健胃消食，涩精止遗，通淋化石。主治食积不消，呕吐泻痢，小儿疳积，遗尿，遗精，石淋涩痛，胆胀胁痛。

用法用量 内服：煎汤，3～10克。

实用验方 ①疳积：鸡内金30克，烘干研细末，每次3克，温开水送服，每日2次，连服5～7日。②口疮：鸡内金烧灰外敷于患处。③夜梦遗精：鸡内金50克，焙干研为细末，每日早、晚空腹各3克，用白酒、或黄酒送下。④扁平疣：取鸡内金100克，浸泡于米醋300毫升内，装广口瓶，浸泡30小时即可。用消毒棉球蘸药液涂擦患处，每日3次，10日为1个疗程，一般1～2个疗程可基本痊愈。⑤急性阑尾炎：鸡内金、金银花、黄芩、蒲公英、败酱草、连翘、紫花地丁各30克，桃仁、皂角刺各15克，乳香、没药各10克，水煎2次，混合药汁，每日1剂，分2次早、晚饭前半小时服；病情重者，每日2剂，分4次，每6小时1次。⑥胃石症：取鸡内金200克，焙干，研为细末，每日3次，每次10克，于饭前一小时用温开水送服。

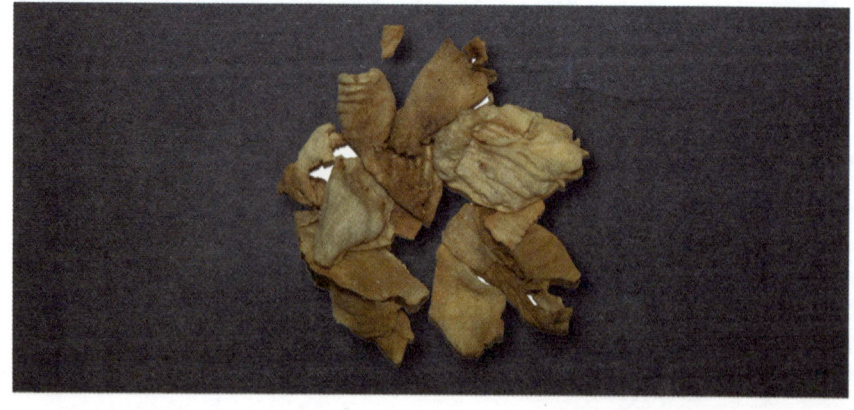

驱虫药

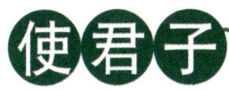

别名 留球子、索子果、君子仁、五棱子。

来源 本品为使君子科植物使君子 *Quisqualis indica* L. 的干燥成熟果实。

生境分布 生长于山坡、平地、路旁等向阳灌丛中，亦有栽培。主产四川、福建、广东、广西。

饮片特征 本品呈椭圆形或卵圆形，具5条纵棱，长2.5～4cm，直径约2cm。表面黑褐色至紫黑色，平滑，微具光泽。尖端狭尖，基部钝圆，有明显圆形的果梗痕。质坚硬，横切面多呈五角星形，棱角处壳较厚，中间呈类圆形空腔。气微香，味微甜。

采收加工 秋季果皮变紫黑色时采收，除去杂质，干燥。

性味归经 甘，温。归脾、胃经。

功效主治 杀虫消积。主治蛔虫病，蛲虫病，虫积腹痛，小儿疳积。

用法用量 内服：使君子9～12克，捣碎入煎剂；使君子仁6～9克，多入丸散或单用，作1～2次分服。小儿每岁1～1.5粒，炒香嚼服，1日总量不超过20粒。

实用验方 ①蛔虫方：使君子仁，文火炒黄嚼服，每日每岁2～3粒，早晨空腹服用，连用2～3日。②小儿蛲虫：使君子仁研细，百部等量研粉，每服3克，空腹时服。③小儿虫积、腹病：使君子炒熟去壳，小儿按年龄每岁1粒，10岁以上用10粒，早晨空腹一次嚼食，连用7日。

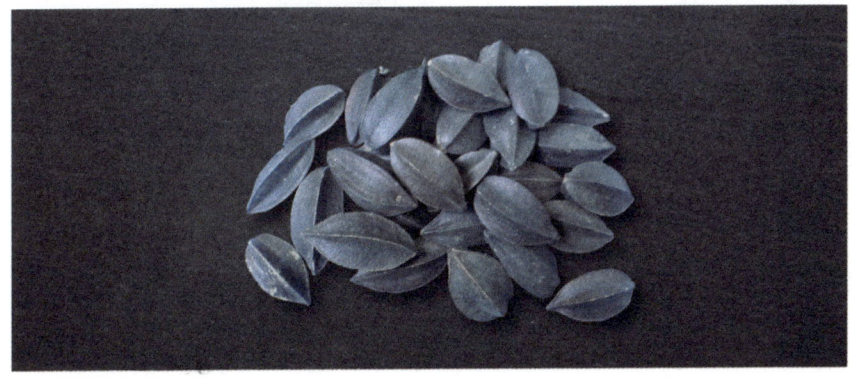

苦楝皮

别名 楝皮、楝木皮、楝根皮、楝根木皮。

来源 本品为楝科植物川楝 *Melia toosendan* Sieb.et Zucc.或楝 *Melia azedarach* L.的干燥树皮及根皮。

生境分布 生长于土壤湿润、肥沃的杂木林和疏林内,栽培于村旁附近或公路边。分布于河南、甘肃、湖北、湖南、广西、四川、贵州、云南,主产于四川、甘肃、云南、贵州、湖北。

饮片特征 本品呈不规则板片状、槽状或半卷筒状,厚2~6mm。外表面灰棕色或灰褐色,粗糙,有交织的纵皱纹和点状灰棕色皮孔,除去粗皮者呈淡黄色。内表面类白色或淡黄色。切面纤维性,略呈层片状,易剥离。质韧,不易折断。气微,味苦。

采收加工 春、秋二季剥取,晒干,或除去粗皮,晒干。

性味归经 苦,寒;有毒。归肝、脾、胃经。

功效主治 杀虫,疗癣。主治蛔虫病,蛲虫病,虫积腹痛;外治疥癣瘙痒。

用法用量 内服:煎汤,3~6克。外用:适量,研末,用猪脂调敷患处。

实用验方 ①虫牙痛:苦楝树皮煎汤,漱口。②小儿虫痛不可忍者:苦楝根白皮100克,白芜荑25克,为末,每服5克,水一小盏,煎取半盏,放冷,待发时服,量大小加减,无时。③疥疮风虫:楝根皮、皂角(去皮子)等份。为末,猪脂调涂。④蛔虫、钩虫、蛲虫:鲜苦楝根白皮(1岁左右15克,2~3岁20克,4~6岁30克,10~14岁60克),红砂糖适量。先将鲜苦楝根白皮洗净剪碎,入沙锅内加水适量,煎取浓汁,加入适量砂糖拌匀即可。每日分3次饮服,连服2~3日。严控用量以免中毒。心功能不全的体弱病儿忌用。

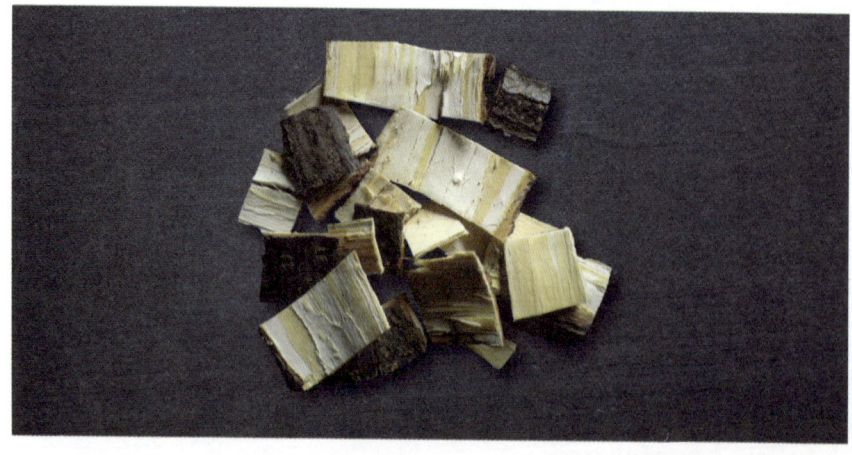

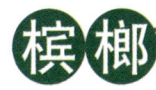 **别名** 椰玉、宾门、橄榄子、大腹子、槟榔子。

来源 本品为棕榈科植物槟榔 Areca catechu L. 的干燥成熟种子。

生境分布 生长于阳光较充足的林间或林边。主产海南、广西、云南、福建、台湾有栽培。

饮片特征 本品呈圆形或类圆形的薄片,直径1.5～3cm。外表皮淡棕色或暗棕色,切面具红棕色种皮与白色相间的大理石样花纹,中间有的呈孔洞。质坚脆。气微,味涩、微苦。

采收加工 春末至秋初采收成熟果实,用水煮后,干燥,除去果皮,取出种子,干燥。

性味归经 苦、辛,温。归胃、大肠经。

功效主治 杀虫,消积,行气,利水,截疟。主治绦虫病,蛔虫病,姜片虫病,虫积腹痛,积滞泻痢,里急后重,水肿脚气,疟疾。

用法用量 内服:煎汤,3～10克;驱绦虫、姜片虫需大剂量,可用至30～60克。

实用验方 ①醋心吐水:槟榔200克,橘皮50克,为末。每服方寸匕,空心生蜜汤调下。②腰重作痛:槟榔适量,为末,酒服5克。③诸虫在脏,久不瘥者:槟榔25克(炮)为末,每服10克,以葱、蜜煎汤调服5克。④绦虫、蛔虫、鞭虫、姜片虫及幽门螺杆菌感染等病症:新鲜槟榔120克,先将槟榔洗净切碎,放入瓦罐中,加开水500毫升,浸泡120分钟,后以中火煎至200毫升,滤出汁液,清晨空腹顿服。⑤用气上冲、心闷欲死:新鲜槟榔3枚,生姜20克,槟榔洗净后以持捣烂备用;生姜洗净,捣烂后,绞取姜汁,与槟榔同放锅中,加水100毫升,煮沸后续煎5分钟,待用饮汤。⑥流行性感冒:槟榔、黄芩各15克,水煎服。

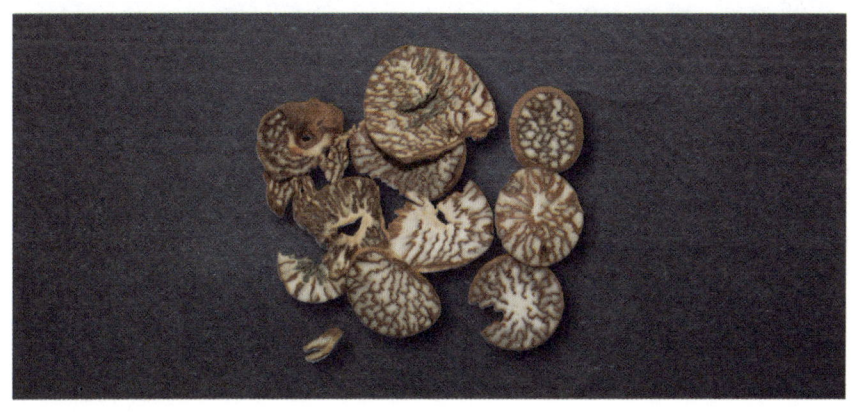

榧子

别名 赤果、榧实、香榧、玉山果、木榧子。

来源 本品为红豆杉科植物榧 *Torreya grandis* Fort. 的干燥成熟种子。

生境分布 生长于山坡,野生或栽培。主产浙江,江苏、安徽、江西、福建及湖南也产。

饮片特征 本品呈卵圆形或长卵圆形,长2~3.5cm,直径1.3~2cm。表面灰褐色或淡黄棕色,有纵皱纹,深浅不一,一端钝圆,可见椭圆形的种脐,另端稍尖。种皮质硬,厚约1mm。种仁表面皱缩,外胚乳灰褐色,膜质;内胚乳黄白色,肥大,富油性。气微,味微甜而涩。

采收加工 秋季种子成熟时采收,除去肉质假种皮,洗净,晒干。

性味归经 甘,平。归肺、胃、大肠经。

功效主治 杀虫消积,润肺止咳,润燥通便。主治钩虫病,蛔虫病,绦虫病,虫积腹痛,小儿疳积,肺燥咳嗽,大便秘结。

用法用量 内服:煎汤,9~15克。

实用验方 ①白虫:榧子一百枚,去皮,火燃啖之,能食尽佳,不能者,但啖五十枚亦得,经宿虫消自下。②丝虫病:榧子肉250克,头发灰(血余灰)50克,研末混合调蜜搓成150丸,每日3次,每次2丸。③寸白虫:榧子日食七颗,满七日。④钩虫病:每日吃炒榧子150~250克,直至确证大便中虫卵消失为止。⑤十二指肠虫、蛔虫、蛲虫等:榧子(切碎)、使君子仁(切细)、大蒜瓣(切细)各50克,水煎去渣,每日3回,食前空腹时服。⑥卒吐血出:先食蒸饼两三个,以榧子为末,白汤服15克,每日3次。

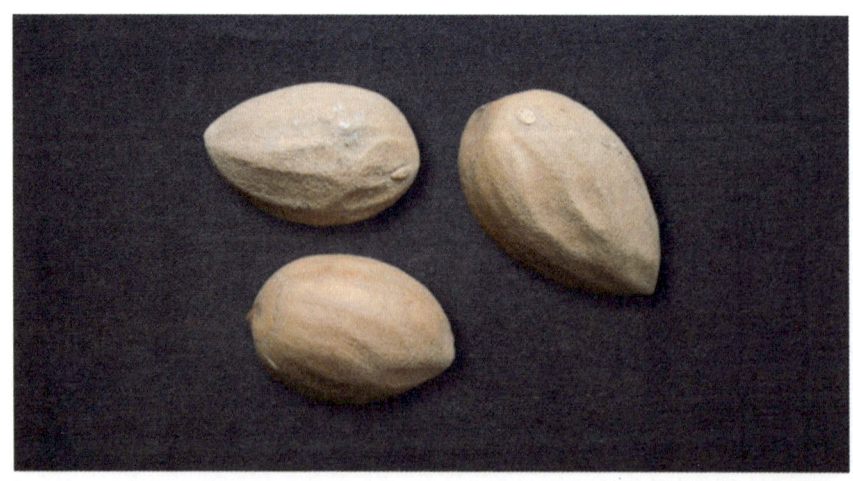

止血药·凉血止血

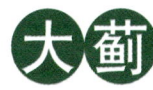

大蓟

别名 虎蓟、刺蓟、山牛蒡、鸡脚刺、大刺盖、大刺儿菜。

来源 本品为菊科植物蓟 *Cirsium japonicum* Fisch. ex DC. 的干燥地上部分。

生境分布 生长于山野、路旁、荒地。产于全国大部分地区。

饮片特征 本品呈不规则的段,茎、叶、花混合。茎短圆柱形,表面绿褐色或棕褐色,有数条纵棱,被丝状毛;切面灰白色,髓部疏松或中空。叶皱缩,多破碎,边缘具不等长的针刺;两面均具灰白色丝状毛。头状花序多破碎。气微,味淡。

采收加工 夏、秋二季花开时采割地上部分,除去杂质,晒干。

性味归经 甘、苦,凉。归心、肝经。

功效主治 凉血止血,祛瘀消肿。主治衄血,吐血,尿血,便血,崩漏,外伤出血,痈肿疮毒。

用法用量 内服:煎汤,9~15克。外用鲜品适量,捣烂敷患处。

实用验方 ①传染性肝炎:大、小蓟鲜草适量,捣烂绞汁,温水和服,每次服1小杯。大蓟根每日30克,分2次水煎服。②血友病、口鼻出血、紫斑:鲜大蓟草捣汁,和入少许黄酒,每次服1小杯,每日2~3次。③妇女血崩、经漏:大、小蓟连根苗30克,益母草15克,水煎,每日2次。

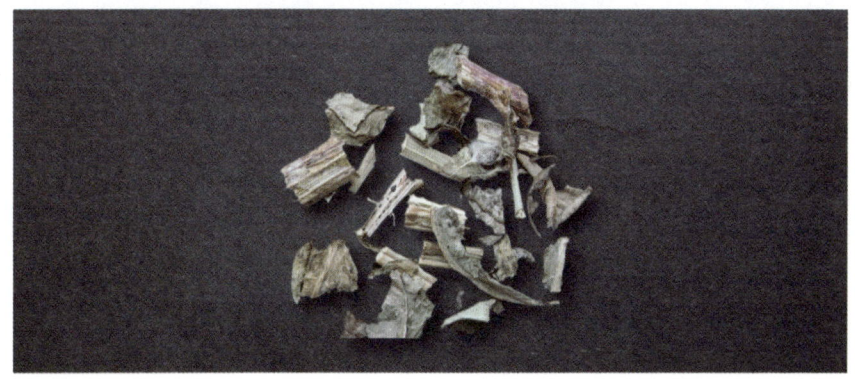

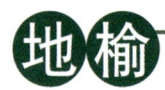

别名 山枣、红地榆、赤地榆、白地榆、紫地榆、线形地榆。

来源 本品为蔷薇科植物地榆 *Sanguisorba officinalis* L. 或长叶地榆 *Sanguisorba officinalis* L. var. *longifolia* (Bert.) Yü et Li 的干燥根。

生境分布 生长于山地的灌木丛、山坡、草原或田岸边。我国多数地区均产，主产于东北及西北地区。

饮片特征 本品呈不规则的类圆形片或斜切片。外表皮灰褐色至深褐色。切面较平坦，粉红色、淡黄色或黄棕色，木部略呈放射状排列；或皮部有多数黄棕色绵状纤维。气微，味微苦涩。

采收加工 春季将发芽时或秋季植株枯萎后采挖，除去须根，洗净，干燥，或趁鲜切片，干燥。

性味归经 苦、酸、涩，微寒。归肝、大肠经。

功效主治 凉血止血，解毒敛疮。主治便血，痔血，血痢，崩漏。水火烫伤，痈肿疮毒。

用法用量 内服：煎汤，9～15克。外用：适量，研末涂敷患处。

实用验方 ①湿疹：地榆50克，加水两碗，煎成半碗，用纱布沾药液湿敷。②红白痢、禁口痢：白地榆10克，炒乌梅五枚，山楂5克，水煎服。③原发性血小板减少性紫癜：生地榆、太子参各50克，水煎服，连服二月。④血痢不止：地榆100克，甘草（炙，锉）25克，上二味粗捣筛。每服五钱匕，以水一盏，煎取七分，去渣，温服，日二夜一。⑤无名肿毒、疖肿、痈肿、深部脓肿：地榆500克，田基黄200克，研末，田七粉5～15克，调入700克凡士林中成膏，外敷患处。

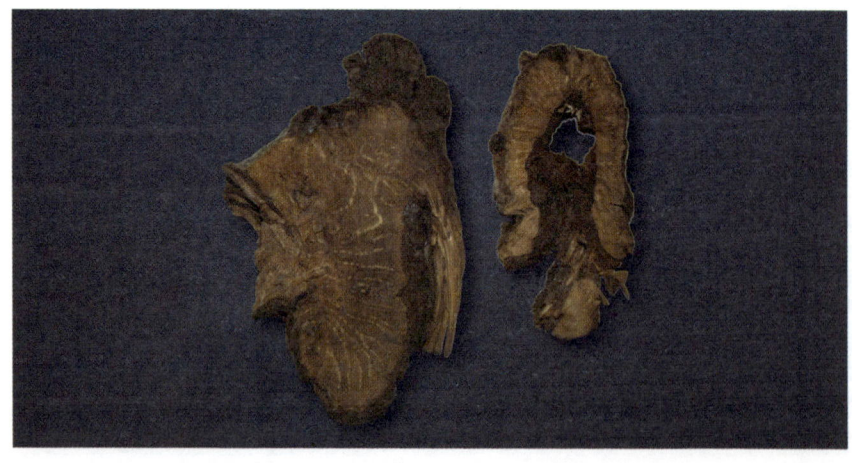

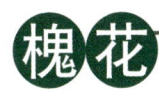 **别名** 槐蕊。

来源 本品为豆科植物槐 *Sophora japonica* L. 的干燥花及花蕾。

生境分布 生长于向阳、疏松、肥沃、排水良好的地方。我国大部分地区都有分布和生产。

饮片特征 干燥花朵,皱缩而卷曲,花瓣多散落。完整者花萼钟状,黄绿色,先端5浅裂;花瓣5,黄色或黄白色,1片较大,近圆形,先端微凹,其余4片长圆形。雄蕊10,其中9个基部连合,花丝细长。雌蕊圆柱形,弯曲。质轻。气微,味微苦。

采收加工 夏季花开放或花蕾形成时采收,及时干燥,除去枝、梗及杂质。前者习称"槐花",后者习称"槐米"。

性味归经 苦,微寒。归肝、大肠经。

功效主治 凉血止血,清肝泻火。主治便血,痔血,血痢,崩漏,吐血,衄血,肝热目赤,头痛眩晕。

用法用量 内服:煎汤,5~10克。

实用验方 ①尿血:槐花(炒)、郁金(煨)各50克,共研为末,每服10克,淡豉汤送下。立效。②中风失音:炒槐花,三更后仰卧嚼咽。③止血:槐花晾干,取100克,去除杂质及梗枝,文火炒至深黄色及黑褐色,放凉后,趁干燥时研细末。④风热内扰引起的大便便血、目赤、痔血:陈槐花10克,粳米30克,红糖适量,先煮米取米汤,将槐花研面调入米汤中,加红糖适量调服。⑤痔疮、大肠癌引起的便血、血色鲜红:槐花30克,生大黄4克,蜂蜜15克,绿茶2克,生大黄拣杂,洗净,晾干或晒干,切成片,放入沙锅,加水适量,煎煮5分钟,去渣,留汁,待用。锅中加槐花、茶叶,加清水适量,煮沸,倒入生大黄煎汁,离火,稍凉,趁温热时,调拌入蜂蜜即成。早、晚2次分服。

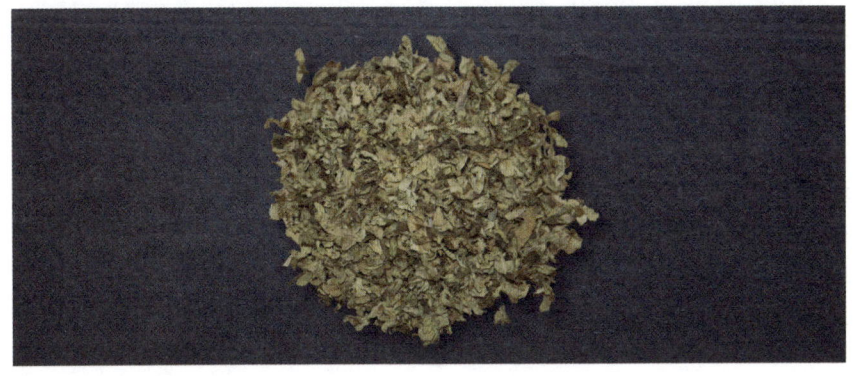

侧柏叶

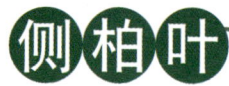

别名 柏叶、丛柏叶、扁柏叶。

来源 本品为柏科植物侧柏 *Platycladus orientalis*（L.）Franco的干燥枝梢及叶。

生境分布 生长于山地阳地、半阳坡，以及轻盐碱地和砂地。全国大部分地区有产。

饮片特征 带叶枝梢多分枝，小枝扁平，长短不一。叶细小鳞片状，交互对生，贴伏于枝上，深绿色或黄绿色。质脆，易折断。气清香，味苦涩、微辛。

采收加工 多在夏、秋二季采收，阴干。

性味归经 苦、涩，寒。归肺、肝、脾经。

功效主治 凉血止血，化痰止咳，生发乌发。主治吐血，衄血，咯血，便血，崩漏下血，肺热咳嗽，血热脱发，须发早白。

用法用量 内服：煎汤，6～12克。外用：适量。

实用验方 ①脱发：鲜侧柏叶适量，浸入60%酒精中，7天后滤液，涂搽头部，每日3次。②尿血：侧柏叶、黄连各适量，研末，每服5克，温水冲服。③呕血：侧柏叶100克，生藕节500克，捣烂取汁，加白糖或冰糖10克，凉开水冲服。④老年慢性支气管炎：鲜侧柏叶、鲜垂柳叶、鲜栗叶各60克，水煎1小时以上，取药汁，每日1剂，分2次服用，10日为1个疗程，间隔2～3日，再服1个疗程。

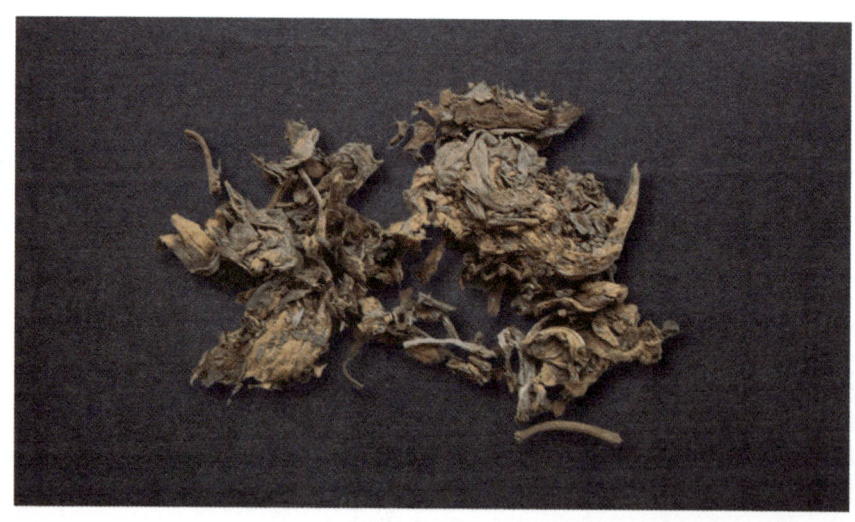

白茅根

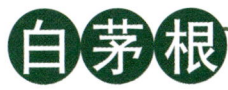

别名 茅根、兰根、地筋、甜草根、茅草根、地节根。

来源 本品为禾本科植物白茅 *Imperata cylindrica* Beauv. var. major (Nees) C. E. Hubb. 的干燥根茎。

生境分布 生长于低山带沙质草甸、平原河岸草地、荒漠与海滨。全国各地均有产,但以华北地区较多。

饮片特征 本品呈圆柱形短段。外表皮黄白色或淡黄色,微有光泽,具纵皱纹,节明显,稍隆起,节间长短不等。体轻,质略脆,切面皮部白色,多有裂隙,放射状排列,中柱淡黄色或中空,易与皮部脱落。气微,味微甜。

采收加工 春、秋二季采挖,洗净,晒干,除去须根及膜质叶鞘,捆成小把。

性味归经 甘,寒。归肺、胃、膀胱经。

功效主治 凉血止血,清热利尿。主治血热吐血,衄血,尿血,热病烦渴,湿热黄疸,水肿尿少,热淋涩痛。

用法用量 内服:煎汤,9~30克。

实用验方 ①鼻衄:白茅花15克,猪鼻1个,将猪鼻切碎,与白茅花同炖1小时,饭后服。每日1次,连服3~5次。②跌打内伤出血:白茅根60克,马兰根30克,白糖15克,将前2味药水煎,加白糖调服。③经行吐衄、血色深红、口干心烦:白茅花适量,鲜藕适量,将白茅花烘干研细末,瓶贮备用,每次15克,藕汁1杯调服。④血尿:鲜血茅根60克,车前草、小蓟各30克,水煎服。⑤肺热咯血:鲜白茅根90克,仙鹤草15克,水煎服。⑥高热后、口渴多饮:鲜白茅根100克,葛根30克,水煎当茶饮。⑦产后风湿痛:老白茅草叶、陈艾、石菖蒲各适量,水煎外洗患部。⑧反胃、酒醉呕吐、暑日口渴少津:鲜白茅根80克,鲜芦根60克,共切碎,加水煎成500毫升,顿服,每日1剂,连服3~5日。

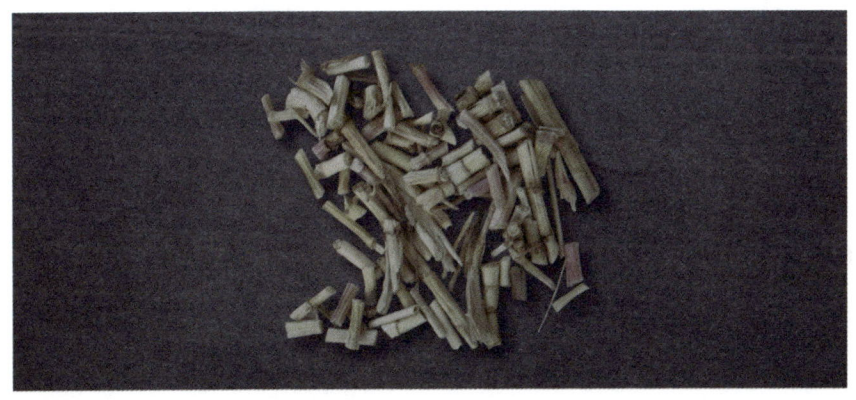

止血药·化瘀止血

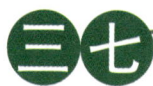

别名 田三七、金不换、盘龙七、开化三七、人参三七。

来源 本品为五加科植物三七 *Panax notoginseng* (Burk.) F. H. Chen 的干燥根及根茎。

生境分布 生长于山坡丛林下。分布于云南,广西,贵州,四川等省,但以云南文山州和广西靖西县、那坡县所产的三七质量较好,为地道药材。

饮片特征 本品略呈扁球形、圆锥形、圆柱形或不规则菱角形,偶呈连珠状。表面灰褐色或灰黄色,有断续的纵皱纹及支根痕。顶端有茎痕,周围有瘤状突起。断面不平坦,淡黄白色、灰绿色或黄绿色,皮部有棕色树脂状斑点,木部微呈放射状排列,粉性。气微,味苦而回甜,嚼之刺喉。

采收加工 秋季花开前采挖,洗净,分开主根、支根及根茎,干燥。支根习称"筋条",根茎习称"剪口"。

性味归经 甘、微苦,温。归肝、胃经。

功效主治 散瘀止血,消肿定痛。主治咯血,吐血,衄血,便血,崩漏,外伤出血,胸腹刺痛,跌扑肿痛。

用法用量 内服:煎汤,3~9克;或研粉吞服,一次1~3克。外用:适量。

实用验方 ①咯血:三七粉0.5~1克,每日2~3次。②急性坏死性节段性小肠炎:三七粉研末,每次1克,每日3次,温开水送服。③外伤出血:三七研极细末外敷,加压包扎。

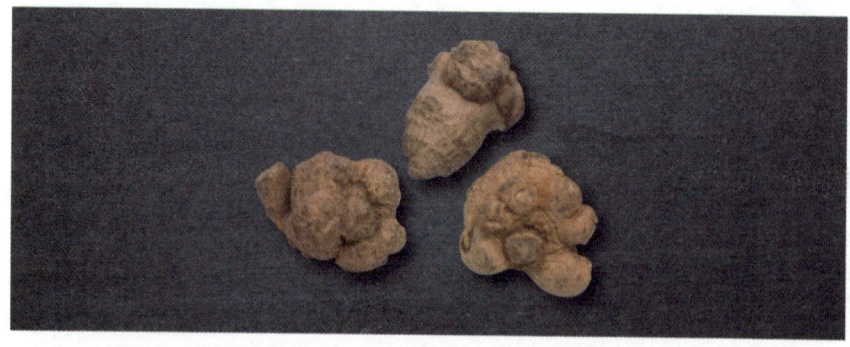

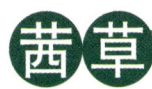 **茜草**

别名　金草、地血、茜根、四轮草、血见愁。

来源　本品为茜草科植物茜草 *Rubia cordifolia* L. 的干燥根及根茎。

生境分布　生长于山坡岩石旁或沟边草丛中。主产安徽、河北、陕西、河南、山东。

饮片特征　本品根茎呈结节状，丛生粗细不等的根。根呈圆柱形，略弯曲，外表皮红棕色或暗棕色，具细纵皱纹和少数细根痕；皮部脱落处呈黄红色。质脆，易折断，断面平坦皮部狭，紫红色，木部宽广，浅黄红色，导管孔多数。气微，味微苦，久嚼刺舌。

采收加工　春、秋二季采挖，除去泥沙，干燥。

性味归经　苦，寒。归肝经。

功效主治　凉血，祛瘀，止血，通经。主治吐血，衄血，崩漏，外伤出血，瘀阻经闭，关节痹痛，跌扑肿痛。

用法用量　内服：煎汤，6～10克。

实用验方　①荨麻疹：茜草根25克，阴地蕨15克，水煎服，加黄酒100克冲服。②预防疮疹：煎茜草根汁，入酒饮之。③经痛、经期不准：茜草根15克，另配益母草和红枣，水煎服。④软组织损伤：茜草根200克，虎杖120克，用白布包煮20分钟，先浸洗，温后敷局部，冷后再加热使用，连续用药5～7日。⑤龋齿牙痛：茜草根（干品）1克，用纱布包好放在消毒碗内，加乳汁10毫升，浸泡数分钟，待液体成淡红色即可应用。用时将浸液用棉球或滴管滴入牙痛病人双眼的泪囊口处，每1～2分钟滴1次。⑥外伤出血：茜草根适量，研细末，外敷伤处。⑦跌打损伤：茜草根120克，白酒750毫升，将茜草置白酒中浸泡7日，每次服30毫升，每日2次。⑧慢性腹泻：茜草适量，炒黑存性，研为细末，加少许红糖。每日3次，每次9克，饭前服。⑨关节痛：茜草根60克，猪脚1只，水和黄酒各半，炖2小时，吃猪脚喝汤。

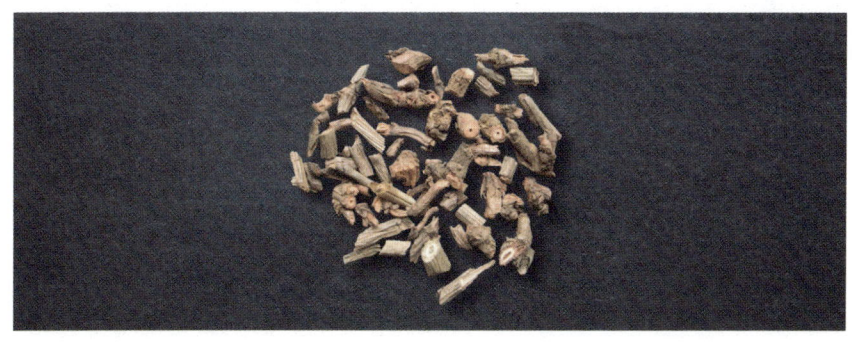

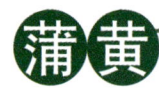 **别名** 蒲花、蒲棒、蒲草黄、毛蜡烛、蒲厘花粉。

来源 本品为香蒲科植物水烛香蒲 *Typha angustifolia* L.、东方香蒲 *Typha orientalis* Presl 或同属植物的干燥花粉。

生境分布 生长于池、沼、浅水中。分布几遍全国。

饮片特征 本品为鲜黄色粉末,体轻,易飞扬,放水中则飘浮水面。扁圆形小颗粒,手捻有滑腻感,易附着于手指上。气微,味淡。

采收加工 夏季采收蒲棒上部的黄色雄花序,晒干后碾轧,筛取花粉。剪取雄花后,晒干,成为带有雄花的花粉,即为草蒲黄。

性味归经 甘,平。归肝、心包经。

功效主治 止血,化瘀,通淋。主治吐血,衄血,咯血,崩漏,外伤出血,经闭痛经,胸腹刺痛,跌扑肿痛,血淋涩痛。

用法用量 内服:煎汤,5～10克,包煎。外用:适量,敷患处。

实用验方 ①产后心闷昏厥、恶露不下:蒲黄100克,红茶6克,用水煎,去渣用汁,每日1剂,随意饮完。②婴儿湿疹:蒲黄研末,鸡蛋黄油调敷。③淋症:滑石、乱发、白鱼(衣鱼)各6克,蒲黄20克,乱发烧焦,共研细粉,每次6～9克,每日3次。④尿血:旱莲草、白茅根各30克,炒蒲黄15克,水煎服。⑤经期腰痛:生蒲黄、桃仁、五灵脂、川芎、红花各9克,当归12克,炮姜炭1.5克,炙甘草3克,水煎服,每日1剂。

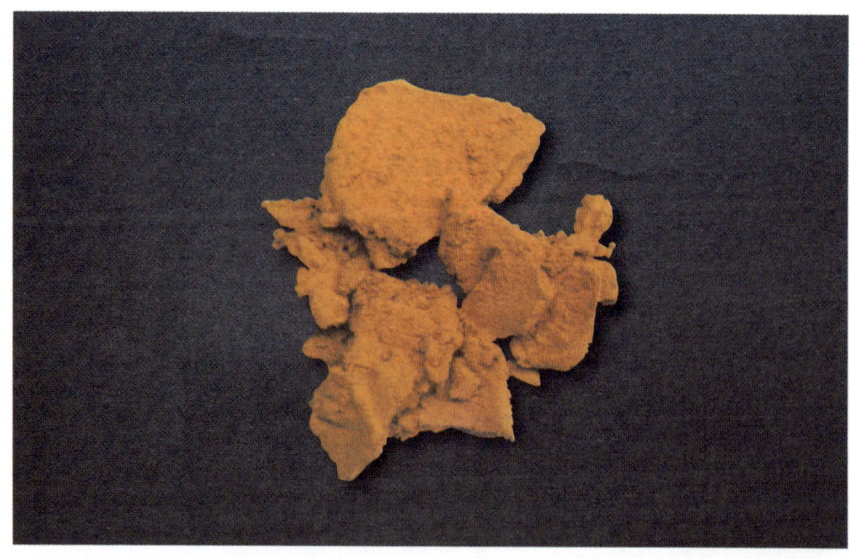

止血药 · 收敛止血

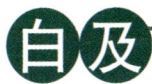 **别名** 白芨、甘根、白给、白根、地螺丝。

来源 本品为兰科植物白及 *Bletilla striata* (Thunb.) Reichb. f. 的干燥块茎。

生境分布 生长于林下阴湿处或山坡草丛中。主产于贵州、四川、湖南、湖北、安徽、河南、浙江、陕西、云南、江西、甘肃、江苏、广东等地。

饮片特征 本品呈不规则扁圆形,多有2~3个爪状分枝。外表皮灰白色或黄白色,有数圈同心环节和棕色点状须根痕,切面类白色,角质样,半透明,维管束小点状,散生。质脆。气微,味苦,嚼之有黏性。

采收加工 夏、秋二季采挖,除去须根,洗净,置沸水中煮或蒸至无白心,晒至半干,除去外皮,晒干。

性味归经 苦、甘、涩,微寒。归肺、肝、胃经。

功效主治 收敛止血,消肿生肌。主治咯血,吐血,外伤出血,疮疡肿毒,皮肤皲裂。

用法用量 内服:煎汤,6~15克;或研粉吞服,一次3~6克。外用:适量。

实用验方 ①心气疼痛:白及、石榴皮各5克,为末,炼蜜丸黄豆大,每服三丸,艾醋汤下。②手足皲裂:白及末,水调塞之,勿犯水。

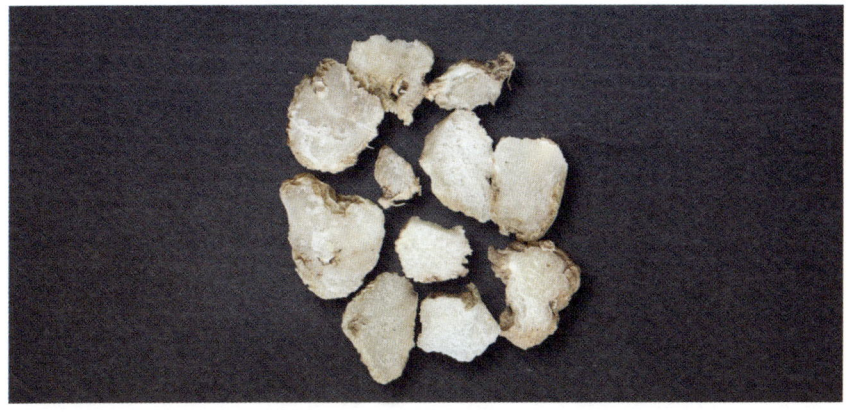

仙鹤草

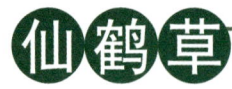

别名 龙头草、刀口药、狼牙草、黄龙草、龙芽草。

来源 本品为蔷薇科植物龙芽草 *Agrimonia pilosa* Ledeb. 的干燥地上部分。

生境分布 生长于路旁、山坡或水边,也有栽培。我国南北各省区均产。

饮片特征 本品为不规则的段,茎多数圆柱形,木质化,淡棕褐色,上部茎方形,四边略凹陷,绿褐色,有纵沟和棱线,茎节明显。体轻,质硬,易折断,切面中空。叶多破碎,暗绿色或灰绿色,边缘有锯齿,大小相间生于叶轴上;托叶抱茎。总状花序细长,有时可见花及果。气微,味微苦。

采收加工 夏、秋二季茎叶茂盛时采割,除去杂质,干燥。

性味归经 苦、涩,平。归心、肝经。

功效主治 收敛止血,截疟,止痢,解毒,补虚。主治咯血,吐血,崩漏下血,疟疾,血痢,痈肿疮毒,阴痒带下,脱力劳伤。

用法用量 内服:煎汤,6~12克。外用:适量。

实用验方 ①菌痢:仙鹤草40克,地锦草30克,水煎,脓多加红糖,血多加白糖,分3次服。②妇女阴痒:仙鹤草60克,苦参30克,蛇床子10克,枯矾6克,每日1剂,煎汤外洗两次。③小儿多汗症:仙鹤草30~50克,大枣5~10枚,水煎。取煎液频饮,每日1剂,7日为一疗程。④美尼尔氏病:仙鹤草60克,加水500毫升,煎至300毫升,每次服100毫升,每日3次,一般连服3~5日即可获愈。⑤滴虫性阴道炎:仙鹤草鲜品200克(干品100克),煎汁外洗,每晚1次。⑥早泄:仙鹤草30克,黄芩、丹皮各9克,加水煎2次。将2次煎液混合,趁热泡洗双足,每晚睡前1次。⑦痔疮:仙鹤草适量,水煎,用煎液坐浴。每日1次,可消肿止痛、止血,促进肿大的痔核萎缩。⑧鼻衄或齿龈出血:仙鹤草、白茅根各15克,焦山栀9克,水煎服。

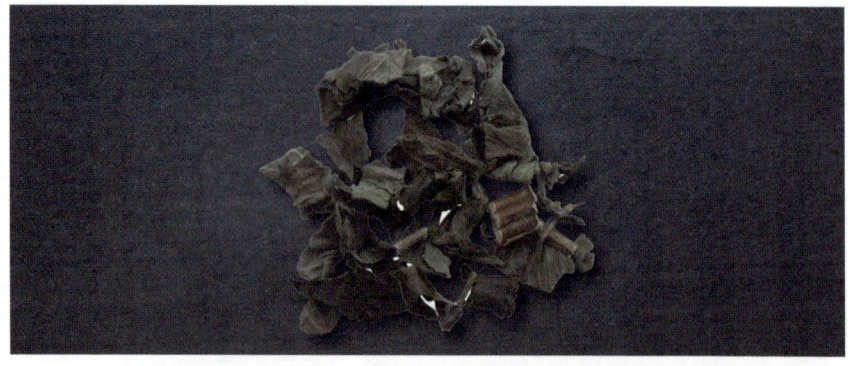

活血化瘀药·温活血止痛

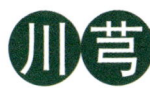 川芎

别名 香果、合芎、西芎、杜芎。

来源 本品为伞形科植物川芎 *Ligusticum chuanxiong* Hort. 的干燥根茎。

生境分布 生长于向阳、阳坡或半阳山的荒地或水地均可，以及土质肥沃、排水良好的沙壤上。在我国四川、西南、中南、华东及华北地区均有栽培。

饮片特征 本品为不规则薄片，外表皮黄褐色，有皱缩纹。横切片切面黄白色或灰黄色，散生黄棕色油点，黑褐色。纵切片边缘不整齐，呈分支状，切片灰白色或黄白色，散有黄棕色小油点。质坚实。气浓香，味苦、辛、微甜。

采收加工 夏季当茎上的节盘显著突出，并略带紫色时采挖，除去泥沙，晒后烘干，再去须根。

性味归经 辛，温。归肝、胆、心包经。

功效主治 活血行气，祛风止痛。主治胸痹心痛，胸胁刺痛，跌扑肿痛，月经不调，经闭痛经，癥瘕腹痛，头痛，风湿痹痛。

用法用量 内服：煎汤，3～10克。

实用验方 ①对颈椎增生：川芎6～9克，加山西老醋调成稠糊状后，用少许凡士林油调均，涂在增生处，用纸或塑料盖上，用纱布包之，两日一换，10次为1个疗程。②风热头痛：川芎5克，茶叶10克，水一盏，煎五分，食前热服。

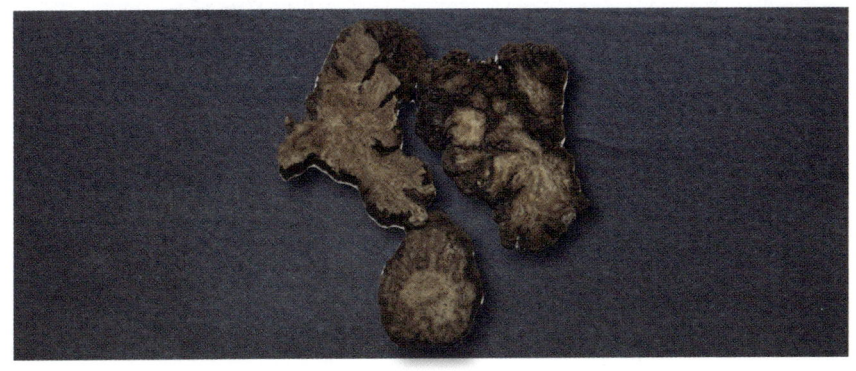

延胡索

别名 延胡、元胡、玄胡索、元胡索。

来源 本品为罂粟科植物延胡索 *Corydalis yanhusuo* W. T. Wang 的干燥块茎。

生境分布 生长于稀疏林、山地、树林边缘的草丛中。主产于浙江、江苏、湖北、湖南等地。多为栽培。

饮片特征 本品呈圆形薄片或不规则的碎颗粒。外表皮黄色或黄褐色,有不规则网状皱纹,切面黄色,角质样,具蜡样光泽。质硬而脆。气微,味苦。

采收加工 夏初茎叶枯萎时采挖,除去须根,洗净,置沸水中煮至恰无白心时,取出,晒干。

性味归经 辛、苦,温。归肝、脾经。

功效主治 活血,行气,止痛。主治胸胁、脘腹疼痛,胸痹心痛,经闭痛经,产后瘀阻,跌扑肿痛。

用法用量 内服:煎汤,3~10克;或研末吞服,一次1.5~3克。

实用验方 ①尿血:延胡索50克,朴硝40克,共研为末,每服20克,水煎服。②小便尿血:延胡索50克,朴硝40克,为末,每服20克,水煎服。③咳喘:醋制延胡索七成,枯矾三成,共研细粉。每日3次,每服5克。④小儿盘肠气痛:延胡索、茴香等份,炒研,空心米饮,量儿大小与服。⑤产后恶露下不尽、腹内痛:延胡索末,以温酒调下5克。⑥咳嗽:延胡索50克,朴硝40克,共研为末,每服10克,软糖一块和药含咽。⑦跌打损伤:玄胡炒黄研细,每服5~10克,开水送服,也可加黄酒适量同服。⑧偏正头痛不可忍者:玄胡索七枚,青黛10克,牙皂(去皮子)两个,为末,水和丸如杏仁大。每以水化一丸,灌入病人鼻内,当有涎出。⑨疝气危急:玄胡索(盐炒)、全蝎(去毒,生用)各等份,为末,每服2.5克,空心盐酒下。

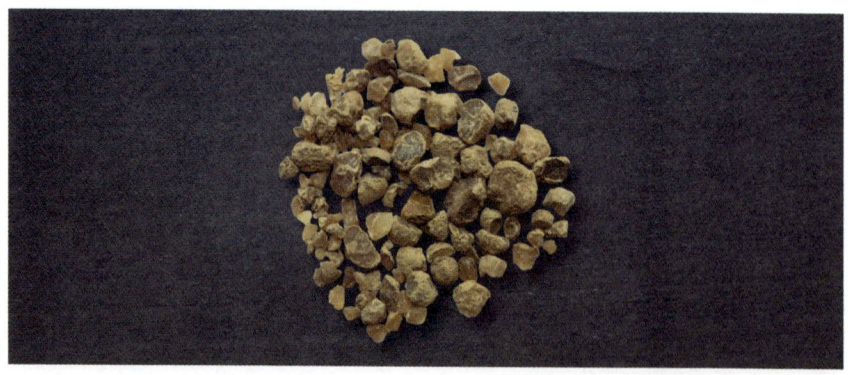

郁金

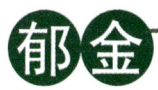

别名 黄郁、黄姜、玉金、温郁金、广郁金、白丝郁金、黄丝郁金。

来源 本品为姜科植物温郁金 Curcuma wenyujin Y. H. Chen et C. Ling、姜黄 Curcuma longa L.、广西莪术 Curcuma kwangsiensis S. G. Lee et C. F. Liang 或蓬莪术 Curcuma phaeocaulis Val. 的干燥块根。前两者分别习称"温郁金"和"黄丝郁金",其余按性状不同习称"桂郁金"或"绿丝郁金"。

生境分布 生长于林下或栽培。多为人工栽培。主产浙江、四川、江苏、福建、广西、广东、云南等地。

饮片特征 本品呈椭圆形、卵圆形或长条形薄片。外表皮灰黄色、灰褐色至浅棕色,带白色丝状纹理。切面灰棕色、橙黄色至灰黑色,光滑,半透明,正中有一环纹,角质样。气微香,味微苦。

采收加工 冬季茎叶枯萎后采挖,除去泥沙及细根,蒸或煮至透心,干燥。

性味归经 辛、苦、寒。归肝、心、肺经。

功效主治 活血止痛,行气解郁,清心凉血,利胆退黄。主治胸腹刺痛,胸痹心痛,经闭痛经,乳房胀痛,热病神昏,癫痫发狂,血热吐衄,黄疸尿赤。

用法用量 内服:煎汤,3~10克。

实用验方 ①鼻血、吐血:郁金研细,水服10克。②尿血:郁金50克,葱白一握,加水一碗煎成三合,温服,每日3次。③肠梗阻:郁金、桃仁、瓜蒌各15克,水煎后加麻油250克,一次温服。④心气痛:郁金、附子、干姜各等份,为末,加醋、糊做成丸子,如梧子大。朱砂为衣。每服三十丸,男用酒,女用醋送下。⑤痔疮肿痛:郁金末适量,水调涂之。⑥产后心痛、血气上冲欲死:郁金烧存性为末10克,米醋一呷,调灌。

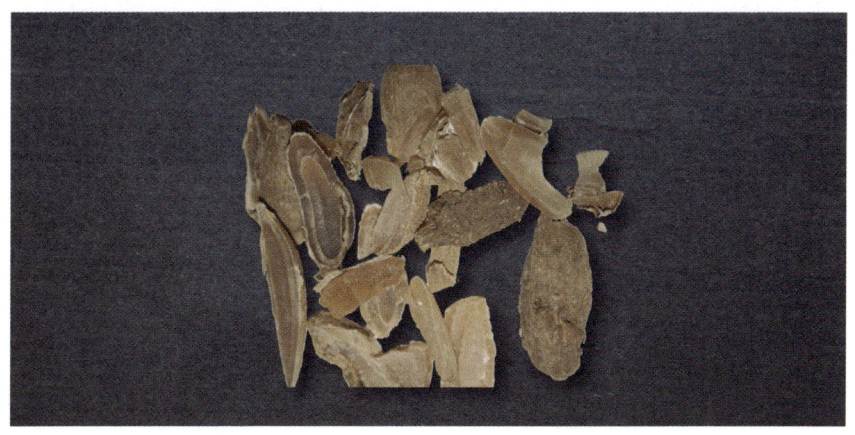

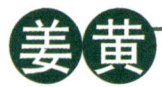

别名 黄姜、宝鼎香、毛姜黄、片姜黄、片子姜黄、黄丝玉金。

来源 本品为姜科植物姜黄 *Curcuma longa* L. 的干燥根茎。

生境分布 生长于排水良好、土层深厚、疏松肥沃的砂质壤土。主产于四川、福建，广东、广西、云南也产。

饮片特征 本品为不规则或类圆形的厚片。外表皮深黄色，棕色纹理，粗糙，有时可见环节。切面棕黄色至金黄色，角质样，皮心易离，内皮层环纹明显，维管束呈点状散在。气香特异，味苦、辛。

采收加工 冬季茎叶枯萎时采挖，洗净，煮或蒸至透心，晒干，除去须根。

性味归经 辛、苦，温。归脾、肝经。

功效主治 破血行气，通经止痛。主治胸胁刺痛，胸痹心痛，痛经闭经，癥瘕，风湿肩臂疼痛，跌扑肿痛。

用法用量 内服：煎汤，3～10克。外用：适量。

实用验方 ①诸疮癣初生时痛痒：姜黄敷之。②牙痛不可忍：姜黄、细辛、白芷各等份，上为细末，并擦二、三次，盐汤漱。③胃炎、胆道炎、腹胀闷、疼痛、呕吐、黄疸：姜黄、广郁金、绵茵陈各15克，黄连2，肉桂1克，延胡索12克，水煎服。④心痛不可忍：姜黄（微炒）、当归（切，焙）各50克，木香、乌药（微炒）各25克，上四味，捣罗为散，每服二钱匕，煎茱萸醋汤调下。⑤产后腹痛：姜黄二分，没药一分，上为末，以水及童子小便各一盏，入药煎至一盏半，分作三服，通口服，约人行五、七里，再进一服。

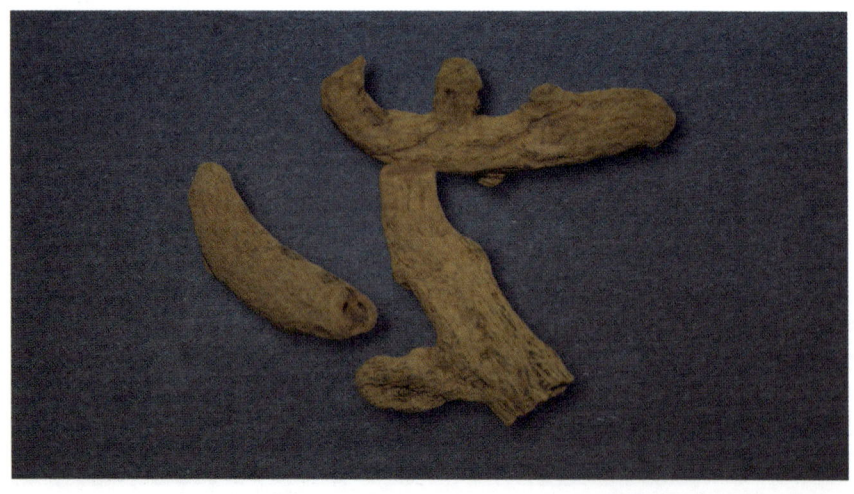

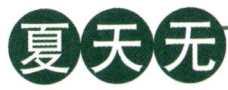 **别名** 落水珠、夏无踪、野延胡、一粒金丹、伏地延胡索。

来源 本品为罂粟科植物伏生紫堇 Corydalis decumbens (Thunb.) Pers. 的干燥块茎。

生境分布 生长于土层疏松肥沃、富含腐殖质、排水良好的壤土。主产江西及浙江；江苏、安徽、湖南、福建及台湾有分布。

饮片特征 本品呈类球形、长圆形、椭圆形或不规则块状，长0.5～3cm，直径0.5～2.5cm。表面灰黄色、暗绿色或黑褐色，有细皱纹，有的具瘤状突起或点状须根。顶端钝圆，可见茎痕，四周有淡黄色点状叶痕及须根痕，偶可见叶柄残根。质硬，断面黄白色或黄色，颗粒状或角质样，有的略带粉性。气微，味苦。

采收加工 春季或初夏出苗后采挖，除去茎、叶及须根，洗净，干燥。

性味归经 苦、微辛，温。归肝经。

功效主治 活血止痛，舒筋活络，祛风除湿。主治中风偏瘫，头痛，跌扑损伤，风湿痹痛，腰腿疼痛。

用法用量 内服：煎汤，6～12克；或研末分3次服。

实用验方 ①腰肌劳损：夏天无全草25克，水煎服。②风湿性关节炎：夏天无粉，每次服15克，每日2次。③高血压、脑瘤或脑栓塞所致偏瘫：鲜夏天无捣烂，每次大粒四至五粒，小粒八至九粒，每日1～3次，米酒或开水送服，连服三至十二个月。④各型高血压：夏天无、钩藤、桑白皮、夏枯草各等份，水煎服。⑤各型高血压：夏天无研末冲服，每次2～4克，水煎服。

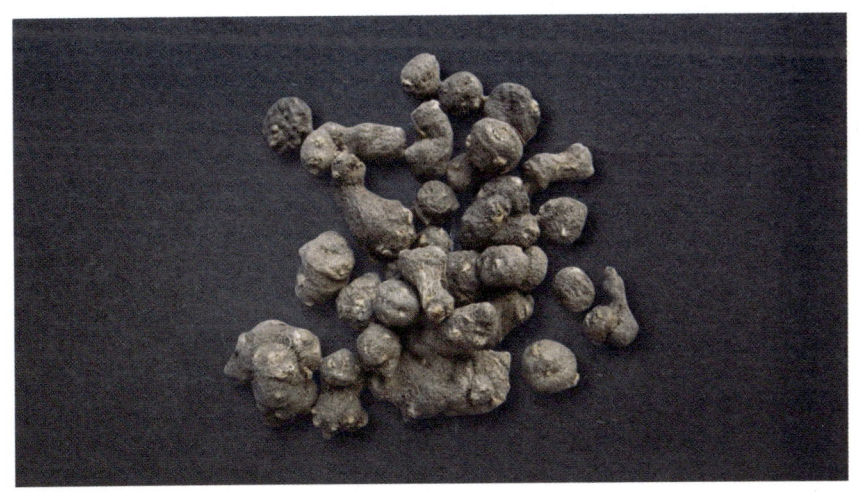

活血化瘀药·活血调经

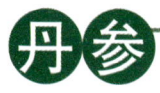 **别名** 山参、赤参、红根、活血根、紫丹参。

来源 本品为唇形科植物丹参 *Salvia miltiorrhiza* Bge. 的干燥根及根茎。

生境分布 生长于气候温暖湿润、日照充足的地方。主产于安徽、江苏、山东、河北、四川等省。

饮片特征 本品呈类圆形或椭圆形的厚片。外表皮棕红色或暗棕红色,粗糙,可见纵皱纹。切面红黄色或黄棕色,可见散在黄白色筋脉点,呈放射状排列,中心略黄,外表皮暗红棕色。气微,味微苦涩。

采收加工 春、秋二季采挖,除去泥沙,干燥。

性味归经 苦,微寒。归心、肝经。

功效主治 活血祛瘀,通经止痛,清心除烦,凉血消痈。主治胸痹心痛,脘腹胁痛,癥瘕积聚,热痹疼痛,心烦不眠,月经不调,痛经闭经,疮疡肿痛。

用法用量 内服:煎汤,10～15克。

实用验方 ①妇女经血不调:丹参适量,研粉,每次6克。②血瘀经闭、月经不调、痛经:丹参60克,月季花、红花各15克,以白酒500毫升浸渍,每次饮1～2小杯。③胃痛:丹参、甘草、乌贼骨各30克,参三七9克,共为末,每次1～1.5克,每日3次。

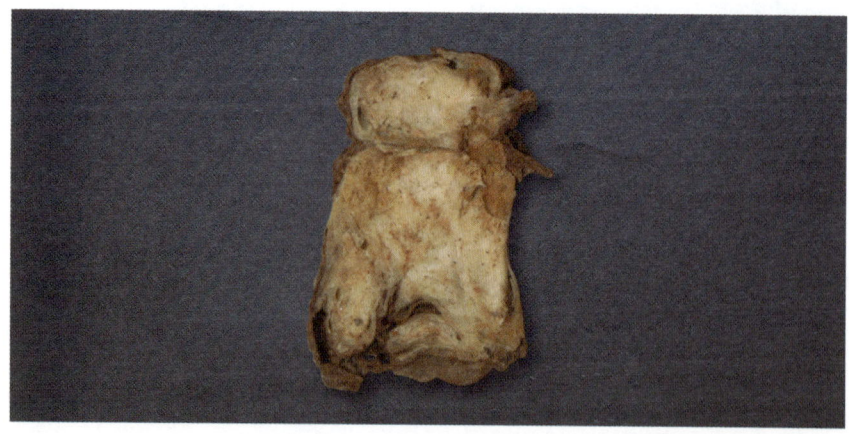

红花

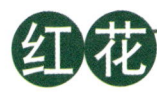

别名 红蓝花、草红花、刺红花、杜红花、金红花。

来源 本品为菊科植物红花 Carthamus tinctorius L. 的干燥花。

生境分布 生长于向阳、地热高燥、土层深厚、中等肥力、排水良好的砂质土壤。我国东北、华北、西北及山东、浙江、贵州、四川、西藏等地广泛栽培。

饮片特征 本品为不带子房的干燥管状花,长1~2cm。表面橙黄色或鲜艳橙红色。花冠筒细长,先端5裂,裂片呈狭条形,长5~8mm;雄蕊5,花药聚合成筒状,黄白色;柱头长圆柱形,顶端微分叉。质地柔软。具特殊香气,味微苦。

采收加工 夏季花由黄变红时采摘,阴干或晒干。

性味归经 辛,温。归心、肝经。

功效主治 活血通经,散瘀止痛。主治经闭,痛经,恶露不行,癥瘕痞块,胸痹心痛,瘀滞腹痛,胸胁刺痛,跌扑损伤,疮疡肿痛。

用法用量 内服:煎汤,3~10克。

实用验方 ①痛经:红花6克,鸡血藤24克,水煎,调黄酒适量服。②关节炎肿痛:红花炒后研末适量,加入等量的地瓜粉,盐水或烧酒调敷患处。③产后腹痛:红花、川芎、炙甘草、炮姜各10克,桃仁、蒲黄(包煎)各15克,五灵脂20克(包煎),水煎服。④喉痛、音哑:红花5克,桃仁、桔梗、甘草、赤芍各10克,生地20克,当归、玄参各15克,枳壳、柴胡各5克,水煎服。⑤冻疮:红花10克,川椒、苍术、侧柏叶各20克,泡酒,用药酒擦手足,可预防冻疮。⑥肝癌:红花15克,白花蛇舌草35克,麝香0.5克,半边莲、人参各40克,黄芪60克,桃仁、三七、莪术各25克,三棱12克,八月札125克,凌霄花、香附各20克,共研细末。蜜为丸,每日3次,每次6克。

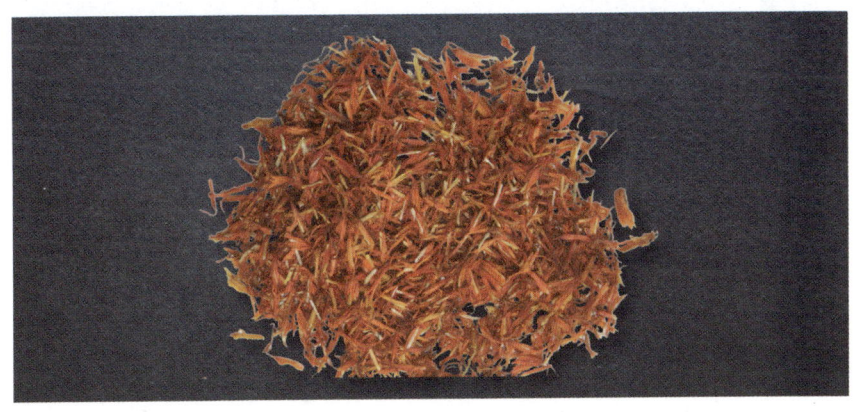

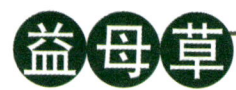 **别名** 益母、坤草、茺蔚、野天麻、益母蒿、地母草。

来源 本品为唇形科植物益母草 *Leonurus japonicus* Houtt. 的新鲜或干燥地上部分。

生境分布 生长于山野荒地、田埂、草地等。全国大部分地区均有分布。

饮片特征 本品呈不规则的段，茎叶花共存。茎方形，四面凹下成纵沟，灰绿色或黄绿色。切面中部有白髓，呈絮状。叶片灰绿色，较薄，多皱缩、破碎。花为穗状，花蕾带刺，黄棕色，花萼筒状，花冠二唇形。气微，味微苦。

采收加工 鲜品春季幼苗期至初夏花前期采割；干品夏季茎叶茂盛、花未开或初开时采割，晒干，或切段晒干。

性味归经 苦、辛，微寒。归肝、心包、膀胱经。

功效主治 活血调经，利尿消肿，清热解毒。主治月经不调，痛经经闭，恶露不尽，水肿尿少，疮疡肿毒。

用法用量 内服：煎汤，9～30克，鲜品可用至12～40克。

实用验方 ①痛经：益母草30克，香附9克，水煎，冲酒服。②产后恶露不下：益母草，捣，绞取汁，每服一小盏，入酒一合，暖过搅匀服之。③折伤筋骨，遇天阴则痛：益母草不拘多少，用水煎膏，随病上下，食前后服，酒化下。④闭经：益母草90克，橙子30克，红糖50克，加水煎服。⑤功能性子宫出血：益母草50克，香附15克，鸡蛋2个，加水煮熟，再去壳煮10分钟，去药渣，吃蛋饮汤，每日1次。⑥产后腹痛：益母草50克，生姜30克，大枣20克，红糖15克，加水煎服。

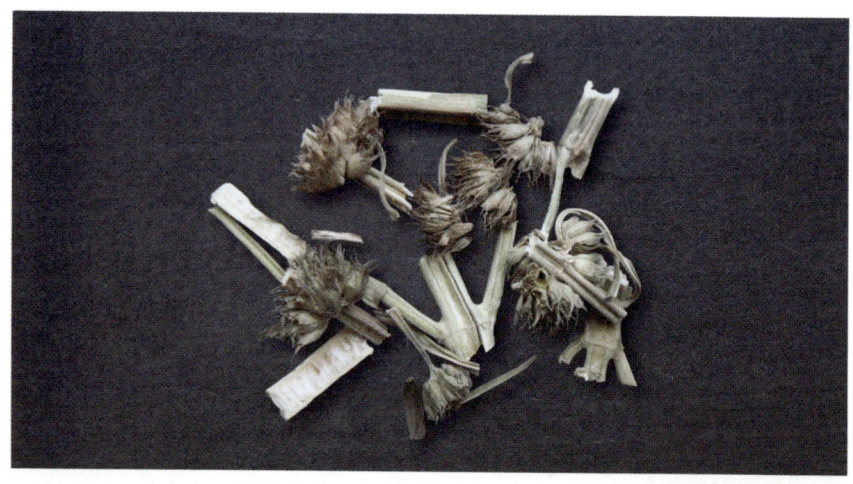

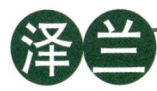 **别名** 虎兰、虎蒲、风药、地石蚕、蛇王草、地瓜儿苗。

来源 本品为唇形科植物毛叶地瓜儿苗 *Lycopus lucidus* Turcz. Var. hirtus Regel 的干燥地上部分。

生境分布 生长于沼泽地、水边；有栽培。产全国大部地区。

饮片特征 本品呈不规则的段。茎方柱形，四面均有浅纵沟，表面黄褐色或微带紫色，节处紫色明显，有白色茸毛。质脆，易折断，切面黄白色，中央髓部大多呈中空洞状，占直径的1/2或更多。叶对生，暗绿色或微带黄色，多皱缩破碎，展平后呈披针形或长圆形，边缘有锯齿。花簇生于叶腋，大多脱落或仅有苞片与萼片。气微，味淡。

采收加工 夏、秋二季茎叶茂盛时采割，晒干。

性味归经 苦、辛，微温。归肝、脾经。

功效主治 活血调经，祛瘀消痈，利水消肿。主治月经不调，经闭，痛经，产后瘀血腹痛，疮痈肿毒，水肿腹水。

用法用量 内服：煎汤，6~12克。

实用验方 ①产后四肢浮肿：泽兰叶、防己各3克，共研为末，温酒调服。②经期腰痛：泽兰叶30~60克，水煎，加红糖适量，每日1剂，分2次煎服。③闭经：泽兰、熟地、益母草各30克，赤芍10克，当归、香附各9克，水煎服，每日2剂。④产后瘀血腹痛：泽兰30克，赤芍10克，当归、没药、乳香、桃仁各9克，红花6克，水煎服，每日1剂。⑤跌打损伤：泽兰、熟地各30克，当归12克，桃仁、枳壳、赤芍各10克，乳香、红花、没药各9克，水煎服，每日1剂。⑥蛇咬伤：泽兰全草60~120克，水煎服，每日1剂；另取泽兰叶50克，捣烂敷伤口，每日换药1~2次。

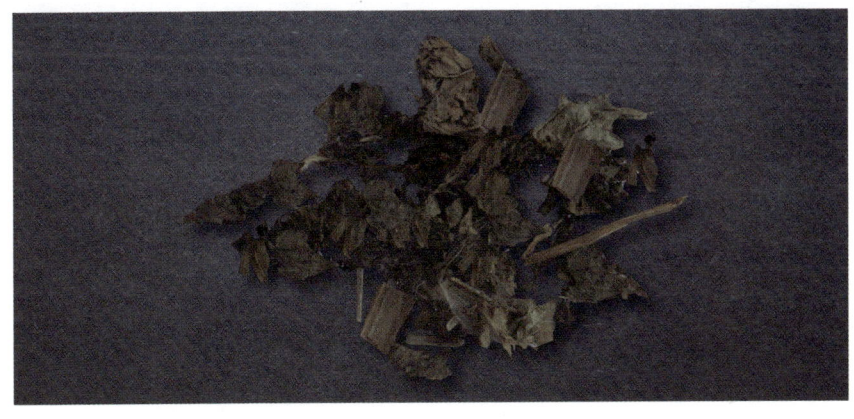

川牛膝

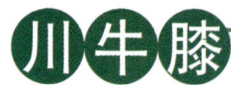

别名 牛膝、甜牛膝、大牛膝、拐牛膝、白牛膝、天全牛膝。

来源 本品为苋科植物川牛膝 *Cyathula officinalis Kuan* 的干燥根。

生境分布 生长于林缘、草丛中或栽培。主产于四川、云南、贵州。

饮片特征 本品呈圆形或椭圆形薄片。外表皮黄棕色或灰褐色,切面平坦,略半透明状。中心黄白色,外周有众多筋脉小点,多数排列成数轮同心环,外表皮有细纵皱纹。质脆硬。气微,味甜微涩,嚼之略粘牙。川牛膝为圆形薄片,切面淡黄色或棕黄色,外表皮黄棕色或灰褐色。

采收加工 秋、冬二季采挖,除去芦头、须根及泥沙,烘或晒至半干,堆放回润,再烘干或晒干。

性味归经 甘、微苦,平。归肝、肾经。

功效主治 逐瘀通经,通利关节,利尿通淋。主治经闭癥瘕,胞衣不下,跌扑损伤,风湿痹痛,足痿筋挛,尿血血淋。

用法用量 内服:煎汤,5~10克。

实用验方 ①高血压:川牛膝20克,牡丹皮、桃仁、当归、川芎、生龙骨、生牡蛎各15克,车前子10克,煎汤服用。②咽喉肿痛、声音嘶哑:将牛膝2~5克研末,吹咽喉。③痛风:川牛膝、川续断、骨碎补、杜仲、枸杞、金毛狗脊、鸡血藤各10克,威灵仙、当归、丹皮、独活、甘草各6克,黄芪12克,水煎服。④腰腿痛:川牛膝、续断、杜仲各10克,水煎服,每日1剂。⑤骨髓炎:川牛膝、紫花地丁各20克,黄芪20~30克,土茯苓、丹参各30克,金银花、山药各25克,蒲公英45克,当归、骨碎补各12克,黄柏10克,水煎服,每日1剂,连服10~20剂。⑥牙痛:牛膝、生石膏、生地、赭石各50克,甘草10克,水煎2次,混合后分上、下午服,每日1剂。

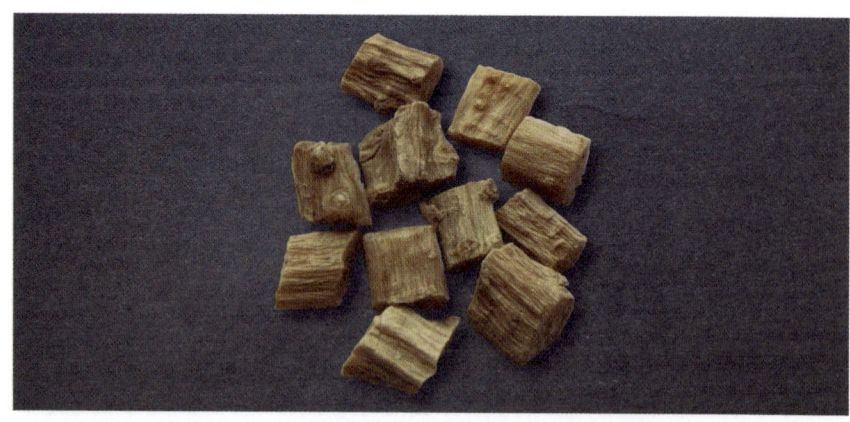

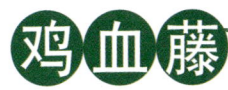 鸡血藤　别名　红藤、血风藤、大血藤、活血藤、血龙藤。

来源　本品为豆科植物密花豆 *Spatholobus suberectus* Dunn的干燥藤茎。

生境分布　生长于灌丛中或山野间。为广西道地药，我国华东、华南及湖北、云南均有分布，江苏南部野生；越南也有大量分布。

饮片特征　本品为椭圆形、长矩圆形或不规则的斜切片，厚0.3～1cm。栓皮灰棕色，粗糙，有的可见灰白色斑，栓皮脱落处显红棕色。质坚硬。切面木部红棕色或棕色，具有小孔；韧皮部有树脂状分泌物，呈红棕色或黑棕色，与木部相间排列成数个同心性椭圆形环或偏心性半圆形环；髓部偏向一侧。气微，味涩。

采收加工　秋、冬二季采收，除去枝叶，切片，晒干。

性味归经　苦、甘，温。归肝、肾经。

功效主治　活血补血，调经止痛，舒筋活络。主治月经不调，痛经，经闭，风湿痹痛，麻木瘫痪，血虚萎黄。

用法用量　内服：煎汤，9～15克。

实用验方　①手脚痛：鸡血藤100克，水煎服。②体虚盗汗：鸡血藤150克，煎水冲鸡蛋二只服。③风湿痹痛：鸡血藤、当归、半枫荷、枫香寄生、豆豉姜、海风藤各15克，牛膝9克，水煎服。④关节炎：鸡血藤50克，透骨草、川乌、爬山虎、牛膝各25克，泡白酒500毫升，装容器内，对阳光处埋地下24小时取出，每次服25克，每日3次。⑤腰痛：鸡血藤、生筋草各9克，水煎服。

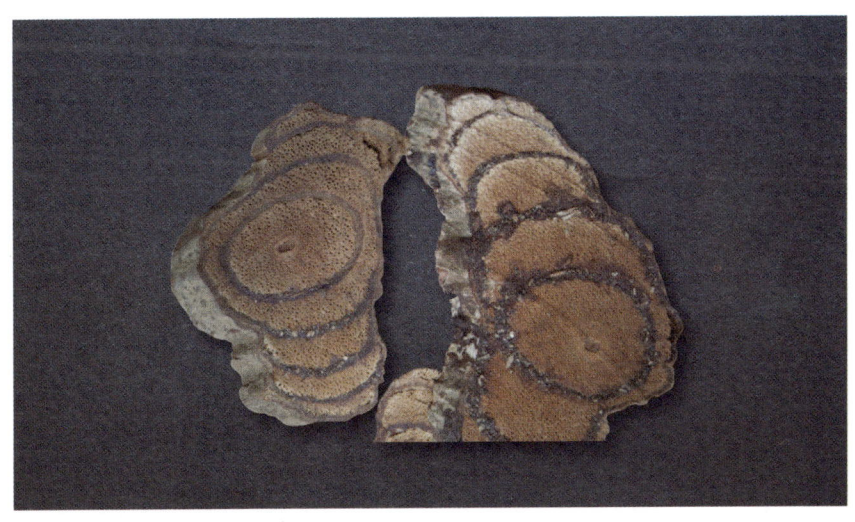

王不留行

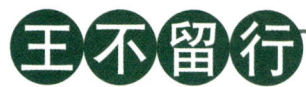

别名 奶米、大麦牛、不母留、王母牛。

来源 本品为石竹科植物麦蓝菜 *Vaccaria segetalis* (Neck.) Garcke 的干燥成熟种子。

生境分布 生长于山地、路旁及田间。除华南外,全国各地均产,主产河北。

饮片特征 本品呈类球形,直径约2mm。表面黑色或红黑色,微有光泽,有细密颗粒状突起,一侧有1凹陷的纵沟。胚乳白色,胚弯曲成环,子叶2。质硬。用文火炒至爆开白花。气微,味微涩、苦。

采收加工 夏季果实成熟、果皮尚未开裂时采割植株,晒干,打下种子,除去杂质,再晒干。

性味归经 苦,平。归肝、胃经。

功效主治 活血通经,下乳消肿,利尿通淋。主治经闭,痛经,乳汁不下,乳痈肿痛,淋证涩痛。

用法用量 内服:煎汤,5~10克。

实用验方 ①急性乳腺炎:王不留行25克,蒲公英50克,每日1剂,水煎分两次服。②血栓性脉管炎:王不留行、茯苓、茜草、丹参各12克,黄柏、地鳖各6克,木瓜、清风藤、川牛膝各9克,薏苡仁20克,水煎服,每日1剂,每日2次。③乳腺癌:王不留行90克,柴胡、黄芩各15克,瓜蒌、苏子、白芍、党参、陈皮、夏枯草、石膏、牡蛎各30克,川椒5克,甘草6克,大枣10枚,水煎服,每日1剂,每日3次。④鹅掌风:王不留行、苦参、白芷、茅苍术各12克,猪油适量,共为细面,猪油细水熬去渣,与药面混合一起,涂于患处,用手摩擦,再以微火烤之。⑤产后缺乳:王不留行15克,猪蹄1只,穿山甲9克,通草10克,加水炖服。

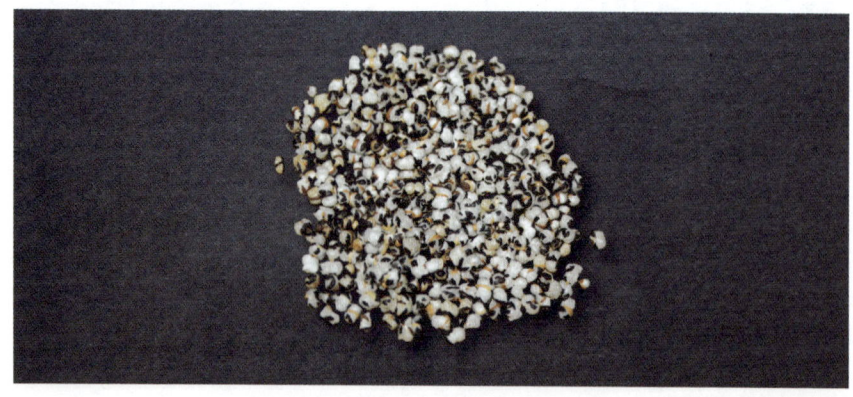

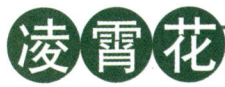 **别名** 追罗、紫葳花、堕胎花、吊墙花、藤罗草、上树龙。

来源 本品为紫葳科植物凌霄 Campsis grandiflora (Thunb.) K. Schum.或美洲凌霄 Campsis radicans (L.) Seem.的干燥花。

生境分布 生长于墙根、树旁、竹篱边。多为野生，也有栽培。主产江苏、浙江、江西、湖北等地。

饮片特征 多皱缩卷曲，黄褐色或棕褐色，完整花朵长4~5cm。萼筒钟状，长2~2.5cm，裂片5，裂至中部，萼筒基部至萼齿尖有5条纵棱。花冠先端裂，裂片半圆形，下部联合呈漏斗状，表面可见细脉纹，内表面较明显。雄蕊4，2长2短，着生在花冠上，花药个字形，花柱1，柱头扁平。气清香，味微苦、酸。

采收加工 夏、秋二季花盛开时采收，干燥。

性味归经 甘、酸，寒。归肝、心包经。

功效主治 活血化瘀，凉血祛风。主治月经不调，经闭癥瘕，产后乳肿，风疹发红，皮肤瘙痒，痤疮。

用法用量 内服：煎汤，5~9克。

实用验方 ①皮肤湿癣：凌霄花、白矾、雄黄各9克，黄连、天南星、羊蹄根各10克，研细末，用水调匀外擦患处，每日3次。②酒齄鼻：凌霄花研末，和密陀僧末，调涂。③血热风盛的周身痒症：凌霄花、荆芥、归尾、防风各9克，生地30克，赤芍、白藓皮各10克，甘草6克，水煎服，每日1剂。④瘀血阻滞、月经闭止、发热腹胀：凌霄花、丹皮、桃仁各9克，赤芍15克，红花6克，当归10克，水煎服，每日1剂。⑤血热风盛的周身痒症：可单用凌霄花9克，水煎服。⑥皮肤湿癣：凌霄花、羊蹄根各等份，酌加枯矾，研末搽患处。⑨崩中漏下血：凌霄花末，温酒服方寸匕，每日3次。

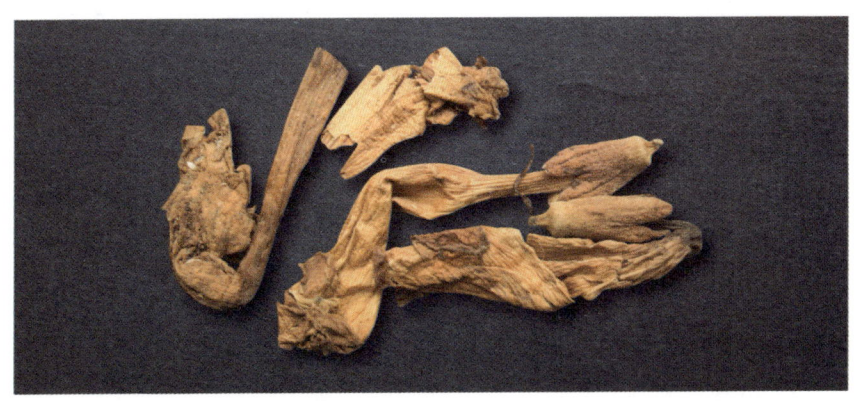

活血化瘀药·活血疗伤

马钱子

别名 苦实、马前子、番木鳖。

来源 本品为马钱科植物马钱 Strychnos nux-vomica L. 的干燥成熟种子。

生境分布 生长于山地林中。福建、台湾、广东、广西、云南有栽培。

饮片特征 本品呈纽扣状圆板形或扁圆形，常一面隆起，一面稍凹下，直径1.5～3cm，厚0.3～0.6cm。表面灰绿色或灰黄色，密生绢状茸毛，自中间向四周呈辐射状排列，有丝样光泽，底面中心有突起的圆点状种脐，边缘较厚，稍隆起，有微尖的珠孔，质坚硬。气微，味极苦。

采收加工 冬季采收成熟果实，取出种子，晒干。

性味归经 苦，温；有大毒。归肝、脾经。

功效主治 通络止痛，散结消肿。主治跌扑损伤，骨折肿痛，风湿顽痹，麻木瘫痪，痈疽疮毒，咽喉肿痛。

用法用量 内服：0.3～0.6克，炮制后入丸散用。

实用验方 ①喉痹作痛：马钱子、青木香、山豆根各等份，为末吹。②类风湿性关节炎：制马钱子250克，制川乌草、麻黄、乳香、蜂房、乌蛇、防己、没药、僵蚕、牛膝、苍术、甘草各30克，威灵仙80克，全蝎20克，木瓜、醋制自然铜各50克，水煎服。

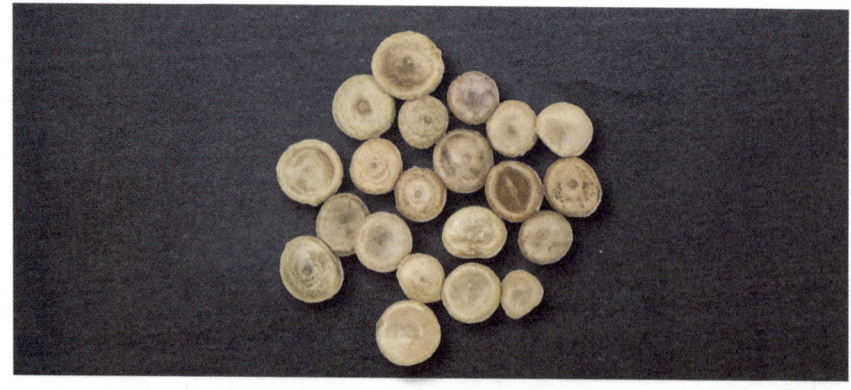

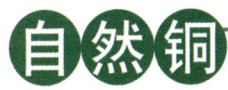 **自然铜** 别名 石髓铅、方块铜。

来源 本品为硫化物类矿物黄铁矿族黄铁矿,主含二硫化铁（FeS_2）。

生境分布 主产于四川、广东、江苏、云南等省。

饮片特征 本品晶形多为立方体,集合体呈致密块状。表面亮淡黄色,有金属光泽;有的表面显黄棕色或棕褐色,无金属光泽。具条纹,条痕绿黑色或棕红色,相邻晶面上的条纹相互垂直。体重,质坚硬或稍脆,易砸碎,断面黄白色,有金属光泽;或断面棕褐色,可见银白色亮星。无臭,无味。

采收加工 全年均可挖采,除去杂石即可。

性味归经 辛,平。归肝经。

功效主治 散瘀止痛,续筋接骨。主治跌扑损伤,筋骨折伤,瘀肿疼痛。

用法用量 内服:3～9克,多入丸散服,若入煎剂宜先煎。外用:适量。

实用验方 ①心气刺痛:自然铜火煅醋淬九次,研末,醋调一字服。②跌扑骨断:自然铜(煅通红,醋淬七次,放湿土上,月余用)、没药、乳香、羌活、当归身各等份,为散,每服10克,醇酒调,日再服。③闪腰岔气、腰痛:煅自然铜、土鳖虫各50克,研末,每服五分,开水送下,每日2次。④项下气瘿:自然铜贮水瓮中,逐日饮食,皆用此水,其瘿自消,或火烧烟气,久久吸之亦可。⑤打扑伤:自然铜(研极细,水飞过)、没药、当归各0.25克,以酒调频服,仍以手摩痛处。⑥一切恶疮及火烧汤烫:自然铜、密陀僧各50克,并煅研,甘草、黄檗各100克(并为末),上四味,一处研细,收密器中,水调涂或干敷。⑦头风疼痛至甚:自然铜、黄柏(厚者)各25克,细辛(去叶、土)一分,胡椒四十九粒。上研为细末,每遇头痛头风发时,先含水一口,后用药一字,搐鼻中,左疼左搐,右疼右搐,搐罢吐去水,口咬箸头,沥涎出为度。

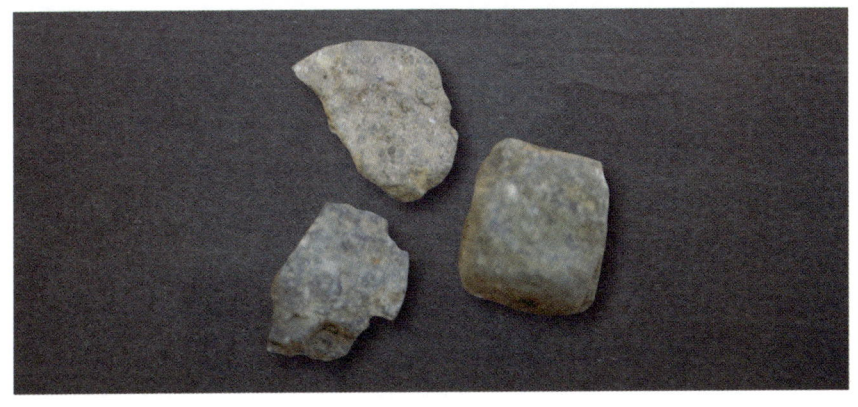

骨碎补

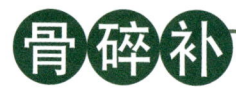

别名 毛姜、申姜、碎补、石毛姜、肉碎补、过山龙。

来源 本品为水龙骨科植物槲蕨 *Drynaria fortunei* (Kunze) J. Sm. 的干燥根茎。

生境分布 生长于树上、山林石壁上或墙上。主产于湖南、广东、广西、四川、浙江。

饮片特征 本品呈不规则厚片。表面红棕色或淡灰棕色,常残留细小棕色的鳞片,有的可见圆形的叶痕。切面红棕色,有小黄点呈圆圈状排列,周边棕褐色或深棕色。气微,味淡、微涩。

采收加工 全年均可采挖,除去泥沙,干燥,或再燎去茸毛(鳞片)。

性味归经 苦,温。归肾、肝经。

功效主治 疗伤止痛,补肾强骨;外用消风祛斑。主治跌扑闪挫,筋骨折伤,肾虚腰痛,筋骨痿软,耳鸣耳聋,牙齿松动;外治斑秃、白癜风。

用法用量 内服:煎汤,3~9克;鲜品可用至6~15克。外用鲜品适量。

实用验方 ①接骨续筋:骨碎补200克,浸酒500毫升,分10次内服,每日2次;另晒干研末外敷。②阑尾炎:鲜骨碎补(去毛)400克,切碎,加大血藤25克,红枣200克,水煎服。③牙痛:鲜骨碎补(去毛)50~100克,打碎,加水蒸服,勿用铁器打煮。④跌打损伤、腰背、关节酸痛:骨碎补(去毛)25~50克,水煎服。⑤斑秃:鲜骨碎补25克,斑蝥五只,烧酒150克,浸12日后,过滤擦患处,每日2~3次。⑥挫闪:骨碎补100克,杵烂,同生姜母、菜油、茹粉少许,炒敷患处。

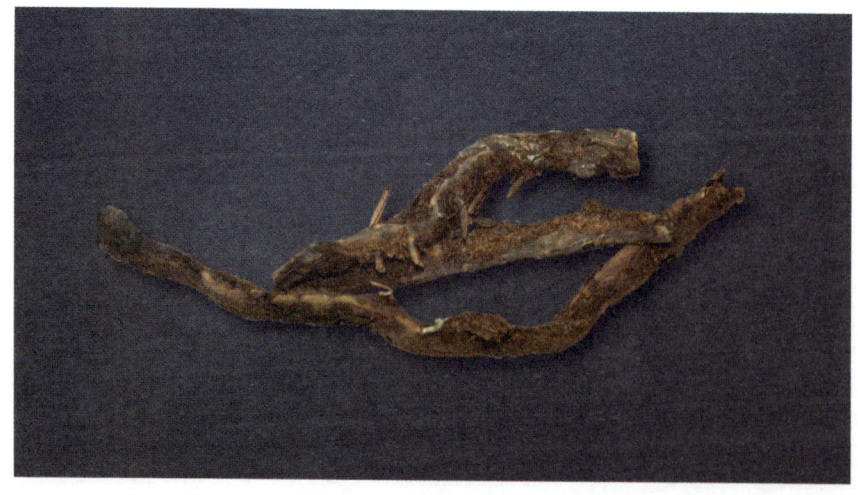

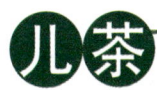 **别名** 孩儿茶、儿茶膏、方儿茶、乌丁泥。

来源 本品为豆科植物儿茶 *Acacia catechu* (L.f.) Willd. 的去皮枝、干的干燥煎膏。

生境分布 生长于向阳坡地。主产于云南、广西等地。

饮片特征 本品呈方块状或不规则块状,大小不一。表面棕褐色或黑褐色,平滑而稍具光泽。质硬,易碎,断面不整齐,具光泽,有细孔,遇潮有黏性。无臭,味涩、苦,略回甜。

采收加工 冬季采收枝、干,除去外皮,砍成大块,加水煎煮,浓缩,干燥。

性味归经 苦、涩,微寒。归肺、心经。

功效主治 活血止痛,止血生肌,收湿敛疮,清肺化痰。主治跌扑伤痛,外伤出血,吐血衄血,疮疡不敛,湿疹,口疮,肺热咳嗽。

用法用量 内服:煎汤,1~3克,多入丸散服,入煎剂宜包煎。外用:适量。

实用验方 ①扁桃体炎:儿茶、柿霜各15克,冰片2分,枯矾10克,共研细粉,用甘油调成糊状,擦患处。②口疮糜烂:儿茶5克,硼砂5分,研粉,敷患处。③疮疡久不收口、湿疹:儿茶、龙骨各5克,冰片1分,共研细粉,敷患处。④肺结核咯血:儿茶50克,明矾40克,共研细末,每次0.1~0.2克,每日3次。⑤宫颈糜烂:儿茶、乳香、铜绿、没药各25克,轻粉10克,黄丹15克,冰片5克,共研细粉,用液体石蜡调成膏剂。用消毒干棉球拭净分泌物,将药膏用带线棉球涂塞患处,6小时后牵出,每日1次。

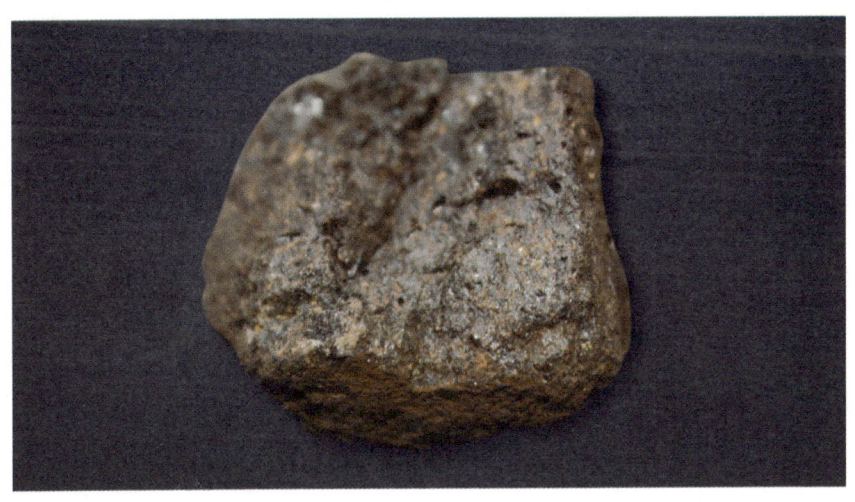

活血化瘀药·破血消癥

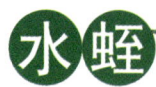 **别名** 马蜞、马蛭、蚂蟥、马黄、肉钻子。

来源 本品为水蛭科动物蚂蟥 *Whitmania pigra* Whitman、等的干燥全体。

生境分布 生长于湖泊、池塘以及水田中。分布于全国各地。

动物形态 本品呈不规则扁块状或扁圆柱形，略鼓起，有环纹。表面棕黄色至黑褐色，附有少量白色滑石粉。宽水蛭断面胶质状，有光泽；长条水蛭断面不平坦，无光泽。断面松泡，灰白色至焦黄色。气微腥，味辛咸。以体小、条整齐、黑褐色、无杂质者为佳。

采收加工 夏、秋二季捕捉，用沸水烫死，晒干或低温干燥。

性味归经 咸、苦，平；有小毒。归肝经。

功效主治 破血通经，逐瘀消癥。主治血瘀经闭，癥瘕痞块，中风偏瘫，跌扑损伤。

用法用量 内服：煎汤，1～3克。

实用验方 ①漏下去血不止：水蛭治下筛，酒服5克许，每日2次，恶血消即愈。②折伤：水蛭，新瓦上焙干，为细末，热酒调下5克，食顷，痛可，更一服，痛止。便将折骨药封，以物夹定之。

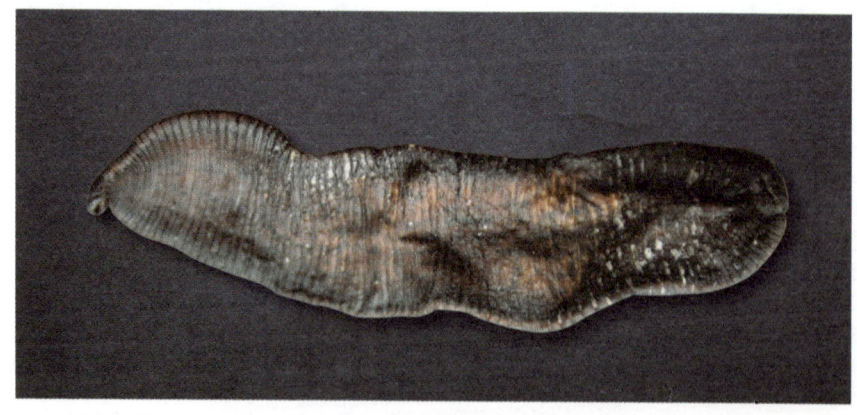

马鞭草

别名 马鞭、白马鞭、龙芽草、铁马鞭、野荆芥。

来源 本品为马鞭草科植物马鞭草 *Verbena officinalis* L. 的干燥地上部分。

生境分布 生长于山坡、路旁和村旁荒地上。广布我国大部分省区。

饮片特征 本品呈不规则的段。茎方柱形,四面有纵沟,表面绿褐色,粗糙。切面有髓或中空。叶多破碎,绿褐色,完整者展平后叶片3深裂,边缘有锯齿。穗状花序,有小花多数。质硬,易于折断。气微,味苦。

采收加工 6~8月花开时采割,除去杂质,晒干。

性味归经 苦,凉。归肝、脾经。

功效主治 活血散瘀,解毒,利水,退黄,截疟。主治癥瘕积聚,痛经经闭,喉痹,痈肿,水肿,黄疸,疟疾。

用法用量 内服:煎汤,5~10克。

实用验方 ①疟疾:马鞭草汁五合酒三合分三服。②乳痈肿痛:马鞭草一握,酒一碗,生姜一块,擂汁服渣敷之。③肝痛:马鞭草、八月札、石燕各30克,每日1剂,水煎服。④急性扁桃体炎:鲜马鞭草100克(干品50克),加水500毫升,慢火浓煎成300毫升,每次取100毫升加食盐少许,候冷,含口中缓缓咽干,每剂分3次含服,每日1剂。⑤口腔溃疡:鲜马鞭草30克(干品用15克),水煎2次,混合后分早、晚服,每日1剂。⑥疟疾:马鞭草60克,甜酒和水煎,取汁150毫升,于疟发前2小时服,连服3~5日。⑦感冒发热:马鞭草、板蓝根各18克,水煎服,每日2次,必要时,可口服2剂。⑧百日咳:马鞭草1000克,蜂蜜100克,熬膏,3岁患儿服2匙,日服3次,温开水送下。3岁以上者,酌加其量。⑨痢疾、急性胃肠:用马鞭草研末,每服3克,每日2~3次,连服1周。⑩急性乳腺炎:马鞭草、丹参、赤芍各15克,水煎服,每日3次,连服3~5日。

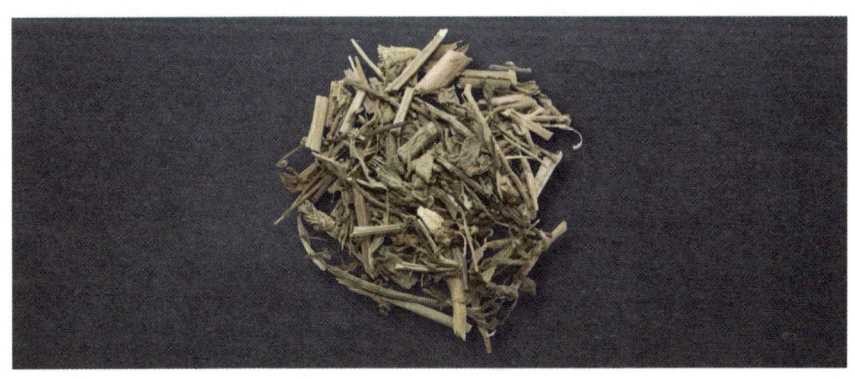

化痰止咳平喘药·温化寒痰

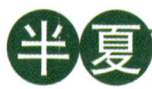 **别名** 示姑、地茨菇、老鸹头、羊眼半夏、地珠半夏。

来源 本品为天南星科植物半夏 *Pinellia ternata*（Thunb.）Breit. 的干燥块茎。

生境分布 生长于山坡、溪边阴湿的草丛中或林下。我国大部分地区有分布。

饮片特征 本品呈类球形，有的稍偏斜，直径1～1.5cm。表面白色或浅黄色，顶端有凹陷的茎痕，周围密布麻点状根痕；下面钝圆，较光滑。质坚实，断面洁白，富粉性。气微，味辛辣、并有粘性感、麻舌而刺喉。

采收加工 夏、秋二季采挖，洗净，除去外皮及须根，晒干。

性味归经 辛、温；有毒。归脾、胃、肺经。

功效主治 燥湿化痰，降逆止呕，消痞散结。主治湿痰寒痰，咳喘痰多，痰饮眩悸，风痰眩晕，痰厥头痛，呕吐反胃，胸脘痞闷，梅核气；外治痈肿痰核。

用法用量 内服一般炮制后使用，3～9克。外用：适量，磨汁涂或研末以酒调敷患处。

实用验方 ①湿痰喘急，止心痛：半夏不拘多少，香油炒，为末，粥丸梧子大，每服三、五十丸，姜汤下。②时气呕逆不下、吐呕：半夏15克，生姜、茯苓各10克，水煎服。

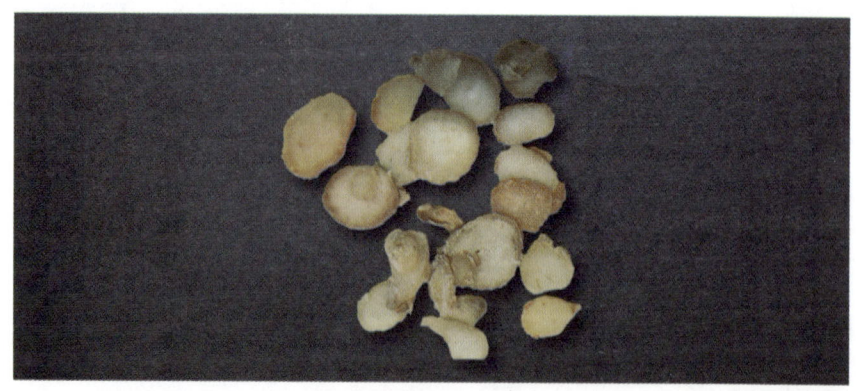

天南星

别名 南星、虎掌、独角莲、野芋头、虎掌南星。

来源 本品为天南星科植物天南星 Arisaema erubescens (Wall.) Schott、等的干燥块茎。

生境分布 生长于丛林之下或山野阴湿处。天南星主产于河南、河北、四川等地;异叶天南星主产于江苏、浙江等地;东北天南星主产于辽宁、吉林等地。野生与栽培均有。

饮片特征 本品呈扁圆形,表面类白色或淡棕色,较光滑,上面凹陷,周围散在多数麻点,质坚硬,不易破碎,断面不平坦,白色,半透明,角质状,有的可见筋脉纹,粉性。气微辛,味麻辣。以个大、色白、粉性足者为佳。

采收加工 秋、冬二季茎叶枯萎时采挖,除去须根及外皮,干燥。

性味归经 苦、辛,温;有毒。归肺、肝、脾经。

功效主治 散结消肿。外用治痈肿,蛇虫咬伤。

用法用量 外用生品适量,研末以醋或酒调敷患处。

实用验方 ①湿臂痛:天南星、苍术各等份,生姜三片,水煎服之。②风痫:天南星(九蒸九晒)为末,姜汁糊丸,梧子大,煎人参、菖蒲汤或麦冬汤下二十丸。③诸风口噤:天南星(炮,锉),大人15克,小儿5克,生姜五片,苏叶5克,水煎减半,入雄猪胆汁少许,温服。④喉闭:天南星、白僵蚕(并生用)各等份,为末,以生姜自然汁调一字许,用笔管灌在喉中,仍咬干姜皂子大,引涎出。⑤身面疣子:醋调南星末涂之。⑥破伤风:天南星、防风各50克,上二味,捣罗为末,先用童子小便洗疮口,后以此药末酒调贴之。

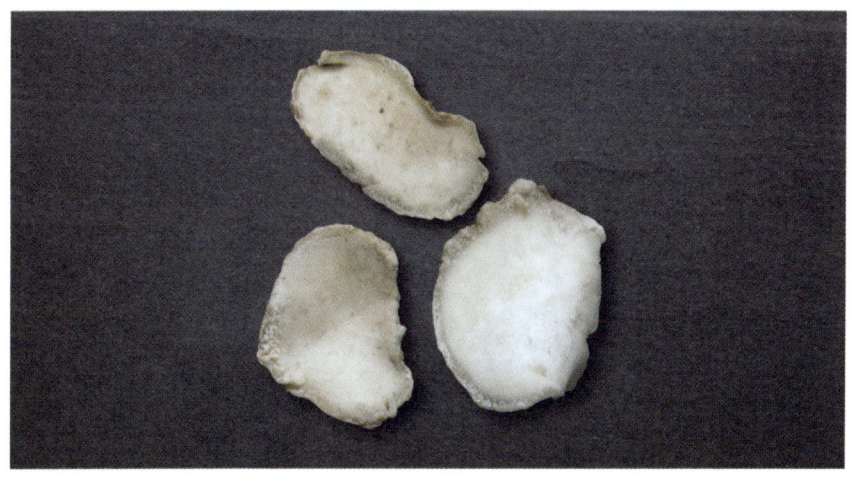

旋覆花

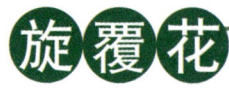

别名 金钱花、金沸花、满天星、全福花、金盏花、猫耳朵花。

来源 本品为菊科植物旋覆花 *Inula japonica* Thunb. 或欧亚旋覆花 *Inula britannica* L. 的干燥头状花序。

生境分布 生长于山坡路旁、湿润草地、河岸和田埂上。生于河岸、湿润坡地、田埂和路旁。广布于东北、华北、华东、华中及广西等地。

饮片特征 本品呈扁球形或类球形，直径1~2cm。总苞由多数苞片组成，呈覆瓦状排列，苞片披针形或条形，灰黄色，长4~11mm；总苞基部有时残留花梗，苞片及花梗表面被白色茸毛，舌状花1列，黄色，长约1cm，多卷曲，常脱落，先端3齿裂；管状花多数，棕黄色，长约5mm，先端5齿裂；子房顶端有多数白色冠毛，长5~6mm。有的可见椭圆形小瘦果。体轻，易散碎。气微，味微苦。以花头完整，色黄绿者为佳。

采收加工 夏、秋二季花开放时采收，除去杂质，阴干或晒干。

性味归经 苦、辛、咸，微温。归肺、脾、胃、大肠经。

功效主治 降气，消痰，行水，止呕。主治风寒咳嗽，痰饮蓄结，胸膈痞闷，喘咳痰多，呕吐噫气，心下痞硬。

用法用量 内服：煎汤，3~9克，包煎。

实用验方 ①肝炎：旋复花150克，葱十四茎，新绛少许，以水三升，煮取一升，顿服。②风湿痰饮上攻、头目眩胀眵：旋复花、天麻、甘菊花各等份。为末，每晚服10克，白汤下。③小便不行（因痰饮留闭者）：旋复花一握，捣汁，和生油酒服。④风火牙痛：旋复花为末，搽牙根上，良久，去其痰涎，疼止。

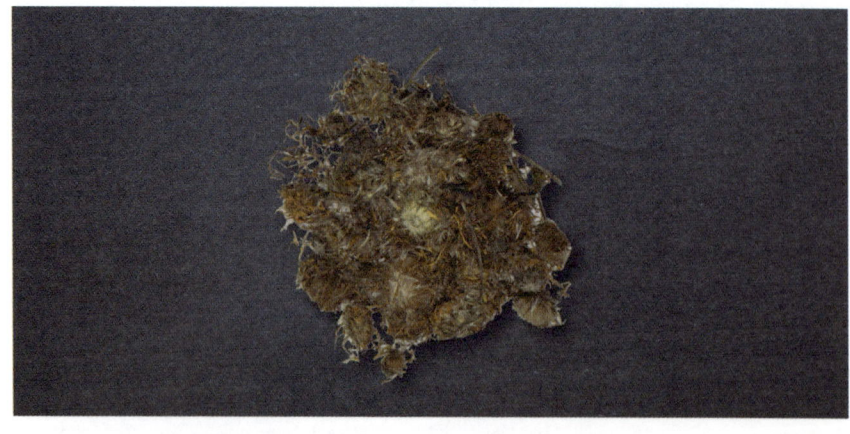

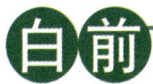

别名 嗽药、石蓝、草白前、空白前、鹅管白前、竹叶白前。

来源 本品为萝藦科植物柳叶白前 *Cynanchum stauntonii*（Decne.）Schltr. ex Lévl. 或芫花叶白前 *Cynanchum glaucesens*（Decne.）Hand.-Mazz. 的干燥根茎及根。

生境分布 生长于山谷中阴湿处、江边砂碛之上或溪滩。主产于浙江、安微、福建、江西、湖北、湖南、广西等省区。

饮片特征 根茎呈细长圆柱形，有分枝，稍弯曲，长4～15cm，直径1.5～4mm。表面黄白色或黄棕色，节明显，节间长1.5～4.5cm，顶端有残茎。质脆，断面中空。节处簇生纤细弯曲的根，长可达10cm，直径不及1mm，有多次分枝呈毛须状，常盘曲成团。气微，味微甜。

采收加工 秋季采挖，洗净，晒干。

性味归经 辛，苦，微温。归肺经。

功效主治 降气，消痰，止咳。主治肺气壅实，咳嗽痰多，胸满喘急。

用法用量 内服：煎汤，3～10克。

实用验方 ①跌打胁痛：白前25克，香附15克，青皮5克，水煎服。②胃脘痛、虚热痛：白前、重阳木根各25克，水煎服。③疟母（脾肿大）：白前25克，水煎服。④小儿疳积：白前、重阳木或兖州卷柏全草各15克，水炖服。⑤久嗽兼唾血：白前150克，桔梗、桑白皮各100克，甘草（炙）50克，上四味切，以水二大升，煮取半大升，空腹顿服。若重者，十数剂。忌猪肉、海藻、菘菜。

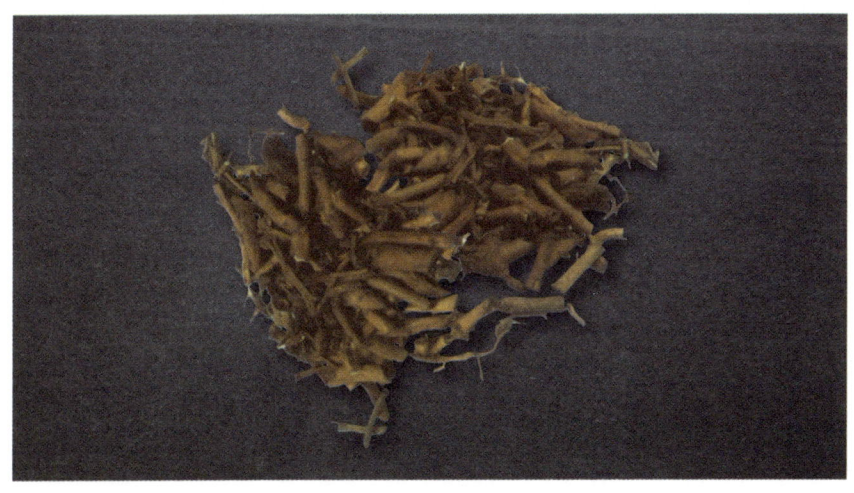

化痰止咳平喘药·清化热痰

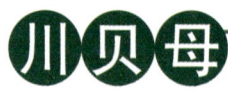

别名 贝母、川贝、贝壳母、京川贝。

来源 本品为百合科植物川贝母 *Fritillaria cirrhosa* D.Don、等的干燥鳞茎。

生境分布 生长于高寒地区、土壤比较湿润的向阳山坡。川贝母主产四川、西藏、云南等省区。

饮片特征 呈类圆锥形或近球形,高0.3~0.8cm,直径0.3~0.9cm。表面类白色。顶部闭合,内有类圆柱形、顶端稍尖的心芽和小鳞叶1~2枚;先端钝圆或稍尖,底部平,微凹入,中心有1灰褐色的鳞茎盘,偶有残存须根。质硬而脆,断面白色,富粉性。气微,味微苦。

采收加工 夏、秋二季或积雪融化时采挖,除去须根、粗皮及泥沙,晒干或低温干燥。

性味归经 苦、甘,微寒。归肺、心经。

功效主治 清热润肺,化痰止咳。主治肺热燥咳,干咳少痰,阴虚劳嗽,痰中带血,瘰疬,乳痈,肺痈。

用法用量 内服:煎汤,3~10克;或研粉冲服,一次1~2克。

实用验方 ①百日咳:贝母、生甘草各10克,白花蛇5克,以上三味,粉碎,过筛,混合均匀,口服,每次1.5~3克,每日3次。②下乳:贝母、牡蛎、知母三物为细末,同猪蹄汤调下。③气管炎:川贝母5克研末,用梨一个切开去核,将贝母粉填入梨空处合紧,蒸或煎水服均可。

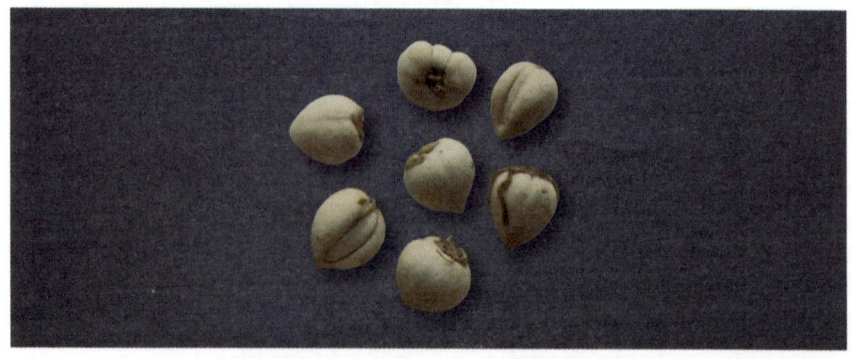

浙贝母

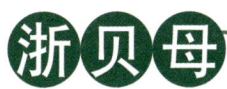

别名 浙贝、珠贝、大贝母、象贝母、元宝贝。

来源 本品为百合科植物浙贝母 *Fritillaria thunbergii* Miq. 的干燥鳞茎。

生境分布 生长于湿润的山脊、山坡、沟边及村边草丛中。分布浙江、江苏、安徽、湖南等地。

饮片特征 为鳞茎外层的单瓣鳞叶切成的片。椭圆形或类圆形，直径1~2cm，边缘表面淡黄色，切面平坦，粉白色。质脆，易折断，断面粉白色，富粉性。

采收加工 初夏植株枯萎时采挖，洗净。大小分开，大者除去芯芽，习称"大贝"；小者不去芯芽，习称"珠贝"。分别撞擦，除去外皮，拌以煅过的贝壳粉，吸去擦出的浆汁，干燥；或取鳞茎，大小分开，洗净，除去芯芽，趁鲜切成厚片，洗净，干燥，习称"浙贝片"。

性味归经 苦，寒。归肺、心经。

功效主治 清热化痰止咳，解毒散结消痈。主治风热咳嗽，痰火咳嗽，肺痈，乳痈，瘰疬，疮毒。

用法用量 内服：煎汤，5~10克。

实用验方 ①感冒咳嗽：浙贝母、桑叶、知母、杏仁各15克，紫苏10克，水煎服。②痈毒肿痛：浙贝母、连翘各15克，金银花30克，蒲公英40克，水煎服。③反流性食管炎：浙贝母、乌贼骨各20克，研末吞服。④溃疡性口腔炎：浙贝母5克，乌贼骨25克，上药研细，每次6克，每日3次。⑤溃疡性口腔炎：浙贝母60克，白及30克，各为末和匀备用，每服4克，冷开水冲服或含化咽服，每日3次，儿童和老年人用量减半。

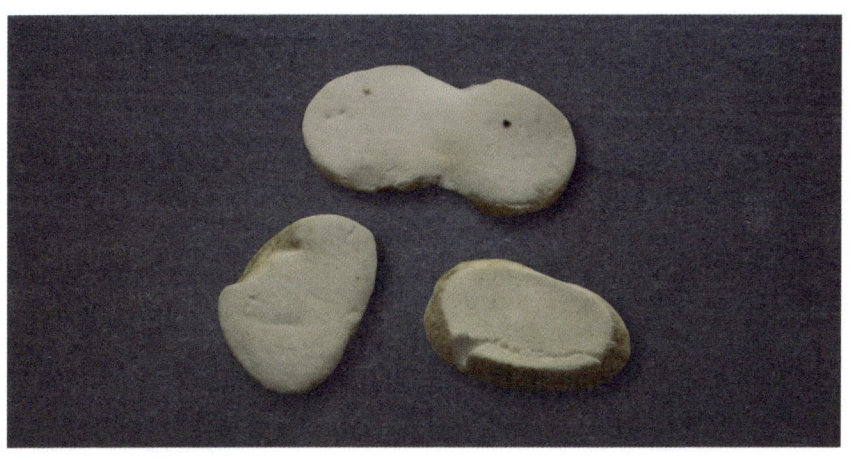

瓜蒌

别名 吊瓜、药瓜、栝楼、药瓜皮、栝楼实。

来源 本品为葫芦科植物栝楼 *Trichosanthes kirilowii* Maxim. 或双边栝楼 *Trichosanthes rosthornii* Harms 的干燥成熟果实。

生境分布 生长于山坡、草丛、林缘半阴处。主产山东、河南、河北。

饮片特征 本品呈不规则的丝或块状。外表面橙红色或橙黄色，皱缩或较光滑；内表面黄白色，有红黄色丝络，果瓤橙黄色，与多数种子粘结成团。切面类白色或黄白色。质脆。以完整不破、皱缩、皮厚、糖性足者为佳。

采收加工 秋季果实成熟时，连果梗剪下，置通风处阴干。

性味归经 甘、微苦，寒。归肺、胃、大肠经。

功效主治 清热涤痰，宽胸散结，润燥滑肠。主治肺热咳嗽，痰浊黄稠，胸痹心痛，结胸痞满，乳痈，肺痈，肠痈，大便秘结。

用法用量 内服：煎汤，9～15克。

实用验方 ①热病头痛、发热进退：大栝楼一枚，取瓤，置瓷碗中，用热汤一盏沃之，盖定良久，去滓服。②小便不通、腹胀：瓜蒌焙研，每服10克，热酒下，频服，以通为度。③化痰通腑：全瓜蒌30～40克，胆南星6～10克，生大黄、芒硝（熔化）各10～15克，水煎服。④热毒蕴结型乳腺癌：瓜蒌25个，全蝎160克，将全蝎晒干或烘干，碾成细粉，均匀地纳入瓜蒌焙干存性，碾成细粉，瓶装备用。口服，每日3次，每次3克，连服1个月。⑤慢性支气管炎：瓜蒌、浙贝母、桔梗、赤芍、黄芩、丹皮、金银花、栀子、杏仁各12克，连翘、丹参各15克，甘草6克，用上药加水煎2次，取药汁混合，每日1剂，分2次服用。

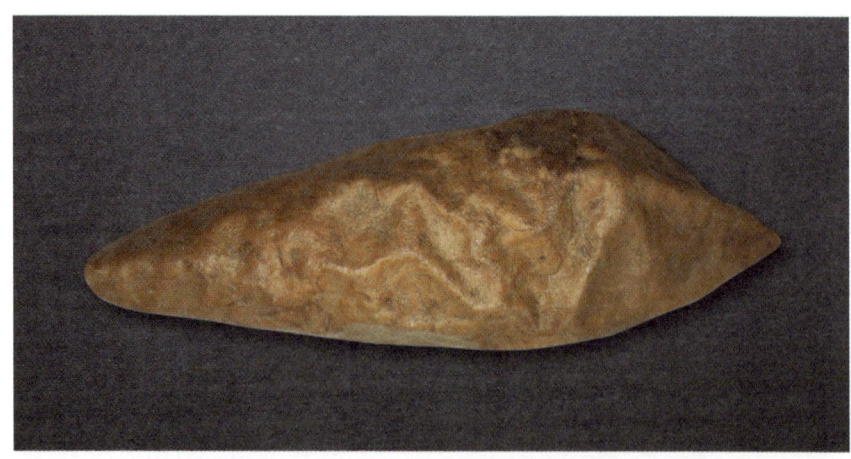

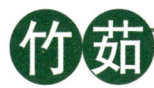 **别名** 麻巴、竹皮、青竹茹、竹二青、淡竹茹、淡竹皮茹。

来源 本品为禾本科植物青秆竹 Bambusa tuldoides Munro、大头典竹 Sinocalamus beechyanus (Munro) McClure var. pubescens P. F. Li 或淡竹 Phyllostachys nigra (Lodd.) Munro var. henonis (Mitf.) Stapf ex Rendle 的茎秆的干燥中间层。

生境分布 生长于路旁、山坡，也有栽培的。主产于长江流域和南方各省。

饮片特征 本品为卷曲成团的不规则丝条或呈长条形薄片状。宽窄厚薄不等，浅绿色、黄绿色或黄白色。纤维性，体轻松，质柔韧，有弹性，不易折断。气微，味淡。

采收加工 全年均可采制，取新鲜茎，除去外皮，将稍带绿色的中间层刮成丝条，或削成薄片，捆扎成束，阴干。前者称"散竹茹"，后者称"齐竹茹"。

性味归经 甘，微寒。归肺、胃、心、胆经。

功效主治 清热化痰，除烦，止呕。主治痰热咳嗽，胆火挟痰，惊悸不宁，心烦失眠，中风痰迷，舌强不语，胃热呕吐，妊娠恶阻，胎动不安。

用法用量 内服：煎汤，5~10克。

实用验方 ①肺热痰咳：竹茹、杏仁、枇杷叶各9克，桑白皮12克，瓜蒌10克，甘草、黄芩各6克，水煎服。②胃热呕哕：竹茹12克，半夏9克，橘皮、黄连各6克，水煎服。③心气不足、痰热内扰之虚烦不眠、胆怯易惊涛、惊悸自汗：竹茹、枳实、半夏各6克，橘皮9克，炙甘草3克，茯苓5克，生姜5片，大枣1枚，水煎服。

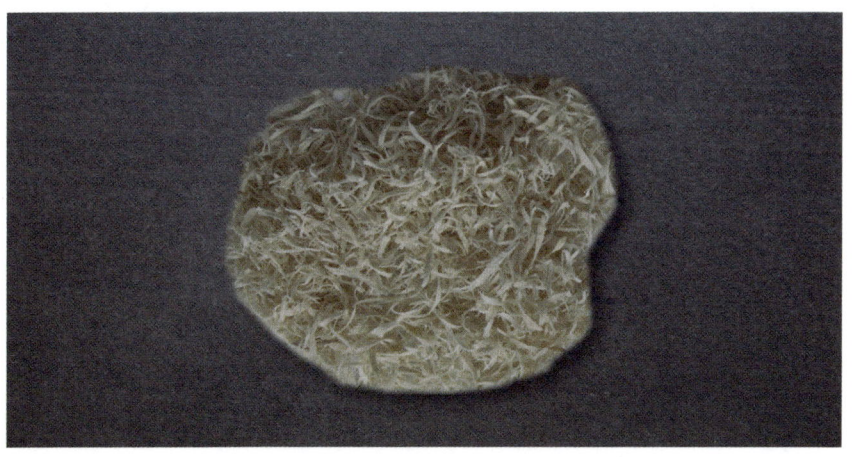

前胡

别名 土当归、水前胡、野当归、野芹菜、鸡脚前胡。

来源 本品为伞形科植物白花前胡 *Peucedanum praeruptorum* Dunn 的干燥根。

生境分布 生长于向阳山坡草丛中。白花前胡主产于浙江、江西、四川等省。紫花前胡生产于浙江、江西、湖南、山西等省。

饮片特征 本品呈类圆形或不规则的薄片。外表皮黑褐色或灰黄色,有皱缩,有突起的根痕,有时可见残留的纤维状叶鞘残基。顶端片有叶鞘残基和茎痕,其他片有横纹及断续的纵沟纹。切面不平坦,黄白色至淡黄色,皮部散有多数棕黄色油点,可见一棕色环纹及放射状纹理。质地脆,易折断。气芳香,味微苦、辛。均以根粗壮、皮部肉质厚、质柔软、断面油点多、香气浓者为佳。

采收加工 冬季至次春茎叶枯萎或未抽花茎时采挖,除去须根,洗净,晒干或低温干燥。

性味归经 苦、辛,微寒。归肺经。

功效主治 降气化痰,散风清热。主治痰热喘满,咯痰黄稠,风热咳嗽痰多。

用法用量 内服:煎汤,3~10克。

实用验方 ①小儿夜啼:前胡捣筛,蜜丸小豆大,日服一丸,熟水下,至五六丸,以瘥为度。②菌痢:前胡粉每次6克,水煎服,每日3次。③白癜风:前胡20克,防风10克,补骨脂30克,研为细末,加入75%酒精100毫升中浸泡7日,过滤取汁,用棉签蘸药液涂擦患处,每次5~15分钟,每日早、晚各1次。④肺腺癌:前胡、苦参、山慈菇(打碎)各15克,乌骨藤、槲寄生各30克,水煎服,每日1剂。⑤风寒感冒:前胡、防风、桔梗、荆芥、羌活、柴胡各10克,枳壳5克,川芎3克,水煎服。

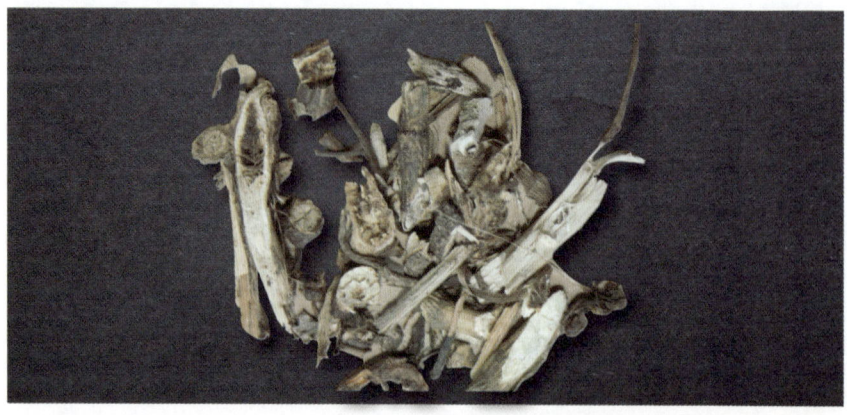

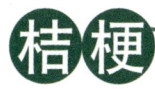 **别名** 白药、梗草、卢茹、苦梗、大药、苦菜根。

来源 本品为桔梗科植物桔梗 *Platycodon grandiflorum* (Jacq.) A. DC. 的干燥根。

生境分布 生长于山地草坡、林缘或有栽培。全国大部分地区均有,以东北、华北地区产量较大,华东地区质量较优。

饮片特征 本品呈椭圆形或不规则厚片,外表面白色或淡黄白色,外皮多已除去或偶有残留,未去净外面栓皮的黄棕或灰褐色。切面皮部类白色,较窄,有颗粒性,有一浅棕色环纹,木质部淡黄色,较松软。质硬脆,易折断。微,味微甜后苦。

采收加工 春、秋二季采挖,洗净,除去须根,趁鲜剥去外皮或不去外皮,干燥。

性味归经 苦、辛,平。归肺经。

功效主治 宣肺,利咽,祛痰,排脓。主治咳嗽痰多,胸闷不畅,咽痛音哑,肺痈吐脓。

用法用量 内服:煎汤,3~10克。

实用验方 ①小儿喘息性肺炎:桔梗、枳壳、半夏、陈皮各4克,神曲、茯苓各5克,甘草1.5克,以上为3岁小儿用量,每日服1~2剂。②肺痈唾脓痰:桔梗15克,冬瓜仁12克,鱼腥草30克,甘草6克,加水煎汤服。③急性扁桃体炎:桔梗10克,生地黄30克,麦冬12克,甘草5克,水煎服,每日1剂。④风热咳嗽痰多,咽喉肿痛:桔梗、甘草各9克,桑叶15克,菊花12克,杏仁6克,水煎服。⑤急、慢性气管炎:桔梗、杏仁、知母、远志各6克,黄芩9克,水煎服。⑥外感、咳痰不爽:桔梗30克,甘草60克,加水煎汤,分2次温服。

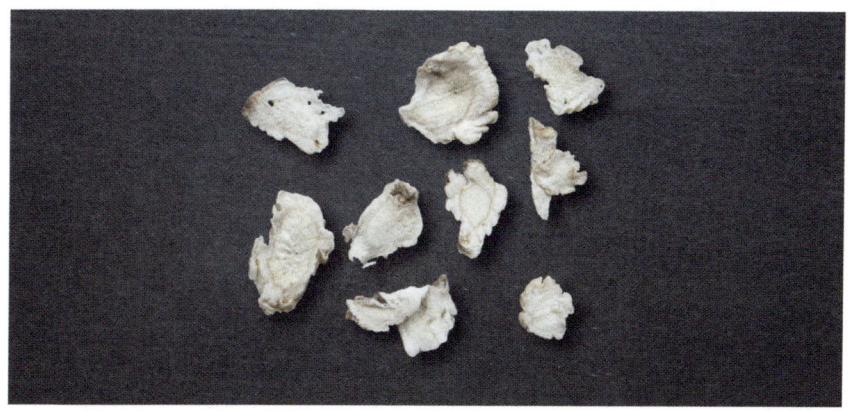

胖大海

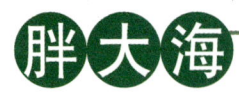

别名 大海榄、大海子、大洞果、安南子。

来源 本品为梧桐科植物胖大海 Sterculia lychnophora Hance 的干燥成熟种子。

生境分布 生长于热带地区。产于泰国、柬埔寨、马来西亚等国,我国海南、广西有引种。

饮片特征 本品呈纺锤形或椭圆形,长 2～3cm,直径 1～1.5cm。先端钝圆,基部略尖而歪,具浅色的圆形种脐,表面棕色或暗棕色,微有光泽,具不规则的干缩皱纹。外层种皮极薄,质脆,易脱落。中层种皮较厚,黑褐色,质松易碎,遇水膨胀成海绵状,比原体积大 8～12 倍。断面可见散在的树脂状小点。内层种皮可与中层种皮剥离,稍革质,内有 2 片肥厚胚乳,广卵形;子叶 2 枚,菲薄,紧贴于胚乳内侧,与胚乳等大。气微,味淡,嚼之有黏性,种仁麻辣。以个大、坚硬、外皮细、黄棕色、有细皱纹与光泽、不破皮者为佳。

采收加工 4～6 月果实成熟开裂时,采收种子,晒干用。

性味归经 甘,寒。归肺、大肠经。

功效主治 清热润肺,利咽开音,润肠通便。主治肺热声哑,干咳无痰,咽喉干痛,热结便闭,头痛目赤。

用法用量 2～3 枚,沸水泡服或煎服。

实用验方 ①肺热咳嗽,咽痛音哑:胖大海 2 个,桔梗 10 克,甘草 6 克,煎汤饮。②肠道燥热、大便秘结:胖大海 4 个,蜂蜜适量,沸水浸泡饮。③急性扁桃体炎:胖大海 4～8 枚。放入碗内,开水冲泡,闷盖半小时左右,慢慢服完;间隔 4 小时,如法再泡服 1 次。④急性咽炎:胖大海 2 枚,金银花 1.5 克,玄参 3 克,生甘草 2 克,每日 1 包,代茶饮。

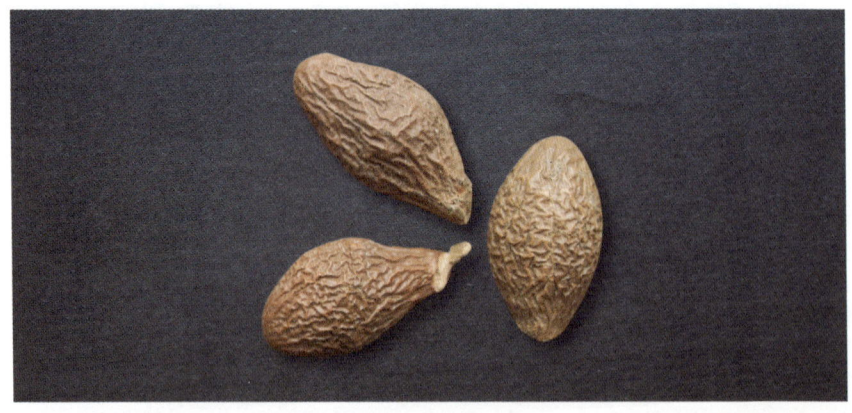

化痰止咳平喘药·止咳平喘

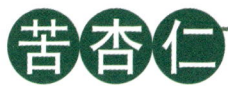 别名　杏仁、北杏、杏子、光北杏、木落子、光中杏。

来源　本品为蔷薇科植物山杏 *Prunus armeniaca* L. var. ansu Maxim. 等的干燥成熟种子。

生境分布　多栽培于低山地或丘陵山地。主产三北地区（华北、东北、西北），以内蒙古、吉林、辽宁、河北、山西、陕西为多。杏多为栽培，山杏、西伯利亚杏、东北杏为野生。

饮片特征　本品呈扁心形，长1～1.9cm，宽0.8～1.5cm，厚0.5～0.8cm。表面黄棕色至深棕色，一端尖，另端钝圆，肥厚，左右不对称，尖端一侧有短线形种脐，圆端合点处向上具多数深棕色的脉纹。种皮薄，有红棕色条纹。子叶2，乳白色，富油性。气微，味苦。

采收加工　夏季采收成熟果实，除去果肉及核壳，取出种子，晒干。

性味归经　苦，微温；有小毒。归肺、大肠经。

功效主治　降气止咳平喘，润肠通便。主治咳嗽气喘，胸满痰多，肠燥便秘。

用法用量　内服：煎汤，5～10克，生品入煎剂宜后下。

实用验方　①伤风咳嗽：杏仁10克，生姜3片，白萝卜1个，水煎服。②久喘：杏仁10克，萝卜1个，猪肺1副，用水炖至烂熟吃。③胃痛：杏仁10粒，胡椒、枣各7粒，捣碎，再用黄酒送服。④便秘：生杏仁去皮尖20～30粒捣烂，加入10毫升蜂蜜，内服食用。

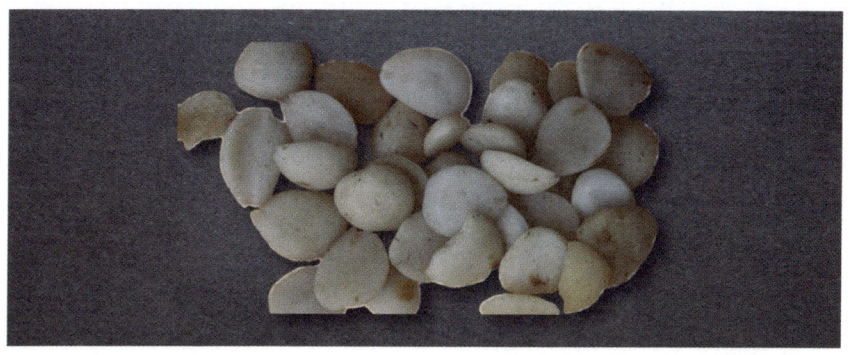

百部

别名 嗽药、百条根、山百根、药虱药、野天冬。

来源 本品为百部科植物直立百部 *Stemona sessilifolia*（Miq.）Miq.、蔓生百部 *Stemona japonica*（Bl.）Miq.或对叶百部 *Stemona tuberosa* Lour.的干燥块根。

生境分布 生长于阳坡灌木林下或竹林下。直立百部和蔓生百部均主产于安徽、江苏、浙江、湖北、山东等省。对叶百部主产于湖北、广东、福建、四川、贵州等省。

饮片特征 本品呈不规则厚片、或不规则条形斜片；表面灰白色、棕黄色，极皱缩，有深纵皱纹；切面灰白色、淡黄棕色或黄白色，角质样，有光泽，皮部较厚，中柱扁缩。质韧软。气微、味甘、苦。均以根粗壮、质坚实、色黄白者为佳。

采收加工 春、秋二季采挖，除去须根，洗净，置沸水中略烫或蒸至无白心，取出，晒干。

性味归经 甘、苦，微温。归肺经。

功效主治 润肺下气止咳，杀虫灭虱。主治新久咳嗽，肺痨咳嗽，顿咳；外用于头虱，体虱，蛲虫病，阴痒。蜜百部润肺止咳。主治阴虚劳嗽。

用法用量 内服：煎汤，3～9克。外用：适量，水煎或酒浸。

实用验方 ①暴咳：百部根渍酒，每温服一升，每日3次。②卒得咳嗽：百部汁，生姜汁，合煎，服二合。③熏衣虱：百部、秦艽各等份，共研为末，烧烟熏衣，虱自落。用上两药煮汤洗亦可。④鹅掌风：百部、皂角、灵仙各9克，土槿皮、白鲜皮各9克，醋60毫升，连上药放壶内，加水1000毫升煎，先熏后洗，每日5次。⑤小儿百日咳：蜜炙百部、夏枯草各9克，水煎服。⑥肺结核空洞：蜜炙百部、白及各12克，黄芩6克，黄精15克，水煎服。

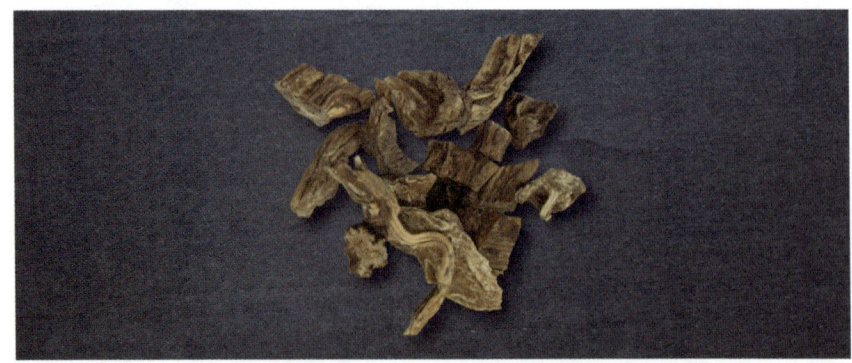

款冬花

别名 冬花、款花、看灯花、九九花、艾冬花。

来源 本品为菊科植物款冬 *Tussilago farfara* L. 的干燥花蕾。

生境分布 栽培与野生均有。主产河南、甘肃、山西、内蒙古、陕西等省，湖北、青海、新疆、西藏等地也产。

饮片特征 本品呈长圆棒状。单生或2~3个基部连生，长1~2.5cm，直径0.5~1cm。上端较粗，下端渐细或带有短梗，外面被有多数鱼鳞状苞片。苞片外表面紫红色或淡红色，内表面密被白色絮状茸毛。体轻，撕开后可见白色茸毛。气香，味微苦而辛带粘性，嚼之呈棉絮状，以蕾大、肥状、色紫红鲜艳、花梗短者为佳。木质老梗及已开放者不可供药用。

采收加工 12月或地冻前当花尚未出土时采挖，除去花梗及泥沙，阴干。

性味归经 辛、微苦，温。归肺经。

功效主治 润肺下气，止咳化痰。主治新久咳嗽，喘咳痰多，劳嗽咳血。

用法用量 内服：煎汤，5~10克。

实用验方 ①肺痈：款冬花、薏苡仁各10克，桔梗15克，炙甘草6克，水煎服。②久嗽不止：款冬花、紫菀各150克，上药粗捣罗为散，每服15克，以水一中盏，入生姜半分，煎至六分，去滓温服，每日3~4次。③肺结核久咳不已、咳唾痰血：款冬花12克，百合30克，水煎服。④暴发咳嗽：款冬花、杏仁、贝母、桑白皮、知母各10克，甘草、五味子各6克，水煎服。⑤阴虚肺燥、咳嗽喘急、痰中带血、津少音哑：款冬花、百合各等份，共研粉，炼蜜为丸，每服9克，食后细嚼，姜汤咽下。

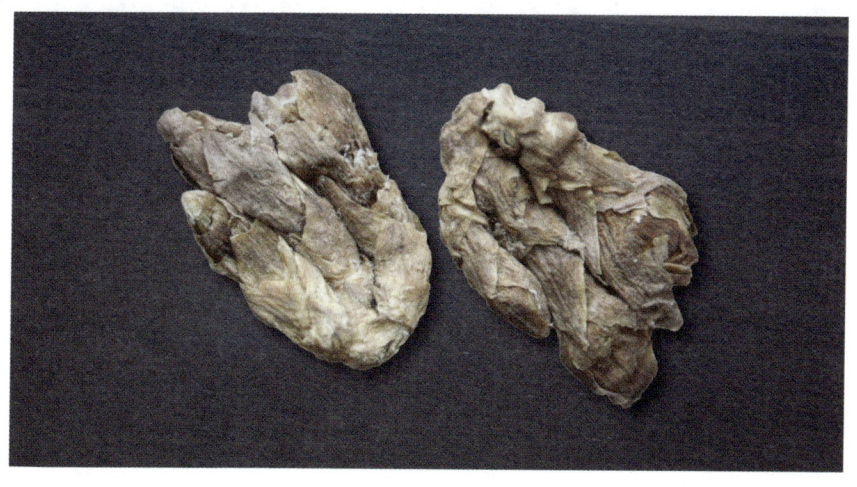

马兜铃

别名 兜苓、臭铃铛、都淋藤、水马香果。

来源 本品为马兜铃科植物北马兜铃 *Aristolochia contorta* Bge. 或马兜铃 *Aristolochia debilis* Sieb. et Zucc. 的干燥成熟果实。

生境分布 生长于郊野林缘、路边、灌丛中散生。北马兜铃主产于黑龙江、吉林、河北等地。马兜铃主产于江苏、安微、浙江等地。

饮片特征 本品为不规则的碎片，完整的呈卵圆形，长3~7cm，直径2~4cm。表面黄绿色、灰绿色或棕褐色，有纵棱线12条，由棱线分出多数横向平行的细脉纹。顶端平钝，基部有细长果梗。以个大、结实、饱满、色黄绿、不破裂者为佳。

采收加工 秋季果实由绿变黄时采收，干燥。

性味归经 苦，微寒。归肺、大肠经。

功效主治 清肺降气，止咳平喘，清肠消痔。主治肺热喘咳，痰中带血，肠热痔血，痔疮肿痛。

用法用量 内服：煎汤，3~9克。

实用验方 ①肺热咳嗽、咳痰壅盛：马兜铃、甘草各6克，杏仁、黄芩、桑白皮、陈皮各10克，水煎服。②肠热痔疮肿痛、出血：马兜铃6克，白术、生地黄各12克，甘草3克，水煎服。并以马兜铃适量，水煎熏洗患处。③肺气喘嗽：马兜铃（只用里面子，去壳，酥半两，入碗内拌和匀，慢火炒干）100克，甘草（炙）50克，为末，每服5克，水一盏，煎六分，温呷，或以药末含咽津也得。④心痛：大马兜铃一个，灯上烧存性，为末，温酒服。

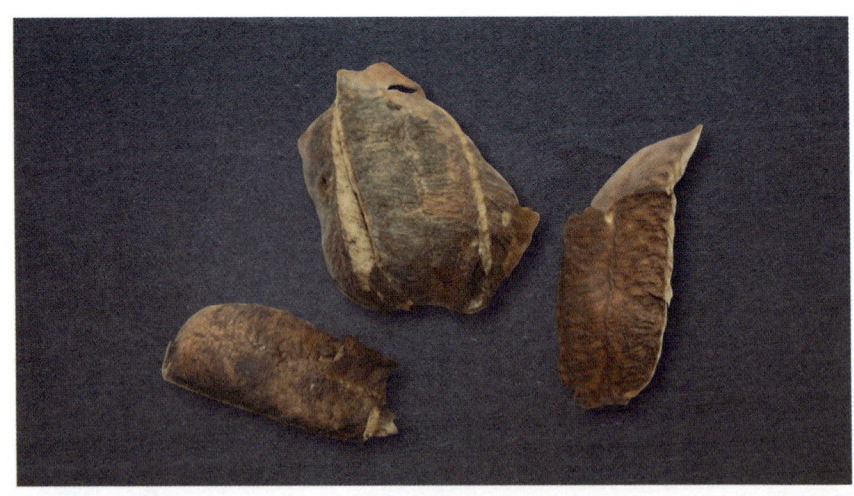

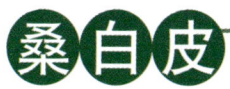 别名 桑皮、桑根皮、白桑皮、桑根白皮。

来源 本品为桑科植物桑 Morus alba L. 的干燥根皮。

生境分布 全国大部分地区有产。

饮片特征 本品呈扭曲的卷筒状、槽状或板处状,长短宽窄不一,厚1~4mm。外表面白色或淡黄白色,较平坦,有的残留橙黄色或棕黄色鳞片状粗皮,可见纵向裂纹和稀疏的毛细纤维;内表面黄白色或灰黄色,有细纵纹。体轻,质韧,纤维性强,难折断,易纵向撕裂,撕裂时有粉尘飞扬。气微,味微甘。

采收加工 秋末叶落时至次春发芽前采挖根部,刮去黄棕色粗皮,纵向削开,剥取根皮,晒干。

性味归经 甘,寒。归肺经。

功效主治 泻肺平喘,利水消肿。主治肺热喘咳,水肿胀满尿少,面目肌肤浮肿。

用法用量 内服:煎汤,6~12克。

实用验方 ①蜈蚣、蜘蛛毒:桑白皮捣汁敷。②坠马拗损:桑根白皮1000克,为末,水一升,煎成膏,敷淤损处。③齿龈出血:桑白皮20克,白茅根30克,水煎2次,混合后分上、下午服,每日1剂。④头发脱落:桑白皮120克,用水煎,捞去其渣,以之洗发。⑤气喘:桑白皮(炒)、陈皮、紫苏叶、生姜、人参各25克,白茯苓、木香各15克,用清水四杯煎至一杯,分3次服饮。⑥白发:桑白皮30克,五倍子15克,青葙子60克,水煎取汁,外洗。

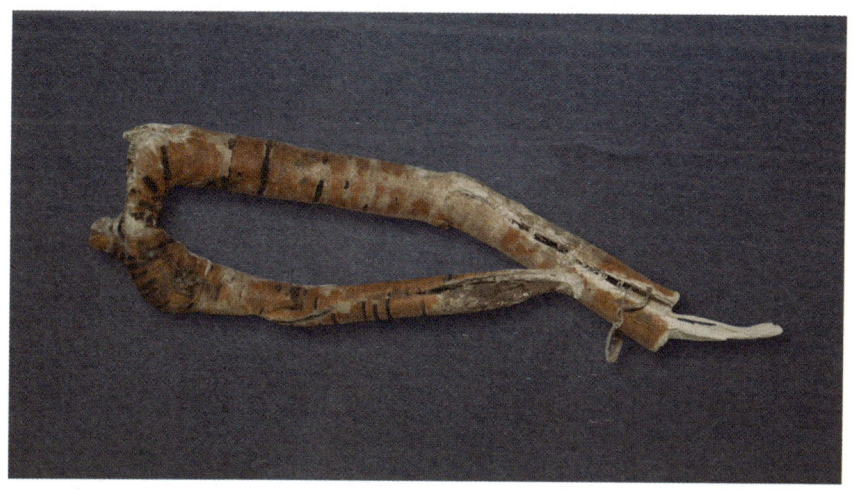

葶苈子

别名 丁历、大适、大室、辣辣菜、北葶苈子、甜葶苈子。

来源 本品为十字花科植物播娘蒿 *Descurainia sophia* (L.) Webb. ex Prantl.或独行菜 *Lepidium apetalum* Willd.的干燥成熟种子。前者习称"北葶苈子",后者习称"南葶苈子"。

生境分布 生长于路旁、沟边或山坡、田野。播娘蒿主产于华东、中南地区;独行菜以华北、东北为主要产区。

饮片特征 南葶苈子 呈长圆形略扁,长约0.8~1.2mm,宽约0.5mm。棕色或红棕色。一端钝圆,另端微凹或较平截,种脐类白色,位于凹入端或平截处。气微,味微辛、苦,略带黏性。

北葶苈子 呈扁卵形,长1~1.5mm,宽0.5~1mm。表面棕色或红棕色,微有光泽,具纵沟2条,其中1条较明显。一端钝圆,另端尖而微凹,种脐位于凹入端。味微辛辣,黏性较强。炒后呈棕褐色,微有香气。

采收加工 夏季果实成熟时采割植株,晒干,搓出种子,除去杂质。

性味归经 辛、苦,大寒。归肺、膀胱经。

功效主治 泻肺平喘,行水消肿。主治痰涎壅肺,喘咳痰多,胸胁胀满,不得平卧,胸腹水肿,小便不利。

用法用量 内服:煎汤,3~9克,包煎。

实用验方 ①肺痈喘不得卧:葶苈(熬令黄色、捣,丸如弹子大)适量,大枣12枚。上先以水三升,煮枣取二升,去枣内葶苈,煮取一升,顿服。②卒大腹水病:葶苈50克,杏仁20枚。并熬黄色,捣,分十服,小便去,瘥。③小便不通:葶苈子、马蔺花、小茴香各等份(俱炒),共研为细末,每次服6克,黄酒送服,每日3次。

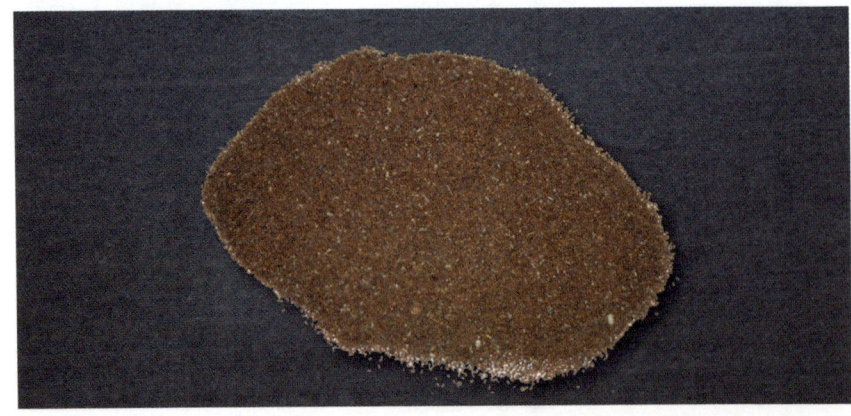

银杏叶

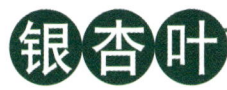

别名 白果叶、飞蛾叶、鸭脚子。

来源 本品为银杏科植物银杏 *Ginkgo biloba* L.的干燥叶。

生境分布 生长于公园、园林、住宅小区、行道两旁等地。各地都有分布。

饮片特征 本品多皱折或破碎，完整者呈扇形，长3~12cm，宽5~15cm。黄绿色至浅棕黄色，上缘呈不规则的波状弯曲，有的中间凹入，深者可达叶长的4/5。具二叉状平行叶脉，细而密，光滑无毛，易纵向撕裂。叶基楔形，叶柄长2~8cm。体轻。气微，味微苦。

采收加工 秋季叶尚绿时采收，及时干燥。

性味归经 甘、苦、涩，平。归心、肺经。

功效主治 活血化瘀，通络止痛，敛肺平喘，化浊降脂。主治瘀血阻络，胸痹心痛，中风偏瘫，肺虚咳喘，高脂血症。

用法用量 内服：煎汤，9~12克。

实用验方 ①冠心病心绞痛：银杏叶、丹参、瓜蒌各15克，薤白12克，郁金9克，生甘草5克，水煎服。②灰指甲：银杏叶，煎水洗。③鸡眼：鲜银杏叶10片，捣烂，包帖患处，两日后呈白腐状，用小刀将硬丁剔出。④老年痴呆症：银杏叶每次15~20克，开水冲泡当茶饮用，30日为1个疗程。⑤漆疮肿痒：银杏叶、忍冬藤各等量，煎水洗，或单用银杏叶煎洗。

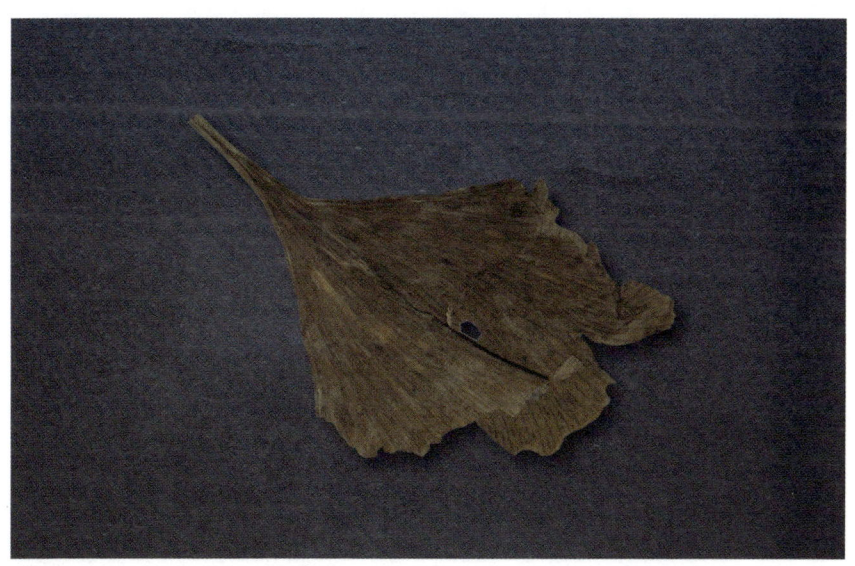

矮地茶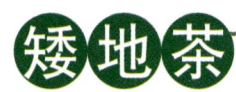

别名 紫金牛、平地木、不出林、老勿大、叶底珠。

来源 本品为紫金牛科植物紫金牛 *Ardisia japonica* (Thunb.) Blume 的干燥全草。

生境分布 生长于谷地、林下、溪旁阴湿处。分布福建、江西、湖南、四川、江苏、浙江、贵州、广西、云南等地。

饮片特征 本品呈不规则的段。根、茎、叶、花、果混合段。根茎圆柱形而弯曲，疏生须根。茎略呈扁圆柱形，表面红棕色，质脆，断面皮部薄，木部白色。具细纵纹，有的具分枝和互生叶痕。切面中央有淡棕色髓部。叶多破碎，灰绿色至棕绿色，顶端较尖，基部楔形，边缘具细锯齿，近革质。偶见花果，果球形，鲜时红色，干后紫黑色。气微，味微辛、涩。

采收加工 夏、秋二季茎叶茂盛时采挖，除去泥沙，干燥。

性味归经 辛、微苦、平。归肺、肝经。

功效主治 化痰止咳，清利湿热，活血化瘀。主治新久咳嗽，喘满痰多，湿热黄疸，经闭瘀阻，风湿痹痛，跌打损伤。

用法用量 内服：煎汤，15～30克。

实用验方 ①肺痈：紫金牛、鱼腥草各50克，水煎，分2次服。②血痢：紫金牛茎叶适量，煎服。③小儿脱肛：紫金牛10克，鸡蛋1个，煮透，服汤食蛋。④黄疸型肝炎：紫金牛、车前、阴行草各30克，白茅根15克，水煎服。⑤筋骨痛：紫金牛根、茜草根、羊蹄根各30克，威灵仙根10克，黄酒与水各半煎服。⑥白带：紫金牛30克，公鸡一只，同炖，服汤食鸡。⑦睾丸肿胀：紫金牛、黄栀子根各15克，黄独、板栗树根各10克，鸭蛋2个，水煎，服汤食蛋。

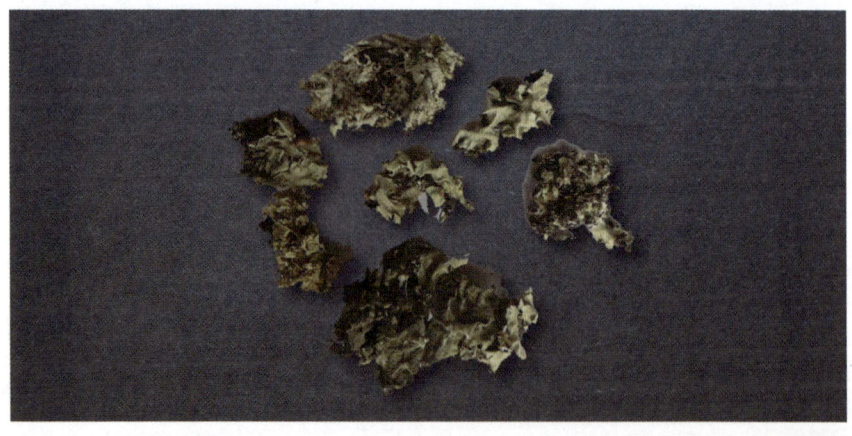

洋金花

别名 虎茄花、山茄花、胡茄花、风茄花、洋喇叭花、曼陀罗花。

来源 本品为茄科植物白花曼陀罗 *Datura metel* L. 的干燥花。

生境分布 多为栽培,也有野生。全国大部地区多有生产,而主产于江苏、浙江、福建、广东等地。

饮片特征 本品多皱缩成条状,完整者长9~15cm。花萼呈筒状,长为花冠的2/5,灰绿色或灰黄色,先端5裂,基部具纵脉纹5条,表面微有茸毛;花冠呈喇叭状,淡黄色或黄棕色,先端5浅裂,裂片有短尖,短尖下有明显的纵脉纹3条,两裂片之间微凹;雄蕊5,花丝贴生于花冠筒内,长为花冠的3/4;雌蕊1,柱头棒状。烘干品质柔韧,气特异;晒干品质脆,气微,味微苦。以朵大、不破裂,花冠肥厚者为佳。

采收加工 4~11月花初开时采收,晒干或低温干燥。

性味归经 辛,温;有毒。归肺、肝经。

功效主治 平喘止咳,解痉定痛。主治哮喘咳嗽,脘腹冷痛,风湿痹痛,小儿慢惊;外科麻醉。

用法用量 内服:煎汤,0.3~0.6克,宜入丸散;亦可作卷烟分次燃吸(一日量不超过1.5克)。外用:适量。

实用验方 ①慢性气管炎:洋金花15克,研成极细末,倒入装有纯60度粮食白酒500毫升的瓶中摇匀,密封存放7日,每日3次,每次1~2毫升,最大量不应超过2毫升。②面上生疮:曼陀罗花,晒干研末,少许贴之。③阳厥气逆多怒而狂:朱砂(水飞)25克,曼陀罗花10克,上为细末,每服10克,温酒调下,若醉便卧,勿令惊觉。

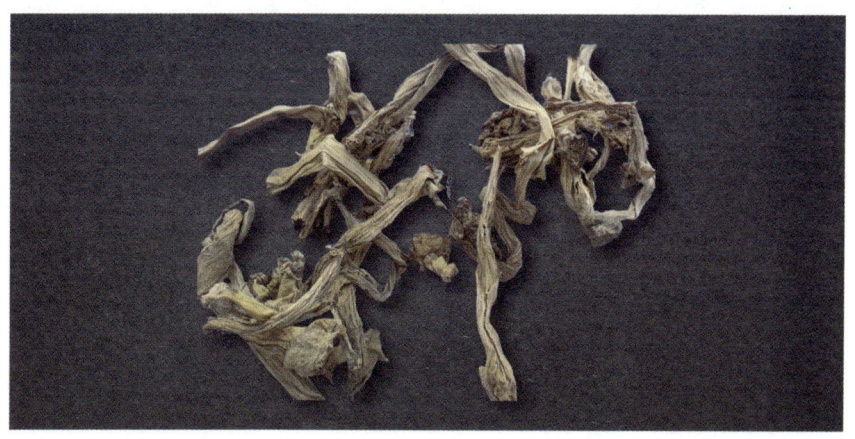

罗汉果

别名 拉汗果、金不换、假苦瓜、光果木鳖。

来源 本品为葫芦科植物罗汉果 *Siraitia grosvenorii* (Swingle) C.Jeffrey ex A.M.Lu et Z.Y.Zhang 的干燥果实。

生境分布 于海拔300～500米的山区；有栽培。主产广西，江西、广东有分布。

饮片特征 本品呈卵形、椭圆形或球形，长4.5～8.5cm，直径3.5～6cm。表面褐色、黄褐色或绿褐色，有深色斑块及黄色柔毛，有的具6～11条纵纹。顶端有花柱残痕，基部有果梗痕。体轻，质脆，果皮薄，易破。气微，味甜。

采收加工 果实由嫩绿变深绿色时采收，晾数天后，低温干燥。

性味归经 甘，凉。归肺、大肠经。

功效主治 清热润肺，利咽开音，滑肠通便。主治肺火燥咳，咽痛失音，肠燥便秘。

用法用量 内服：煎汤，9～15克，或代茶饮。

实用验方 ①咽喉炎：罗汉果1个，胖大海3枚，泡开水，徐徐咽下。②百日咳：罗汉果一个，柿饼15克，水煎服。③百日咳、支气管炎：罗汉果半个，猪瘦肉500克，西洋菜700克，南杏仁60克，先将罗汉果、猪瘦肉洗净，干水；西洋菜洗净；南杏仁开水烫，去衣。把罗汉果、南杏仁放入锅内，加清水适量，武火煮沸后，放入猪瘦肉、西洋菜，再煮沸后，文火煲1小时，调味佐膳。④颈淋巴腺炎、百日咳：罗汉果1个，猪肺100克（切小块）同煮汤食用。

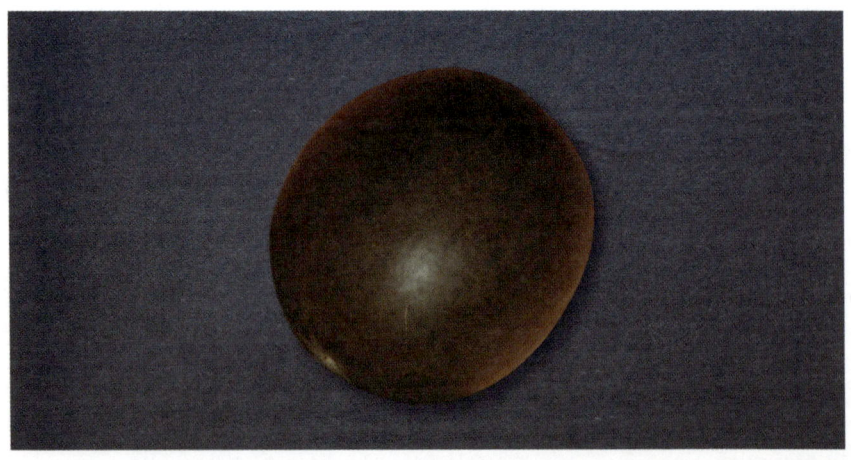

安神药 · 养心安神

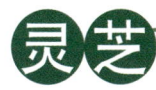 别名 木灵芝、菌灵芝、灵芝草。

来源 本品为多孔菌科真菌赤芝 *Ganoderma lucidum* (Leyss. ex Fr.) Karst. 或紫芝 *Ganoderma sinense* Zhao, Xu et Zhang 的干燥子实体。

生境分布 生长于栎树及其他阔叶树的枯干、腐朽的木桩旁，喜生于植被密度大，光照短、表土肥沃、潮湿疏松之处。灵芝产于华东、西南及河北、山西、江西、广西、广东等省区。

饮片特征 本品呈伞状，菌盖肾形、半圆形或近圆形，直径10~18cm，厚1~2cm。皮壳坚硬，黄褐色至红褐色，有光泽，具环状棱纹和辐射状皱纹，边缘薄而平截，常稍内卷。菌肉白色至淡棕色。菌柄圆柱形，侧生，少偏生，长7~15cm，直径1~3.5cm，红褐色至紫褐色，光亮。

采收加工 全年采收，除去杂质，剪除附有朽木、泥沙或培养基质的下端菌柄，阴干或在40~50℃烘干。

性味归经 甘，平。归心、肺、肝、肾经。

功效主治 补气安神，止咳平喘。主治心神不宁，失眠心悸，肺虚咳喘，虚劳短气，不思饮食。

用法用量 内服：煎汤，6~12克。

实用验方 ①神经衰弱，心悸头晕，夜寐不宁：灵芝1.5~3克，水煎服，每日2次。②慢性肝炎、肾盂肾炎、支气管哮喘：灵芝焙干研末，开水冲服。③慢性支气管炎：野生灵芝300克，制成干膏30克，每日3克。

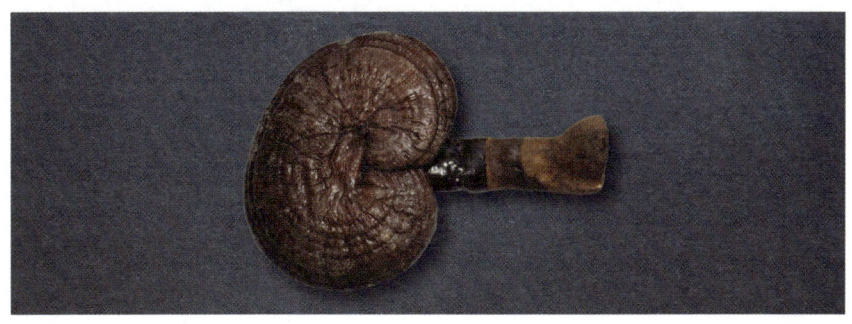

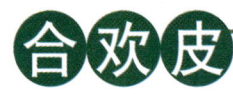 **合欢皮**

别名 合昏皮、马樱花、夜合皮、合欢木皮。

来源 本品为豆科植物合欢 *Albizia julibrissin* Durazz. 的干燥树皮。

生境分布 生长于林边、路旁及山坡上。全国大部分地区都有分布,主产于长江流域,如江苏、浙江、安徽等地。有野生,也有栽培品种。

饮片特征 本品呈弯曲的丝或块片状。外表面灰棕色至灰褐色,粗糙,稍有纵皱纹,密生明显的椭圆形横向皮孔,棕色或棕红色,常附有地衣斑。内表面淡黄棕色或黄白色,平滑,具细密纵纹。切面呈纤维性片状,淡黄棕色或黄白色。质硬脆,气微香,味淡、微涩、稍刺舌,而后喉头有不适感。以皮细嫩,无栓皮,皮孔明显,内面黄白色者为佳。

采收加工 夏、秋间剥下取,晒干。

性味归经 甘,平。归心、肝、肺经。

功效主治 解郁安神,活血消肿。主治心神不安,忧郁失眠,肺痈,疮肿,跌扑伤痛。

用法用量 内服:煎汤,6~12克。外用:适量,研末调敷。

实用验方 ①心烦失眠:合欢皮9克,夜交藤15克,水煎服。②夜盲症:合欢皮、千层塔各9克,水煎服。③小儿撮口风:合欢花枝煮成浓汁,揩洗口腔。④疮痈肿痛:合欢皮、紫花地丁、蒲公英各10克,水煎服。⑤肺痈咳吐脓血:合欢皮、芦根、鱼腥草各15克,桃仁、黄芩各10克,水煎服。⑥神经衰弱、郁闷不乐、失眠健忘:合欢皮或花、夜交藤各15克,酸枣仁10克,柴胡9克,水煎服。

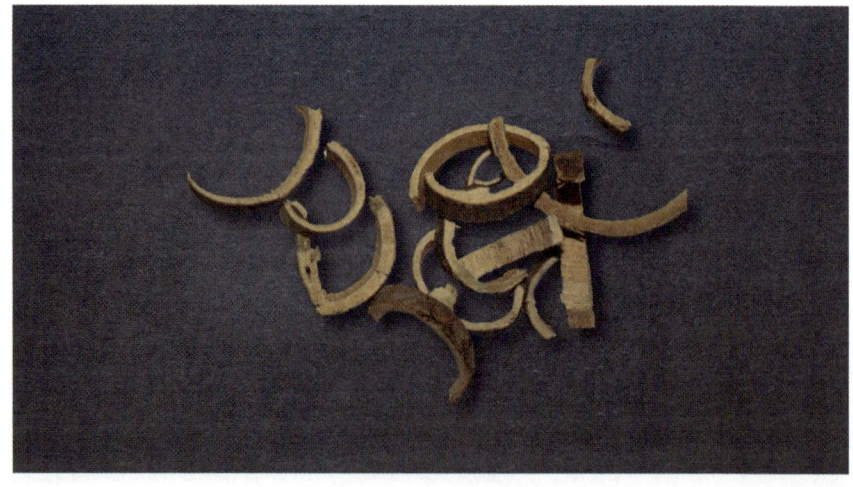

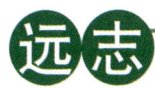 **远志** 别名 细草、棘菀、苦远志、小草根、关远志。

来源 本品为远志科植物远志 Polygala tenuifolia Willd. 或卵叶远志 Polygala sibirica L. 的干燥根。

生境分布 生长于海拔400～1000米的路旁或山坡草地。主产于山西、陕西、吉林、河南等省。

饮片特征 本品呈圆柱形结节状小段。外表皮灰黄色至灰棕色，有较深密且凹陷的横皱纹、纵皱纹及裂纹。质硬而脆，易折断。切面皮部棕黄色，木部黄白色，木部与皮部易分离。气微，味苦、微辛，嚼之有刺喉感。

采收加工 春、秋二季采挖，除去须根和泥沙，晒干。

性味归经 苦、辛，温。归心、肾、肺经。

功效主治 安神益智，交通心肾，祛痰，消肿。主治心肾不交引起的失眠多梦、健忘惊悸、神志恍惚，咳痰不爽，疮疡肿毒，乳房肿痛。

用法用量 内服：煎汤，3～10克。

实用验方 ①脑风头痛：远志末吸入鼻中。②喉痹作痛：远志肉为末，吹之，涎出为度。③久心痛：远志（去心）、菖蒲（细切）各50克，上二味，粗捣筛，每服三钱匕，水一盏，煎至七分，去滓，不拘时温服。④吹乳肿痛：远志焙干研细，酒冲服10克，药渣敷患处。⑤善忘症：取远志为末，冲服。⑥神经衰弱、健忘心悸、多梦失眠：远志（研粉），每服5克，每日2次，米汤冲服。⑦小便赤浊：远志（甘草水煮，去心）250克，茯神（去木）、益智仁各100克，上为细末，酒煮面糊为丸，如梧子大。每服五十丸，临卧枣汤送下。

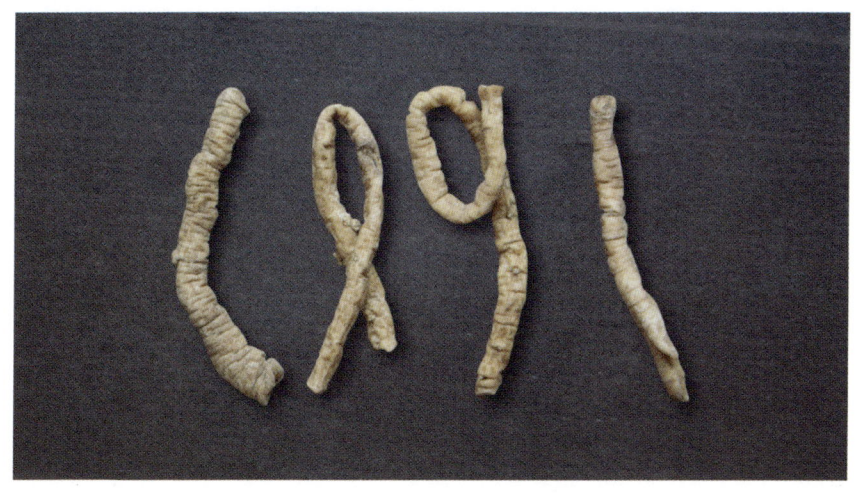

平肝息风药 · 平抑肝阳

石决明

别名 鲍鱼壳、海决明、千里光、金蛤蜊皮。

来源 本品为鲍科动物杂色鲍 *Haliotis diversicolor* Reeve、等的贝壳。

生境分布 杂色鲍产于我国福建以南沿海;越南、印度尼西亚、菲律宾等国均有分布。

动物形态 呈不规则碎片状。完整的贝壳外表面粗糙,呈灰棕色或砖红色,有不规则的皱纹,生长线明显,常有苔藓类或石灰虫等附着物,有许多由小渐大的点状突起,最后的八、九个突起呈孔洞状。内面观呈耳形,内表面显珍珠样五彩光泽。质硬,无臭,味微咸。火煅后,灰白色,质疏松,光泽消失。

采收加工 夏、秋二季捕捞,去肉,洗净,干燥。

性味归经 咸,寒。归肝经。

功效主治 平肝潜阳,清肝明目。主治头痛眩晕,目赤翳障,视物昏花,青盲雀目。

用法用量 内服:煎汤,6~20克,先煎。

实用验方 ①畏光:石决明、黄菊花、甘草各5克,水煎,冷后服。②痘后目翳:石决明火煅过,研为末,加谷精草等份,共研细,可烤猪肝蘸吃。③肝虚目翳:石决明(烧成灰)、木贼(焙)等份为末,每取10克,与姜、枣同用水煎,连渣服下,每日3次。

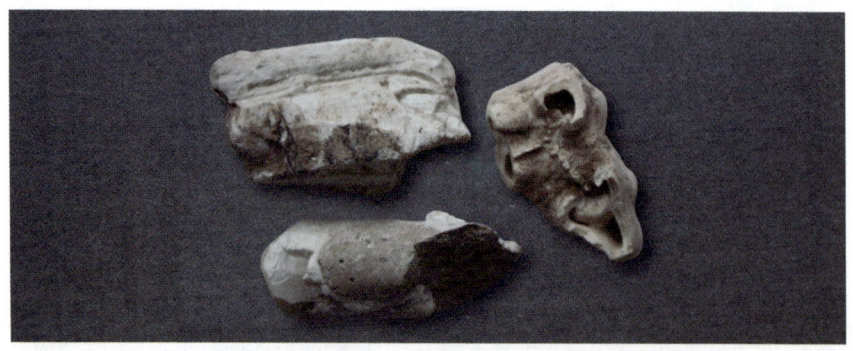

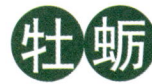 **牡蛎**　别名　蛎蛤、牡蛤、蛎黄、生蚝、海蛎子皮。

来源　本品为牡蛎科动物长牡蛎 *Ostrea gigas* Thunberg、大连湾牡蛎 *Ostrea talienwhanensis* Crosse 或近江牡蛎 *Ostrea rivularis* Gould 的贝壳。

生境分布　沿海一带均有分布。

动物形态　牡蛎　不规则碎片状。外面不平坦，呈凹凸鳞片状，黄白色、白色或淡紫色。内面光滑，乳白色，有光泽。断面不平坦，层状。质硬，气微，味微咸。

煅牡蛎　不规则碎块，大小不一，青灰色，分层鳞片状，质疏松。有焦臭，味咸。

采收加工　全年均可捕捞，去肉，洗净，晒干。

性味归经　咸，微寒。归肝、胆、肾经。

功效主治　重镇安神，潜阳补阴，软坚散结。主治惊悸失眠，眩晕耳鸣，瘰疬痰核，癥瘕痞块。煅牡蛎收敛固涩。主治自汗盗汗，遗精滑精，崩带漏下，胃痛吞酸。

用法用量　内服：煎汤，9～30克，先煎。

实用验方　①心脾气痛（气实有痰者）：牡蛎煅粉，酒服10克。②产后盗汗：牡蛎粉、麦麸（炒黄）等份，每服5克，用猪肉汁调下。③小便数多：牡蛎250克，烧灰，小便三升，煎二升，分三服。④金疮出血：牡蛎粉敷之。⑤支气管扩张咯血：生牡蛎、生龙骨、鱼腥草各30克，三七粉（冲服）3克，生赭石、知母、乌梅各15克，水煎取药汁，每日1剂，咯血100克以下者分3次服用。咯血100克以上者分4次服用。⑥妊娠下肢抽筋疼痛：牡蛎（先煎）30克，当归身、炙甘草各9克，炒白芍、鸡血藤各15克，水煎服，每日1贴，连服 3～5剂。

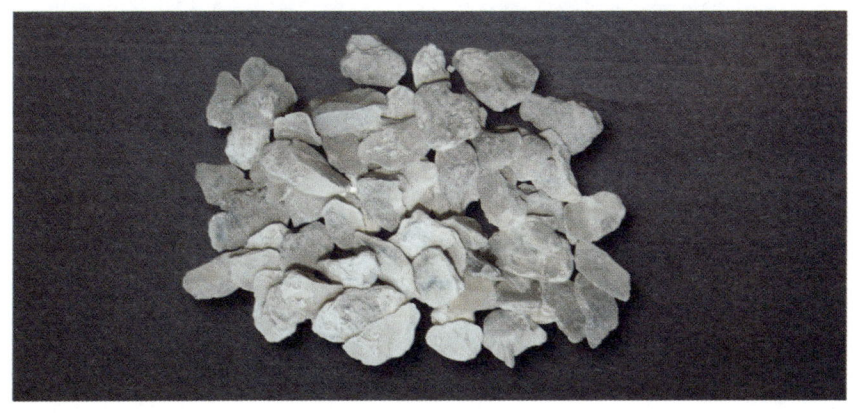

罗布麻

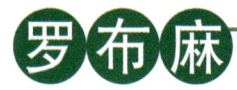

别名 红麻、野麻、吉吉麻、泽漆麻、红柳子、小花罗布麻。

来源 本品为夹竹桃科植物罗布麻 Apocynum venetum L. 的干燥叶。

生境分布 生长于河岸沙质地、山沟砂地、多石的山坡、盐碱地。分布于东北、华北、西北。

饮片特征 本品多皱缩卷曲,有的破碎,完整叶片展平后呈椭圆状披针形或卵圆状披针形,长2~5cm,宽0.5~2cm。淡绿色或灰绿色,先端钝,有小芒尖,基部钝圆或楔形,边缘具细齿,常反卷,两面无毛,叶脉于下表面突起;叶柄细,长约4mm。质脆。气微,味淡。聚伞花序粉红色或浅紫色;完整的蓇葖果长角状,表面黄褐色,带紫晕;种子多数、黄褐色,近似枣核型,顶端簇生白色细长毛。以完整、色绿者为佳。

采收加工 夏季采收,除去杂质,干燥。

性味归经 甘、苦、凉。归肝经。

功效主治 平肝安神,清热利水。主治肝阳眩晕,心悸失眠,浮肿尿少。

用法用量 内服:煎汤,6~12克。

实用验方 ①高血压:罗布麻叶20克,滚开水泡,当茶饮用。②急性肾炎血压偏高:罗布麻10克,菊花10克,沸水浸泡,每日1剂,分3~4次服。

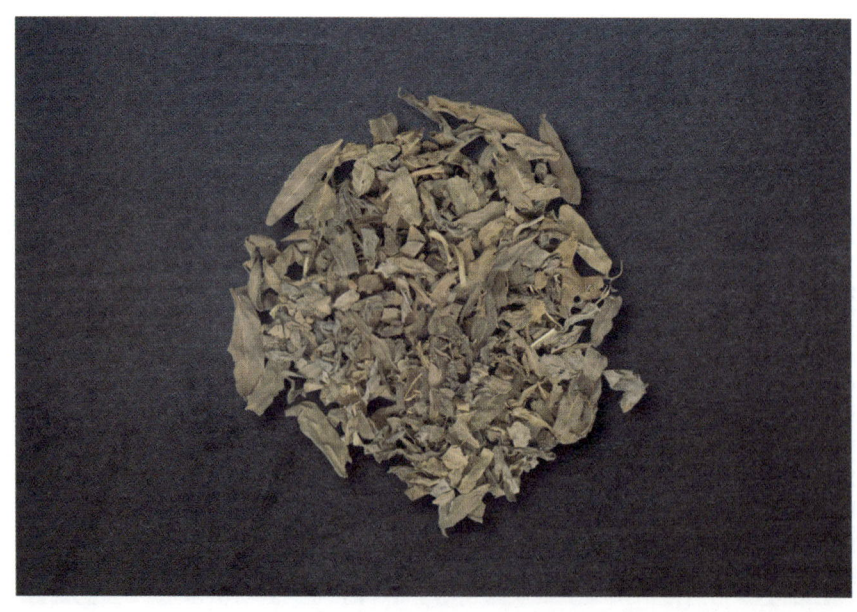

平肝息风药 · 息风止痉

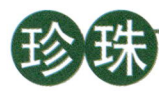

别名 真朱、真珠、蚌珠、珠子、药珠。

来源 本品为珍珠贝科动物马氏珍珠贝 *Pteria martensii*（Dunker）、等双壳类动物受刺激形成的珍珠。

生境分布 天然珍珠主产于广东、广西、台湾等省区。淡水养殖珍珠主产于江苏、黑龙江、安徽及上海等省市。

动物形态 本品呈大小不等的圆珠状，表面类白色、浅粉红色、浅黄绿色或浅蓝色，半透明，光滑或微有凹凸，具特有的彩色光泽。质坚硬，破碎面显层纹。气微，味淡。

采收加工 自动物体内取出，洗净，干燥。

性味归经 甘、咸，寒。归心、肝经。

功效主治 安神定惊，明目消翳，解毒生肌，润肤祛斑。主治惊悸失眠，惊风癫痫，目赤翳障，疮疡不敛，皮肤色斑。

用法用量 内服：0.1～0.3克，多入丸散用。外用：适量。

实用验方 ①镇惊安神：珍珠粉冲服，每次1克，每日3次。②老年性白内障：口服珍珠粉每次1克，每日3次。③囊虫病：珍珠5克，研极细，明矾500克，研细，黄蜡120克，蜜60克，温熔化，兑入药末，为小丸，每日3次，每次3克。④失眠症：珍珠母、淮小麦、石决明、夜交藤各30克，赤芍、合欢皮各15克，黄芩、朱麦冬、柏子仁、丹参各9克，沙参12克，水煎服。

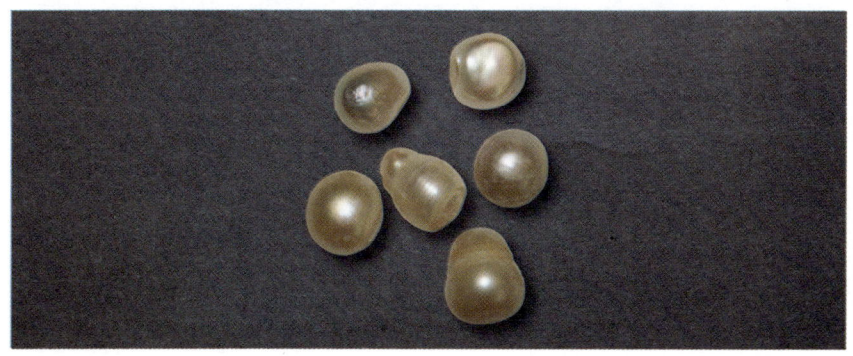

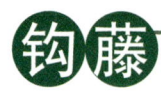 **别名** 钩丁、大钩丁、双钩藤。

来源 本品为茜草科植物钩藤 *Uncaria rhynchophylla* (Miq.) Miq.ex Havil.、等的干燥带钩茎枝。

生境分布 生长于灌木林或杂木林中。产于云南、广西、广东。

饮片特征 本品茎枝呈圆柱形或类方柱形，长2～3cm，直径0.2～0.5cm。表面红棕色至紫红色者具细纵纹，光滑无毛；黄绿色至灰褐色者有的可见白色点状皮孔，被黄褐色柔毛。多数枝节上对生两个向下弯曲的钩（不育花序梗），或仅一侧有钩，另一侧为突起的疤痕；钩略扁或稍圆，先端细尖，基部较阔；钩基部的枝上可见叶柄脱落后的窝点状痕迹和环状的托叶痕。质坚韧，断面黄棕色，皮部纤维性，髓部黄白色或中空。气微，味淡。以双钩、茎细、钩结实、光滑、色紫红、无枯枝钩者为佳。

采收加工 秋、冬二季采收，去叶，切段，晒干。

性味归经 甘，凉。归肝、心包经。

功效主治 息风定惊，清热平肝。主治肝风内动，惊痫抽搐，高热惊厥，感冒夹惊，小儿惊啼，妊娠子痫，头痛眩晕。

用法用量 内服：煎汤，3～12克，入煎剂宜后下。

实用验方 ①小儿惊热：钩藤50克，硝石25克，甘草一分（炙微赤，锉）。上药捣细，罗为散。每服，以温水调下半钱，日三、四服。量儿大小，加减服之。②胎动不安、孕妇血虚风热，发为子痫者：钩藤、桔梗、人参、茯神、当归、桑寄生各5克，水煎服。③高血压：钩藤12克，菊花、桑叶、夏枯草各10克，水煎服。

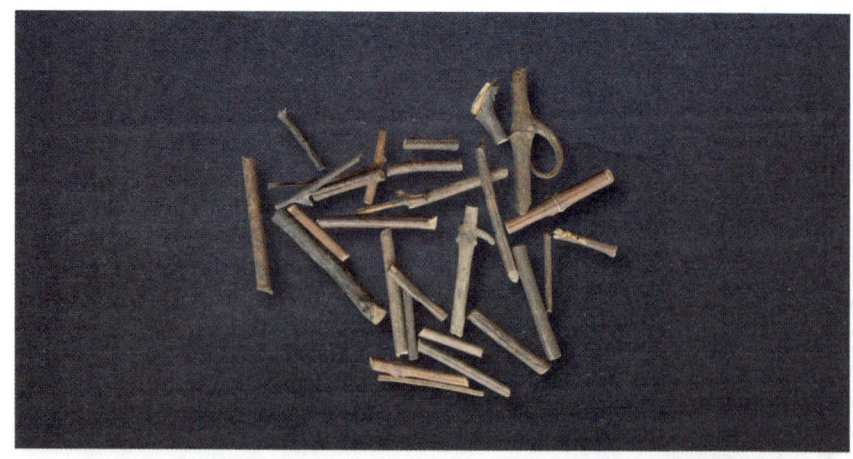

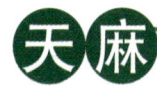 **天麻**　　别名　赤箭、赤箭芝、明天麻、定风草根。

来源　本品为兰科植物天麻 Gastrodia elata Bl. 的干燥块茎。

生境分布　生长于腐殖质较多而湿润的林下，向阳灌丛及草坡也有。主产于安徽大别山，陕西秦巴山区，四川、云南、贵州，产量大、品质好。

饮片特征　为不规则的纵薄片，表面黄白色或淡棕色，边缘具纵裂纹。质坚脆，切面光亮，较平坦，角质样，有筋脉纹，半透明，不易折断，顶端有的可见部分红棕色的"鹦哥嘴"。气特异，味甘、微辛。以质地坚实沉重、有鹦哥嘴、断面明亮、无空心者为"冬麻"，质佳；质地轻泡、有残留茎基、断面色晦暗、空心者为"春麻"，质次。

采收加工　立冬后至次年清明前采挖，立即洗净，蒸透，敞开低温干燥。

性味归经　甘，平。归肝经。

功效主治　息风止痉，平抑肝阳，祛风通络。主治小儿惊风，癫痫抽搐，破伤风，头痛眩晕，手足不遂，肢体麻木，风湿痹痛。

用法用量　内服：煎汤，3～10克。

实用验方　①头晕、肢体疼痛、皮肤瘙痒、偏头痛等：天麻9克，川芎6克，水煎2次，药液混合，早晚服用，每日1次。②风湿痹痛、四肢拘挛：天麻25克，川芎100克，共研为末，炼蜜做成丸子，如芡子大。每次嚼服一丸，饭后服，茶或酒送下。③半身不遂、风湿痹痛、坐骨神经痛、慢性腰腿痛：天麻、杜仲、牛膝各30克，枸杞50克，羌活20克，切片放中烧酒中，浸泡7日。每次服1小盅，每日2～3次。④癫痫：天麻、姜半夏、天竺黄、茯苓各30克，川贝母、橘红、胆南星、菖蒲各15克，全蝎、僵蚕、白矾、皂荚各18克，蜈蚣5条，朱砂12克（另研），共为极细末，以姜汁、竹沥各30克，加水稀释后，泛丸为绿豆大，装瓶备用。成人每日服3次，每次6克，小儿酌减。

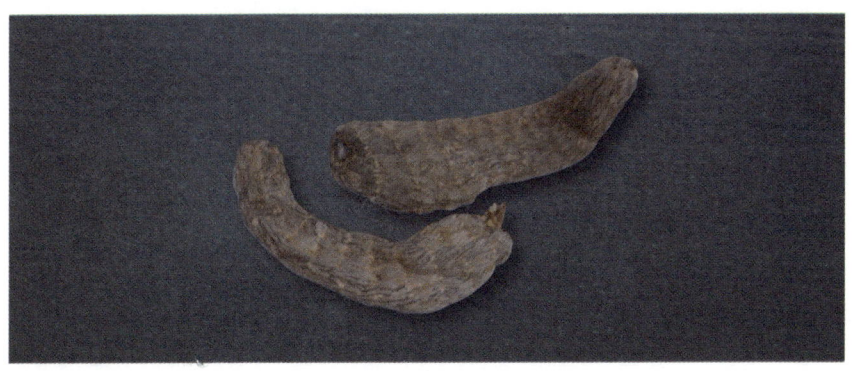

地龙

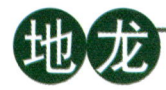

别名 蚯蚓、土龙、附蚓、寒蚓。

来源 本品为钜蚓科动物参环毛蚓 *Pheretima aspergillum*（E.Perrier）、等的干燥体。

生境分布 生长于潮湿疏松的泥土中。分布于全国各地。

动物形态 呈长条状薄片，弯曲，边缘略卷，长15～20cm，宽1～2cm。全体具环节，背部棕褐色至紫灰色，腹部浅黄棕色；第14～16环节为生殖带，习称"白颈"，较光亮。体前端稍尖，尾端钝圆，刚毛圈粗糙而硬，色稍浅。雄生殖孔在第18环节腹侧刚毛圈一小孔突上，外缘有数环绕的浅皮褶，内侧刚毛圈隆起，前面两边有横排（一排或二排）小乳突，每边10～20个不等。受精囊孔2对，位于7/8至8/9环节间一椭圆形突起上，约占节周5/11。体轻，略呈革质，不易折断。气腥，味微咸。以条大、肥壮、不碎、无泥者为佳。

采收加工 广地龙春季至秋季捕捉，沪地龙夏季捕捉，及时剖开腹部，除去内脏及泥沙，洗净。晒干或低温干燥。

性味归经 咸，寒。归肝、脾、膀胱经。

功效主治 清热定惊，通络，平喘，利尿。主治高热神昏，惊痫抽搐，关节痹痛，肢体麻木，半身不遂，肺热喘咳，水肿尿少。

用法用量 内服：煎汤，5～10克。

实用验方 ①木舌肿满：蚯蚓一条，以盐化水涂之，良久渐消。②咽喉卒肿：地龙十四条，捣涂喉外，又以一条，着盐化水，入蜜少许，服之。③中蛊下血：以蚯蚓十四枚，苦酒三升渍至蚓死，水服。④头痛：蚯蚓、野菊花各15克，白僵蚕10克，水煎服，每日2次。⑤神经性皮炎：地龙、当归、苦参、乌梢蛇各15克，刺蒺藜、焦山楂、冬凌草、制首乌、生地黄各30克，川芎、苍术、红花各10克，黄芩20克，水煎取药汁，每日1剂，分2次服用。

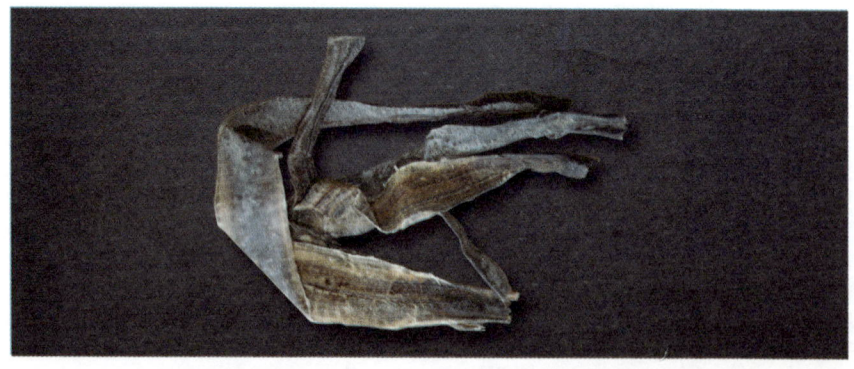

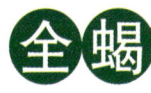 **全蝎**　别名　钳蝎、全虫、蝎子、山蝎。

来源　本品为钳蝎科动物东亚钳蝎 *Buthus martensii* Karsch 的干燥体。

生境分布　生长于阴暗潮湿处。主产于河南、山东等省。河北、辽宁、安徽、湖北等省亦产。以山东产卵最大。

动物形态　本品头胸部与前腹部呈扁平长椭圆形，后腹部呈尾状，皱缩弯曲，完整者体长约6cm。头胸部呈绿褐色，前面有1对矮小的螯肢和1对较长大的钳状肢须，形似蟹螯，背面覆有梯形背甲，腹面有足4对，均为7节，末端各具2爪钩；前腹部由7节组成，第7节色深，背甲上有5条隆脊线。背面绿褐色，后腹部棕黄色，6节，节上均有纵沟，末节有锐钩状毒刺，毒刺下方无距。气微腥，味咸。以完整、色青褐或黄褐、干净、身挺、腹硬、脊背抽沟、无盐霜者为佳。

采收加工　春末至秋初捕捉，除去泥沙，置沸水或沸盐水中，煮至全身僵硬，捞出，置通风处，阴干。

性味归经　辛，平；有毒。归肝经。

功效主治　息风镇痉，通络止痛，攻毒散结。主治肝风内动，痉挛抽搐，小儿惊风，中风口㖞，半身不遂，破伤风，风湿顽痹，偏正头痛，疮疡，瘰疬。

用法用量　内服：煎汤，3～6克。

实用验方　①小儿惊风：全蝎一个（头尾全者），以薄荷四叶裹定，火上炙焦，同研为末。分四服，白汤下。②耳暴聋闭：全蝎去毒为末，酒服5克，以耳中闻水声即效。③风牙疼痛：全蝎3个，蜂房10克，炒研，擦之。④关节疼痛、手足不举、筋节挛疼：全蝎7个（炒），麝香0.2克，研匀，空腹，温酒调服。

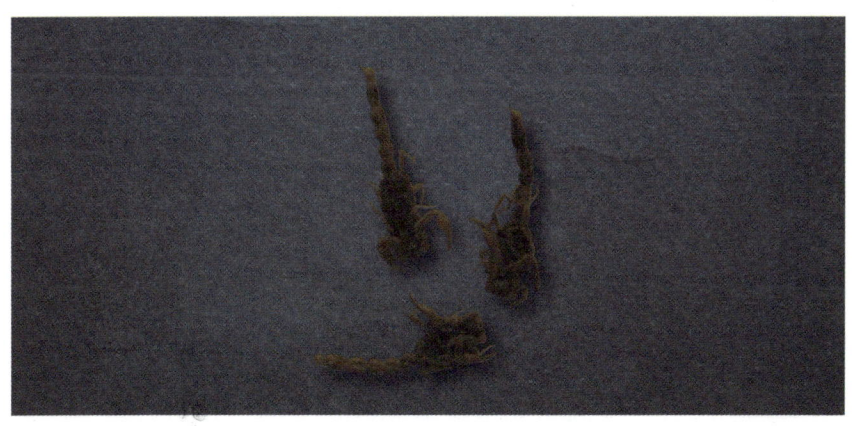

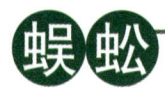 **蜈蚣** 别名 吴公、百脚、天龙、百足虫、千足虫。

来源 本品为蜈蚣科动物少棘巨蜈蚣 *Scolopendra subspinipes* mutilans L. Koch 的干燥体。

生境分布 生长于山坡、田野、路边或杂草丛生的地方,或栖息在井沿、柴堆以及砖瓦缝隙间,特别喜欢阴湿、陈旧的地面。主产于湖北、浙江、江苏、安徽、河南、陕西等省。

动物形态 本品呈扁平长条形,长9~15cm,宽0.5~1cm。由头部和躯干组成,全体共22个环节。头部暗红色或红褐色,略有光泽,有头板覆盖,头板近圆形,前端稍突出,两侧贴有颚肢一对,前端两侧有触角一对。躯干部第一背板与头板同色,其余20个背板为棕绿色或墨绿色,具光泽,自第四背板至第二十背板上常有两条纵沟线;腹部淡黄色或棕黄色,皱缩;自第二节起,每节两侧有步足一对;步足黄色或红褐色,偶有黄白色,呈弯钩状,最末一对步足尾状,故又称尾足,易脱落。质脆,断面有裂隙。气微腥,有特殊刺鼻的臭气,味辛、微咸。以条大、完整、腹干瘪者为佳。

采收加工 春、夏二季捕捉,用竹片插入头尾,绷直,干燥。

性味归经 辛,温;有毒。归肝经。

功效主治 息风镇痉,通络止痛,攻毒散结。主治肝风内动,痉挛抽搐,小儿惊风,中风口㖞,半身不遂,破伤风,风湿顽痹,偏正头痛,疮疡,瘰疬,蛇虫咬伤。

用法用量 内服:煎汤,3~5克。

实用验方 ①小儿急惊:蜈蚣一条(全者),去足,炙为末,丹砂、轻粉各等份,研匀,阴阳乳汁和,丸绿豆大。每岁一丸,乳汁下。②破伤中风:蜈蚣研末擦牙,追去涎沫。③小儿秃疮:大蜈蚣一条,盐一分,入油内浸7日。取油搽之,极效。

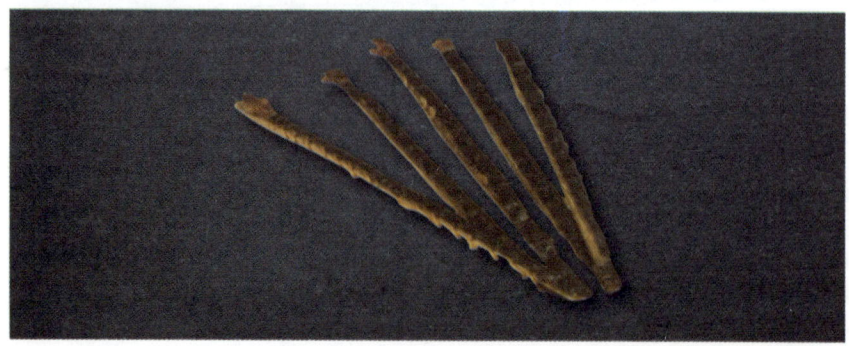

开窍药

石菖蒲

别名 菖蒲、山菖蒲、药菖蒲、菖蒲叶、水剑草、剑叶菖蒲。

来源 本品为天南星科植物石菖蒲 *Acorus tatarinowii* Schott 的干燥根茎。

生境分布 生长于阴湿环境,在郁密度较大的树下也能生长。分于黄河流域以南各地。

饮片特征 类圆形或不规则形的薄片或厚片,直径0.3~1cm。外表面棕褐或灰棕色,粗糙,有疏密不匀的节,节间长0.2~0.8cm,具细纵纹,有残留须根及须根痕,并可见三角形叶痕。切面类白或微红色,内皮层环明显,可见多数维管束小点及棕色油细胞。质硬,断面纤维性。气芳香,味苦,微辛。以条粗、断面色类白、香气浓者为佳。

采收加工 秋、冬二季采挖,除去须根及泥沙,晒干。

性味归经 辛、苦,温。归心、胃经。

功效主治 开窍豁痰,醒神益智,化湿开胃。主治神昏癫痫,健忘失眠,耳鸣耳聋,脘痞不饥,噤口下痢。

用法用量 内服:煎汤,3~10克。

实用验方 ①霍乱胀痛:生菖蒲200克,水和捣汁,分温四服。②产后崩中、下血不止:菖蒲50克,酒二盏,煎取一盏,去滓分三服,食前温服。③病后耳聋:生菖蒲汁滴之。④阴汗湿痒:石菖蒲、蛇床子等份,为末,日搽2~3次。

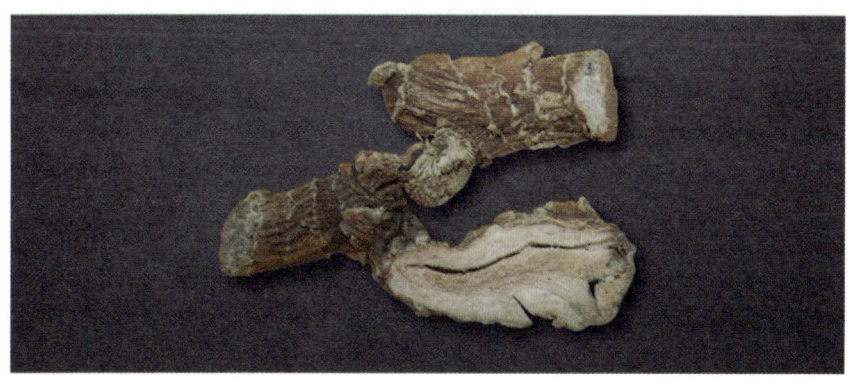

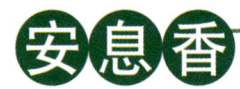 **别名** 拙贝罗香。

来源 本品为安息香科植物白花树 *Styrax tonkinensis* (Pierre) Craib ex Hart. 的干燥树脂。

生境分布 生长于山谷、山坡、疏林或林缘。进口安息香分布于印度尼西亚的苏门答腊及爪哇。我国分布于江西、福建、湖南、广东、海南、广西、贵州、云南等地。

饮片特征 本品为不规则的小块，稍扁平，常黏结成团块。表面橙黄色，具蜡样光泽（自然出脂）；或为不规则的圆柱状、扁平块状。表面灰白色至淡黄白色（人工割脂）。质脆，易碎，断面平坦，白色，放置后逐渐变为淡黄棕色至红棕色。加热则软化熔融。气芳香，味微辛，嚼之有沙粒感。

采收加工 树干经自然损伤或于夏、秋二季割裂树干，收集流出的树脂，阴干。

性味归经 辛、苦，平。归心、脾经。

功效主治 开窍醒神，行气活血，止痛。主治中风痰厥，气郁暴厥，中恶昏迷，心腹疼痛，产后血晕，小儿惊风。

用法用量 内服：煎汤，0.6～1.5克，多入丸散用。

实用验方 ①卒然心痛或经年频发：安息香研末，沸汤服半钱。②寒湿冷气、中霍乱阴证者：安息香5克（为末），人参、制附子各10克，煎汤调服。③小儿肚痛，曲脚而啼：安息香酒蒸成膏，沉香、丁香、木香、藿香、八角茴香各15克，缩砂仁、香附子、炙甘草各25克，为末，以膏和炼蜜丸，芡子大，每服5克，紫苏汤送下。④妇人产后血晕、血胀、口噤垂死者：安息香5克，五灵脂（水飞净末）25克，共和匀，每服5克，炒姜汤调下。⑤心绞痛：安息香研为细末，温水送服。

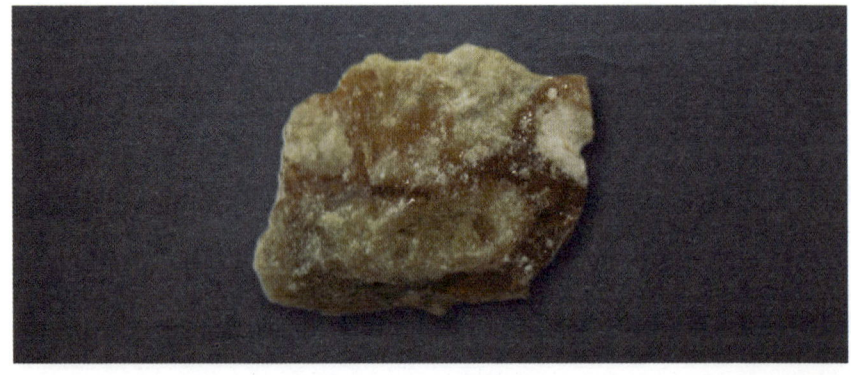

补虚药·补气

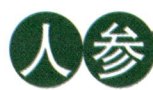 别名 地精、黄参、神草。

来源 本品为五加科植物人参 *Panax ginseng* C. A. Mey. 的干燥根及根茎。

生境分布 生长于昼夜温差小的海拔500～1100米山地缓坡或斜坡地的针阔混交林或杂木林中。主产于吉林、辽宁、黑龙江、河北等地。主为栽培品，习称园参；野生品产量少，习称野山参。

饮片特征 本品呈圆形或类圆形的薄片，片面平坦，白色或灰白色，有放射状裂隙，习称菊花纹，粉性，体轻，质脆。有特异香气，味微苦。

采收加工 多于秋季采挖，洗净经晒干或烘干。栽培的又称"园参"；播种在山林野生状态下自然生长的又称"林下山参"，习称"籽海"。

性味归经 甘、微苦，微温。归脾、肺、心、肾经。

功效主治 大补元气，复脉固脱，补脾益肺，生津养血，安神益智。主治体虚欲脱，肢冷脉微，脾虚食少，久病虚羸，惊悸失眠，阳痿宫冷。

用法用量 内服：3～9克，另煎兑入汤剂服；也可研粉吞服，一次2克，一日2次。

实用验方 ①脱肛：人参芦头20枚，文火焙干研末分20包，早、晚空腹米饭调服1包，小儿酌减。②各种心律失常：人参3～5克（或党参15克），麦冬10克，水煎，饮汤食参，每日2剂。③精少不孕，中气不足：人参、白术、杜仲、补骨脂、枳壳各15克，黄芪160克，升麻10克，木香、柴胡各5克，水煎服，每日1剂。

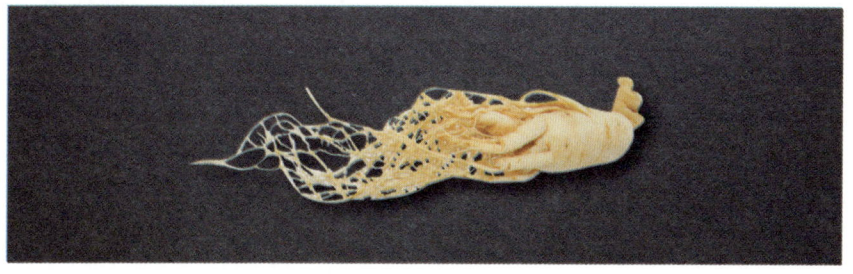

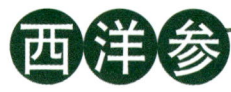 **西洋参** 别名 洋参、西参、花旗参、西洋人参、广东人参。

来源 本品为五加科植物西洋参 *Panax quinquefolium* L. 的干燥根。

生境分布 均系栽培品,生长于土质疏松、土层较厚、肥沃、富含腐殖质的森林沙质壤上。原产于加拿大和美国。我国东北、华北、西北等地引种栽培。

饮片特征 类圆形横切片。外表土黄色或类白色。有细横纹。顶端片,细纹较密且成环状。野生者横纹色黑且细密。切面平理,淡黄白色,有一暗色形成层环,可见红棕色树脂道。体轻质松,栽培者体重质实。气清香,味微甜带苦。以条粗、完整、皮细、横纹多、质地坚实者为佳。

采收加工 秋季采挖,洗净,晒干或低温干燥。

性味归经 甘、微苦,凉。归心、肺、肾经。

功效主治 补气养阴,清热生津。主治气虚阴亏,虚热烦倦,咳喘痰血,内热消渴,口燥咽干。

用法用量 内服:3~6克,另煎兑服。

实用验方 ①失眠:灵芝15克,西洋参3克,水煎代茶饮。②便秘:西洋参粉1小茶匙(粉干),用开水在下午二点服下。③气虚:西洋参、麦冬、石斛、六一散各10克,用开水冲饮,剩下的渣子也可以嚼着吃。④糖尿病:西洋参3克(研末冲服),麦冬15克,鲜茅根、鲜藕、鲜葛根各60克,鲜天花粉100克,鲜橘(连皮切4瓣)、鲜梨(连皮切4瓣)各1个,生山药、大生地各30克,乌梅肉15克,肥知母、鸡内金(研末冲服)各10克,病至后期加肉桂3克,水煎2次,分3次服,每日1剂。

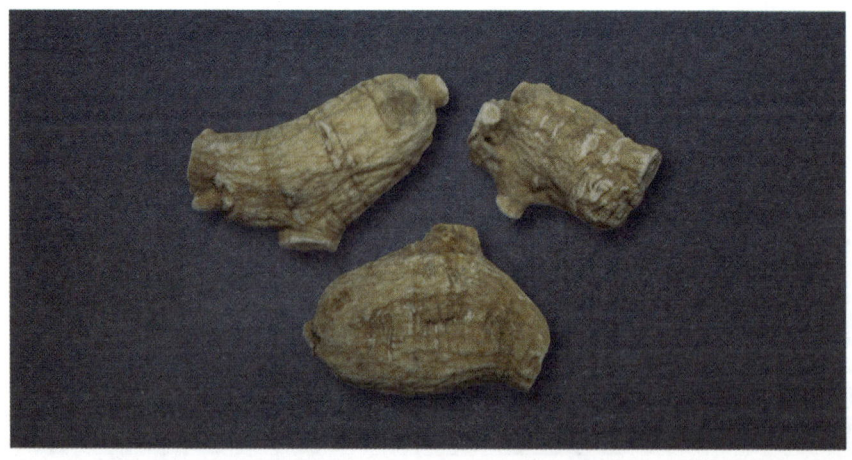

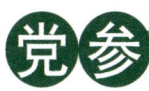 **党参** 别名 潞党参、汶党参、上党参、仙草根、叶子菜、防风党参。

来源 本品为桔梗科植物党参 Codonopsis pilosula (Franch.) Nannf.、素花党参 Codonopsis pilosula Nannf. var. modesta (Nannf.) L. T. Shen 或川党参 Codonopsis tangshen Oliv. 的干燥根。

生境分布 生长于山地林边及灌丛中。产山西、陕西、甘肃、四川、云南、贵州、湖北、河南、内蒙古及东北；现大量栽培。

饮片特征 本品呈类圆形的厚片。外表皮灰黄色至黄棕色，上部切片有致密的环状横纹，有时可见根头部有多数疣状突起的茎痕和芽。切面皮部淡黄色至淡棕色，木部淡黄色，有裂隙或放射状纹理，质稍硬或略带韧性，有特殊香气，味微甜。均以条粗壮、质柔润、气味浓、嚼之无渣者为佳。

采收加工 秋季采挖，洗净，晒干。

性味归经 甘，平。归脾、肺经。

功效主治 健脾益肺，养血生津。主治脾肺气虚，食少倦怠，咳嗽虚喘，气血不足，面色萎黄，心悸气短，津伤口渴，内热消渴。

用法用量 内服：煎汤，9～30克。

实用验方 ①小儿口疮：党参50克，黄柏25克，共为细末，吹撒患处。②心律失常：党参10克，麦冬8克，五味子3克，同研成细末，每日1剂，分2次服。③肝癌：党参、茯苓、白术、炙黄芪、炒扁豆各9克，薏苡仁15～30克，橘皮6克，炙甘草3克，每日1煎，水煎服。④胃癌兼肾亏腰痛、疲乏无力：党参、女贞子、枸杞子各15克，白术、补骨脂、菟丝子各10克，水煎服，每日1剂。⑤行经流涎：党参12克，益智仁10克，代茶饮。⑥胸痹：党参20克，麦冬、黄芪、生地黄各15克，茯苓12克，丹参18克，甘草6克，五味子9克，水煎服。

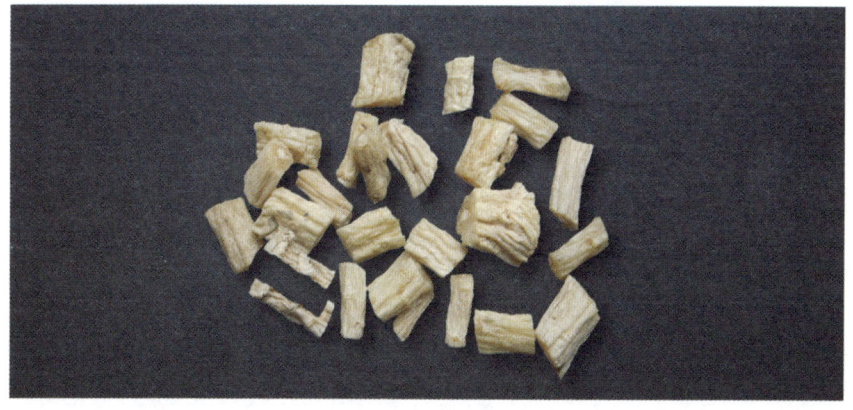

太子参

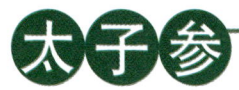

别名 童参、四叶参、四叶菜、孩儿参。

来源 本品为石竹科植物孩儿参 *Pseudostellaria heterophylla* (Miq.) Pax ex Pax et Hoffm. 的干燥块根。

生境分布 生长于林下富腐殖质的深厚土壤中。主产福建、江苏、山东、安徽。其中,福建省柘荣县是全国最大的太子参产地。

饮片特征 本品呈细长纺锤形或细长条形,稍弯曲,长3~10cm,直径0.2~0.6cm。表面黄白色,较光滑,半透明,微有纵皱纹,凹陷处有须根痕。顶端有茎痕。质硬而脆,断面平坦,淡黄白色,角质样(加工时沸水焯过)直接晒干的断面为白色,有星型纹理,稍有粉性;或类白色,有粉性。气微,味微甘。以肥壮、黄白色、无须根者为佳。

采收加工 夏季茎叶大部分枯萎时采挖,洗净,除去须根,置沸水中略烫后晒干或直接晒干。

性味归经 甘、微苦,平。归脾、肺经。

功效主治 益气健脾,生津润肺。主治脾虚体倦,食欲不振,病后虚弱。气阴不足,自汗口渴,肺燥干咳。

用法用量 内服:煎汤,9~30克。

实用验方 ①病后气血亏虚、神疲乏力:太子参15克,黄芪12克,五味子3克,炒白扁豆9克,大枣4枚,煎水代茶饮。②脾虚便溏、饮食减少:太子参12克,白术、茯苓各9克,陈皮、甘草各6克,水煎服。③神经衰弱(神经症)、失眠:太子参15克,当归、远志、酸枣仁、炙甘草各9克,水煎服。④祛瘀消痞:太子参、桃仁、黄芪、郁金、丹参、凌霄花、制香附、八月札各9克,炙鳖甲12克,全虫6克,水煎服,每日1剂。

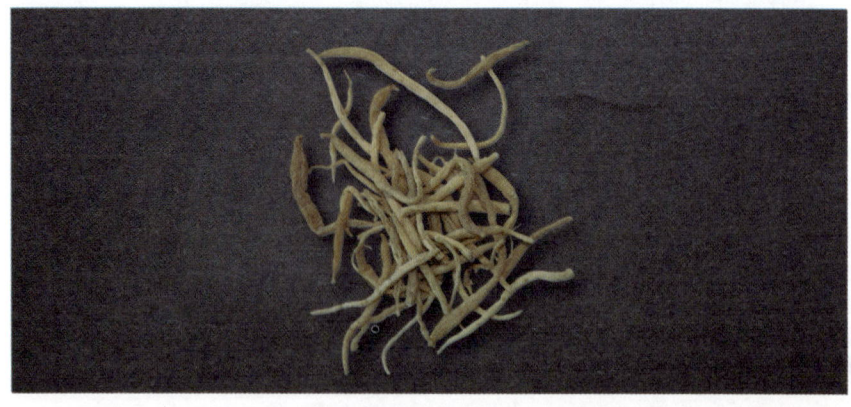

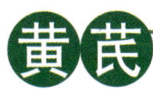 **别名** 黄耆、箭芪、绵芪、绵黄芪。

来源 本品为豆科植物蒙古黄芪 Astragalus membranaceus (Fisch.) Bge. var. mongholicus (Bge.) Hsiao 或膜荚黄芪 Astragalus membranaceus (Fisch.) Bge. 的干燥根。

生境分布 生长于平地或向阳的山坡。产于我国华北、东北、内蒙古和西北，主产于山西、黑龙江、辽宁、河北等省，四川。

饮片特征 本品呈类圆形或椭圆形的厚片，外表皮黄白色至淡棕褐色，可见纵皱纹或纵沟。切面皮部黄白色，木部淡黄色，有放射状纹理及裂隙，有的中心偶有枯朽状，黑褐色或呈空洞。质坚而韧，不易折断，断面纤维性强，并显粉性。气微，味微甜，嚼之有豆腥味。以条粗长、皱纹少、断面色黄白、味甜、有粉性足者、味甜为佳。

采收加工 春、秋二季采挖，除去须根及根头，晒干。

性味归经 甘，微温。归肺、脾经。

功效主治 补气升阳，固表止汗，利水消肿，生津养血，行滞通痹，托毒排脓，敛疮生肌。主治气虚乏力，食少便溏，便血崩漏，表虚自汗，气虚水肿，内热消渴，血虚萎黄，半身不遂，痹痛麻木，痈疽难溃，久溃不敛。

用法用量 内服：煎汤，9～30克。

实用验方 ①脑梗塞：生黄芪60克，天麻、牛膝、桃仁、莪术、川芎各10克，生当归、生丹参各20克，钩藤15克，每日1剂，水煎2次混合，早、晚分服。②脑动脉硬化症：生黄芪25克，茯苓、法半夏、海藻各10克，首乌、麦冬各15克，水蛭6克，炒杏仁3克，每日1剂，水煎3次，早、中、晚分服。③气虚发热盗汗：黄芪60克，白术、五味子各15克，白芍、防风各9克，水煎服。

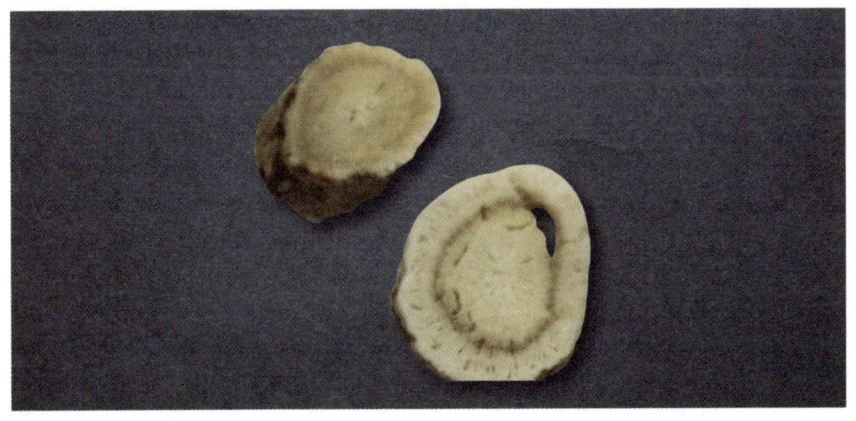

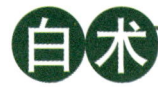 **别名** 于术、浙术、天蓟、山姜、山连、冬白术。

来源 本品为菊科植物白术 *Atractylodes macrocephala* Koidz. 的干燥根茎。

生境分布 多为栽培。主产于安徽、浙江、湖北、湖南、江西等地。

饮片特征 本品呈不规则的厚片。外表皮灰黄色或灰棕色,有瘤状突起及纵皱和沟纹。切面黄白色至淡棕色,不平坦。散生棕黄色的点状油室,木部具放射状纹理;烘干者切面角质样,色较深或有裂隙。气清香,味甘、微辛,嚼之略带黏性。

采收加工 冬季下部叶枯黄、上部叶变脆时采挖,除去泥沙,烘干或晒干,再除去须根。

性味归经 苦、甘,温。归脾、胃经。

功效主治 健脾益气,燥湿利水,止汗,安胎。主治脾虚食少,腹胀泄泻,痰饮眩悸,水肿,自汗,胎动不安。

用法用量 内服:煎汤,6～12克。

实用验方 ①久泻、久痢:白术300克,水煎浓缩成膏,放一夜,倾出上面清水,每服1～2匙,蜜汤调服。②梅尼埃病:白术12克,泽泻9克,炒薏苡仁20克,水煎服,每日1剂。③小儿流涎:白术9克,捣碎,放细小碗中,加水适量蒸,再加食糖少许,分次灌服。④胆结石:白术、甘草、白芍、茯苓、黄芪、白扁头(炒)各6克,生姜5片,红枣2枚,煎3次,分早、晚口服。⑤便秘:生白术60克,生地黄30克,升麻3克,将以上3味药先用冷水浸泡1小时,然后加水适量煎煮2次,早、晚各服1次,每日1剂。

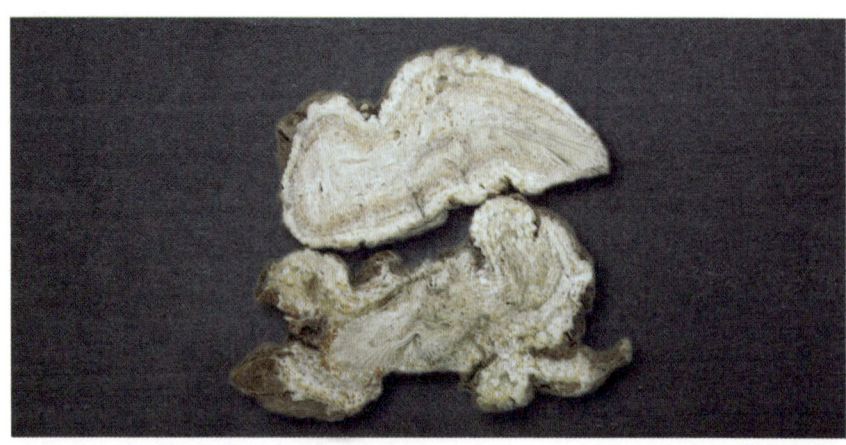

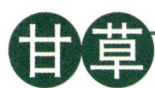 **别名** 粉草、甜草、密草、国老、甜草根、红甘草、粉甘草。

来源 本品为豆科植物甘草 *Glycyrrhiza uralensis* Fisch.、胀果甘草 *Glycyrrhiza inflata* Bat. 或光果甘草 *Glycyrrhiza glabra* L. 的干燥根及根茎。

生境分布 生长于干旱、半干旱的荒漠草原、沙漠边缘和黄土丘陵地带。主产于内蒙古、山西、甘肃、新疆等地。

饮片特征 本品呈类圆形或椭圆形厚片,或斜片。表面黄白色,略显纤维性,中间有一较明显的棕色环纹及放射状纹理,有裂隙。周边棕红色、棕色或灰棕色,粗糙,具纵皱纹。质坚,有粉性。气微,味甜而特殊。粉甘草表面淡黄色,显菊花纹,周边光洁,淡黄色,有刀削痕迹,质坚实,粉性,气味同甘草。

采收加工 春、秋二季采挖,除去须根,晒干。

性味归经 甘,平。归心、肺、脾、胃经。

功效主治 补脾益气,清热解毒,祛痰止咳,缓急止痛,调和诸药。主治脾胃虚弱,倦怠乏力,心悸气短,咳嗽痰多,脘腹、四肢挛急疼痛,痈肿疮毒,缓解药物毒性、烈性。

用法用量 内服:煎汤,2~10克。

实用验方 ①消化性溃疡:甘草粉,口服,每次3~5克,每日3次。②原发性血小板减少性紫癜:甘草12~20克,水煎,早、晚分服。③室性早搏:生甘草、炙甘草、泽泻各30克,水煎服,每日2剂,早、晚分服。④肺结核:甘草50克,每日1剂,煎汁分3次服用。⑤胃及十二指肠溃疡:甘草、海螵蛸各15克,白术、元胡各9克,白芍12克,党参10克,水煎服。⑥妇女脏躁、心阴受损、肝气失和、悲喜失常:甘草9克,大枣10枚,小麦30克,水煎服。

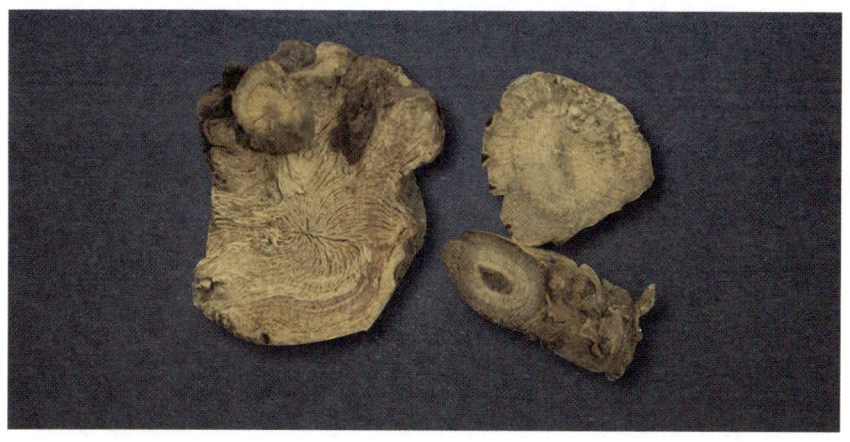

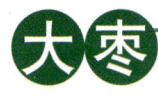 **大枣** 别名 红枣、干枣、小枣、美枣。

来源 本品为鼠李科植物枣 *Ziziphus jujuba* Mill. 的干燥成熟果实。

生境分布 全国各地均有栽培，主产河南、河北、山东、山西、陕西、甘肃、内蒙古。

饮片特征 本品为椭圆形或球形。长2~3.5cm，直径1.5~2.5cm，表面暗红色，略带光泽，有不规则皱纹，基部凹陷，有短果柄。外果皮薄，中果皮淡褐色到棕黄色，肉质，柔软，富糖性而油润。果核纺锤形，两端锐尖，质坚硬。气微香，味甜。

采收加工 秋季果实成熟时采收，晒干。

性味归经 甘，温。归脾、胃、心经。

功效主治 补中益气，养血安神。主治脾虚食少，乏力便溏，妇人脏躁。

用法用量 内服：煎汤，6~15克。

实用验方 ①腹泻：大枣10枚，薏苡仁20克，干姜3片，山药、糯米各30克，红糖15克，共煮粥服食。②贫血：大枣、绿豆各50克，同煮，加红糖适量服用，每日1次。③中老年人低血压症：大枣20枚，太子参、莲子各10克，山药30克，薏苡仁20克，大米50克，煮粥食用。④慢性疾病或大病后身体虚弱：大枣、花生各30克，羊肉100克，调料少许。⑤自汗、盗汗：红枣、乌梅各十个，或加桑叶10克，浮小麦15克，水煎服。⑥小儿过敏性紫癜：每日煮大枣500克，分五次食完。⑦无痛尿血：红枣60~120克，水煎代茶饮。⑧黄疸、肝炎、胆囊炎、胆结石：红枣60克（去核），鸡骨草200克，水八碗煎至两碗，温服。

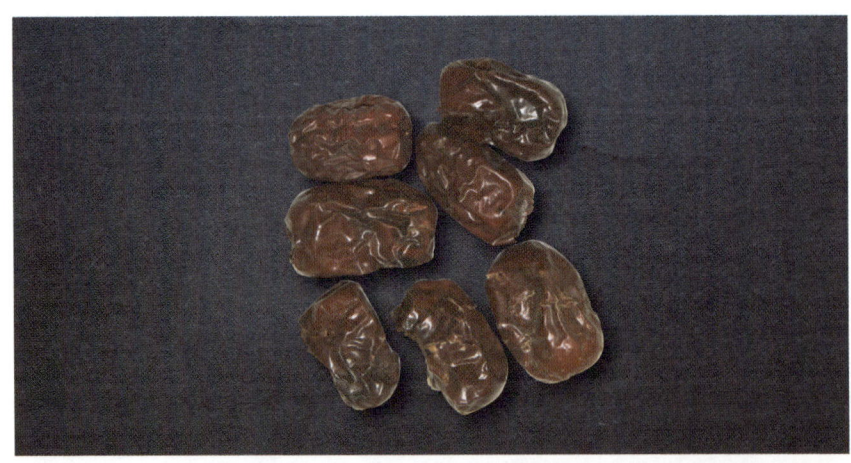

补虚药 · 补阳

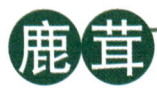

别名 斑龙珠。

来源 本品为鹿科动物梅花鹿 Cervus nippon Temminck 或马鹿 Cervus elaphus Linnaeus 的雄鹿未骨化密生茸毛的幼角。

生境分布 分布甚广,东北、华东、华西等地山区均有。

药材性状 呈圆柱状分枝,具一个分枝者习称"二杠",主枝习称"大挺"。外皮红棕色或棕色,多光润,表面密生红黄色或棕黄色细茸毛,上端较密,下端较疏;分岔间具1条灰黑色筋脉,皮茸紧贴。锯口黄白色,外围无骨质,中部密布细孔。具二个分枝者,习称"三岔",直径较二杠细,略呈弓形,微扁,枝端略尖,下部多有纵棱筋及突起疙瘩;皮红黄色,茸毛较稀而粗。体轻。气微腥,味微咸。

采收加工 夏、秋二季锯取鹿茸,经加工后,阴干或烘干。

性味归经 甘、咸,温。归肾、肝经。

功效主治 壮肾阳,益精血,强筋骨,调冲任,托疮毒。主治肾阳不足,精血亏虚,阳痿滑精,宫冷不孕,羸瘦,筋骨痿软,崩漏带下,阴疽不敛。

用法用量 内服:1～2克,研末冲服。

实用验方 ①精血耗涸:鹿茸(酒蒸)、当归(酒浸)各50克,焙为末,乌梅肉煮膏捣,丸梧子大,每米饮服五十丸。②病久体虚:鹿茸、人参各30克,续断、骨碎补各60克,研细冲服,每日2次,每次3～5克。

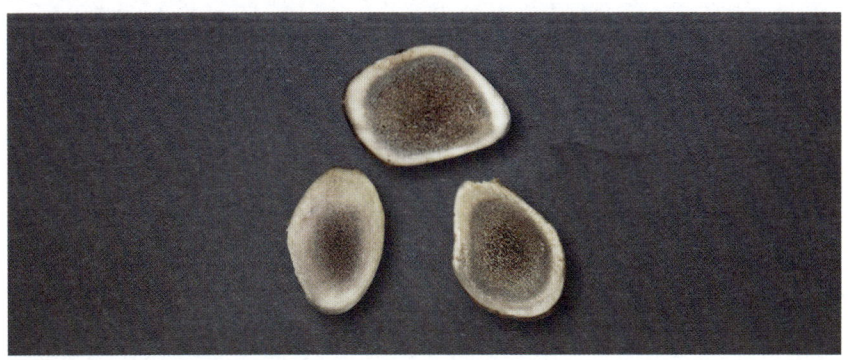

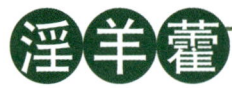 **淫羊藿** 别名 羊藿、仙灵脾、黄连祖、牛角花、羊藿叶、羊角风。

来源 本品为小檗科植物淫羊藿 Epimedium brevicornu Maxim.、箭叶淫羊藿 Epimedium sagittatum (Sieb. et Zucc.) Maxim.、柔毛淫羊藿 Epimedium pubescens Maxim.或朝鲜淫羊藿 Epimedium koreanum Nakai的干燥叶。

生境分布 生长于山坡阴湿处或山谷林下或沟岸。分布于山西、河南、安徽、湖南、广西及西北。

饮片特征 本品呈丝片状，宽约8mm，上表面绿色、黄绿色或浅黄色，下表面灰绿色，叶柄圆柱形，光滑，叶片薄革质。网脉明显，中脉及细脉凸出，边缘具黄色刺毛状细锯齿。近革质。气微，味微苦。

采收加工 夏、秋季茎叶茂盛时采收，晒干或阴干。

性味归经 辛、甘，温。归肝、肾经。

功效主治 补肾阳，强筋骨，祛风湿。主治肾阳虚衰，阳痿遗精，筋骨痿软，风湿痹痛，麻木拘挛。

用法用量 内服：煎汤，6～10克。

实用验方 ①阳萎：淫羊藿叶12克左右，水煎服，不可久用。②牙齿虚痛：淫羊藿为粗末，煎汤频漱，大效。③肺癌咳嗽：淫羊藿3克，白木耳、竹参各6克，先将白木耳及竹参用冷水发胀，然后加水1小碗及冰糖，猪油适量调和，最后取淫羊藿切碎，置碗中共蒸，服时去淫羊藿渣。参、银耳连汤内服。④乙肝：淫羊藿、半枝莲、茵陈各30克，虎杖24克，土茯苓、当归各20克，柴胡、丹皮各12克，枳壳、竹茹各15克，甘草6克，鸡内金9克，黄芪40克，每日1剂，水煎分2次服。⑤闭经：淫羊藿、肉苁蓉各12克，鸡血藤30克，枸杞子20克，水煎服。

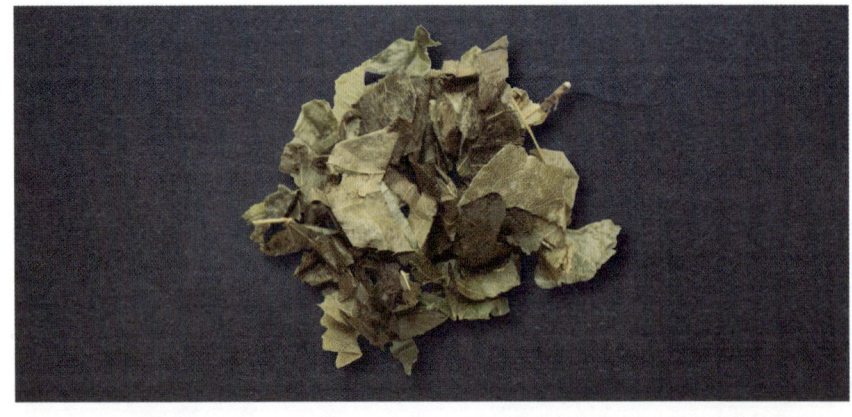

巴戟天

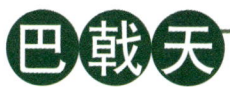

别名 巴戟、鸡肠风、鸡眼藤、兔儿肠、三角藤。

来源 本品为茜草科植物巴戟天 *Morinda officinalis* How 的干燥根。

生境分布 生长于山谷、溪边或林下。主产广东、广西；有栽培。

饮片特征 本品呈扁圆柱形短段或不规则块。表面灰黄色或暗灰色，具纵纹和横裂纹。切面皮部厚，紫色或淡紫色，中空。周边栓皮灰黄色，质韧，肉厚。气微，味甘而微涩。

采收加工 全年均可采挖，洗净，除去须根，晒至六七成干，轻轻捶扁，晒干。

性味归经 甘、辛，微温。归肾、肝经。

功效主治 补肾阳，强筋骨，祛风湿。主治阳痿遗精，宫冷不孕，月经不调，少腹冷痛，风湿痹痛，筋骨痿软。

用法用量 内服：煎汤，3~10克。

实用验方 ①老人衰弱、足膝痿软、步履困难：巴戟天、熟地黄各10克，人参4克（或党参10克），菟丝子、补骨脂各6克，小茴香2克，水煎服，每日1剂。②男子阳痿早泄、女子宫寒不孕：巴戟天、覆盆子、党参、神曲、菟丝子各9克，山药18克，水煎服，每日1剂。常服有效。③遗尿、小便不禁：巴戟天12克，覆盆子12克，益智仁10克，水煎服，每日1剂。④肾病综合征：巴戟天、山茱萸各30克，水煎服，每日1剂。⑤阳痿：阳起石30克，巴戟天、山茱萸、葫芦巴各10克，淫羊藿、何首乌各15克，仙茅6克，肉苁蓉12克，菟丝子、五味子、枸杞子各10克，羊睾丸1对，水煎服，每日1剂。⑥遗尿、小便不禁：巴戟天30克，核桃仁20克，装入猪膀胱内，隔水炖熟后食服。

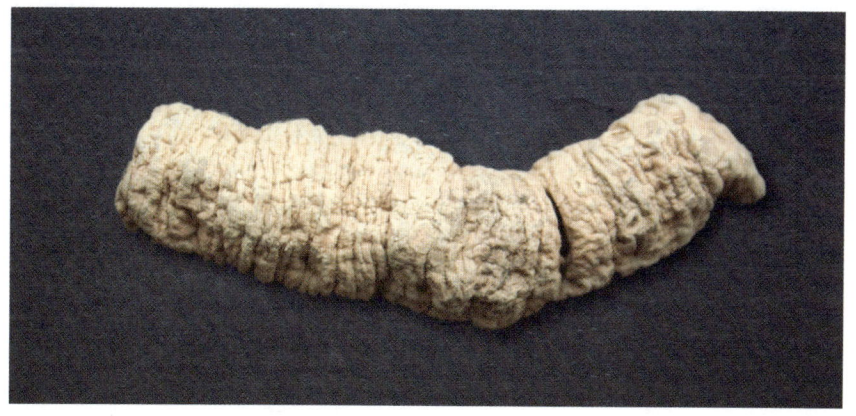

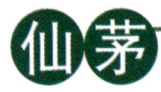 **仙茅** 别名 独茅、独茅根、番龙草、仙茅参、蟠龙草、独脚仙茅。

来源 本品为石蒜科植物仙茅 *Curculigo orchioides* Gaertn. 的干燥根茎。

生境分布 生长于平原荒草地阳处或混生在山坡茅草及芒萁骨丛中。主产四川；广西、云南、贵州及广东也产；浙江、江西、福建、台湾、湖南及湖北有分布。

饮片特征 本品呈类圆形或不规则形的段，直径0.4~0.8cm，外表皮棕色至褐色，粗糙，有的可见纵横皱纹和细孔状的须根痕。切面灰白色至棕褐色，微带颗粒性，有多数棕色小点，中间有深色环纹，质硬而脆，折断面不平坦。气微香，味微苦、辛。

采收加工 秋、冬二季采挖，除去根头和须根，洗净，干燥。

性味归经 辛，热；有毒。归肾、肝、脾经。

功效主治 补肾阳，强筋骨，祛寒湿。主治阳痿精冷，筋骨痿软，腰膝冷痛，阳虚冷泻。

用法用量 内服：煎汤，3~10克。

实用验方 ①阳痿、耳鸣：仙茅、金樱子根及果实各25克，炖肉吃。②妇人红崩下血（已成漏症）：仙茅（为末）15克，全秦归、蛇果草各等份，将二味煎汤，点水酒将仙茅末送下。③壮筋骨、益精神、明目：仙茅（糯米泔浸五日，去赤水，夏月浸三日，铜刀刮锉，阴干，取500克）、苍术（米泔浸五日，刮皮，焙干，取500克）各1000克，枸杞子500克，车前子60克，白茯苓（去皮）、柏子仁（去壳）、茴香（炒）各400克，熟地黄（焙）、生地黄（焙）各200克，为末，酒煮糊丸，如梧子大。每服五十丸，食前温酒下，每日2次。④老年遗尿：仙茅50克，泡酒服。

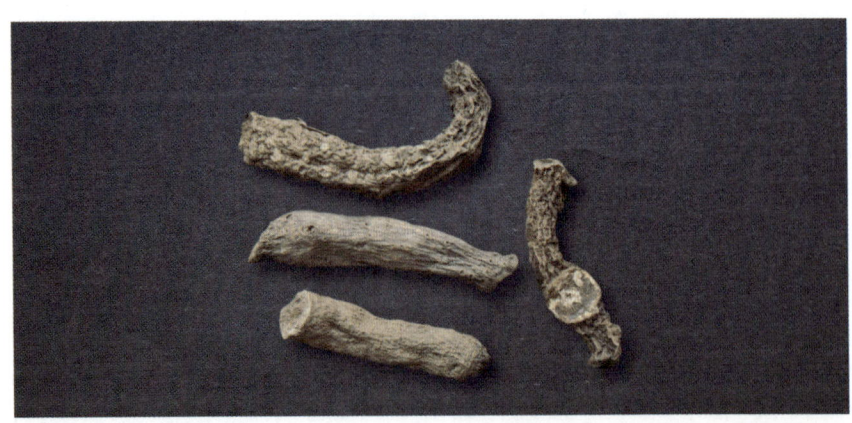

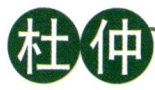 **别名** 思仙、木绵、思仲、丝连皮、扯丝片、丝棵树皮。

来源 本品为杜仲科植物杜仲 *Eucommia ulmoides* Oliv. 的干燥树皮。

生境分布 生长于山地林中或栽培。分布长江中游及南部各省，河南、陕西、甘肃等地均有栽培。

饮片特征 本品呈小方块或丝状，厚3~7mm。外表面淡棕色或灰褐色，有明显的皱纹。内表面暗紫色，光滑。断面有细密、银白色、富弹性的橡胶丝相连。气微，味稍苦。

采收加工 4~6月剥取，刮去粗皮，堆置"发汗"至内皮呈紫褐色，晒干。

性味归经 甘，温。归肝、肾经。

功效主治 补肝肾，强筋骨，安胎。主治肝肾不足，腰膝酸痛，筋骨无力，头晕目眩，妊娠漏血，胎动不安。

用法用量 内服：煎汤，6~10克。

实用验方 ①腰痛：杜仲（炒去丝）、八角茴香各15克，川木香5克，水一盏，酒半盏，煎服，渣再煎。②小便淋漓、阴部湿痒：杜仲15克，丹参10克，川芎、桂枝各6克，细辛3克，水煎服，每日1剂。③肾炎：杜仲30克，盐肤木根二层皮30克，加猪肉酌量炖服。④预防流产：杜仲、当归各10克，白术8克，泽泻6克，加水煎至150毫升，每日1剂，分3次服。⑤小便淋漓、阴部湿痒：杜仲15克，山茱萸12克，小茴香、车前子各10克，水煎服，每日1剂。⑥筋脉挛急、腰膝无力：杜仲15克，川芎6克，炙附子3克，水煎服，每日1剂。⑦小便淋漓、阴部湿痒：杜仲15克，五味子6克，水煎服，每日1剂。⑧胎动不安：杜仲焙干，研为细末，煮枣肉糊丸，每丸10克，早、晚各服1丸。

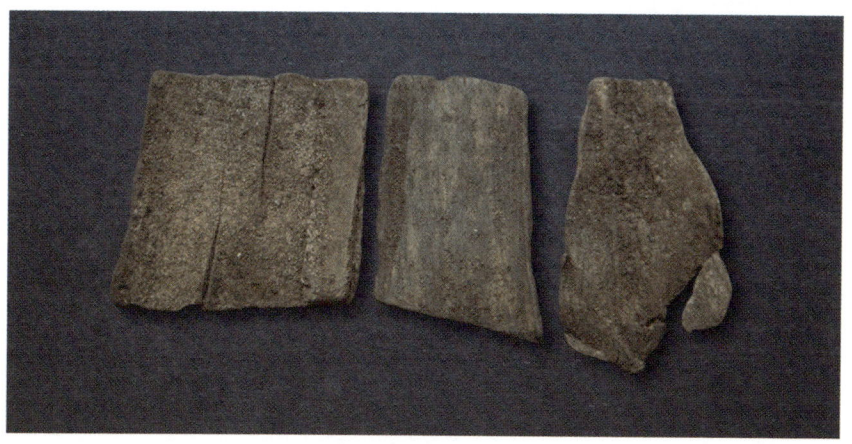

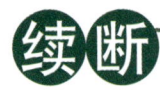

别名 南草、川断、槐梶生、接骨草、续断藤、川萝卜根。

来源 本品为川续断科植物川续断 *Dipsacus asper* Wall.ex Henry 的干燥根。

生境分布 生长于土壤肥沃、潮湿的山坡、草地。主产于湖北、四川、湖南等省。

饮片特征 本品呈类圆形或椭圆形的厚片,直径0.5~2cm。外表皮灰褐色至黄褐色,有纵皱。切面皮部墨绿色或棕褐色,外缘凹凸不平,木部灰黄色或黄褐色,可见放射状排列的导管束纹,形成层部位多有深色环。质软,久置而变硬,易折断,断面不平坦,气微,味苦、微甜而涩。

采收加工 秋季采挖,除去根头及须根,用般火烘至半干,堆置"发汗"至内部变绿色时。再烘干。

性味归经 苦、辛,微温。归肝、肾经。

功效主治 补肝肾,强筋骨,续折伤,止崩漏。主治肝肾不足,腰膝酸软,风湿痹痛,跌扑损伤,筋伤骨折,崩漏,胎漏。酒续断多用于风湿痹痛,跌扑损伤,筋伤骨折。盐续断多用于腰膝酸软。

用法用量 内服:煎汤,9~15克。

实用验方 ①滑胎:川续断、桑寄生、真阿胶各100克,菟丝子(炒,炖)200克,上药将前三味轧重(干足一分),每服二十丸,开水送下,日再服。②老人风冷、转筋骨痛:续断、牛膝(去芦,酒浸)各等份,上为细末,温酒调下10克,食前服。③水肿:续断根,炖猪腰子食。④乳汁不行:川续断25克,川芎、当归各9克,穿山甲(火煅)、麻黄各10克,天花粉15克,水两大碗,煎八分,食后服。

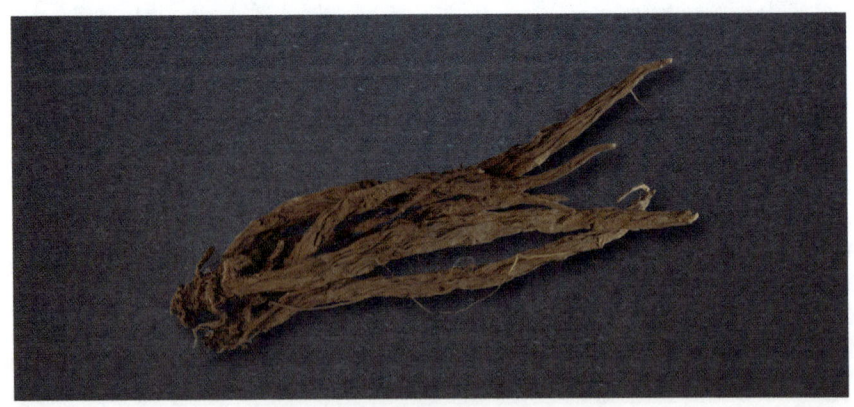

 别名 故子、破故纸、黑胡纸、胡故子、胡韭子。

来源 本品为豆科植物补骨脂 *Psoralea corylifolia* L. 的干燥成熟果实。

生境分布 生长于山坡、溪边、田边。除东北、西地区外，全国各地均产。

饮片特征 本品呈肾形，略扁，长3~5mm，宽2~4mm，厚约1.5mm。表面黑色、黑褐色或灰褐色，具细微网状皱纹。顶端圆钝，有一小突起，凹侧有果梗痕。质硬。果皮薄，与种子不易分离；种子1枚，子叶2，黄白色，有油性。气香，味辛、微苦。

采收加工 秋季果实成熟时采收果序，晒干，搓出果实，除去杂质。

性味归经 辛、苦。温。归肾、脾经。

功效主治 温肾助阳，纳气平喘，温脾止泻；外用消风祛斑。主治肾阳不足，阳痿遗精，遗尿尿频，腰膝冷痛，肾虚作喘，五更泄泻；外用治白癜风，斑秃。

用法用量 内服：煎汤，6~10克。外用20%~30%酊剂涂患处。

实用验方 ①肾虚遗精：补骨脂、青盐各等份，研末，每服6克，每日2次。②五更（黎明）泄泻：补骨脂12克，五味子、肉豆蔻各10克，吴茱萸、生姜各5克，大枣5枚，水煎服，每日1剂。③阳痿：补骨脂50克，杜仲、核桃仁各30克，共研细末，每服9克，每日2次。④白癜风：补骨脂、白鲜皮、刺蒺藜、生地各15克，白芷、菟丝子、赤芍、防风各10克，僵蚕6克，红花6~10克，丹参15~20克，水煎服，每日或隔日1剂。⑤关节炎：制附片12克，路路通、补骨脂、白术、狗脊各15克，桑寄生、党参、穿山龙、车前子各20克，甘草10克，上药水煎服，每日1剂，分2次服。

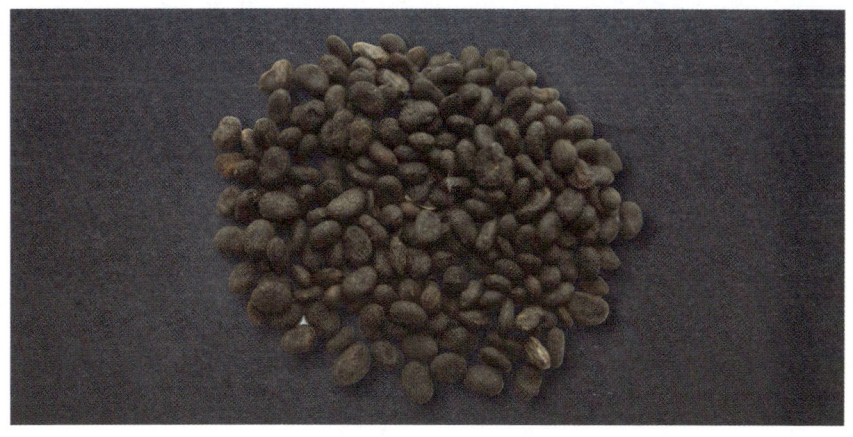

益智仁

别名 益智、益智子、益智仁。

来源 本品为姜科植物益智 *Alpinia oxyphylla* Miq. 的干燥成熟果实。

生境分布 生长于林下阴湿处或栽培。主产于海南岛，雷州半岛有少量分布。广西、云南、福建等省（区）有栽培。

饮片特征 本品呈椭圆形，两端略尖，长1.2～2cm，直径1～1.3cm。表面棕色或灰棕色，有纵向凹凸不平的突起棱线13～20条，顶端有花被残基，基部常残存果梗。果皮薄而柔韧，与种子紧贴，种子集结成团，中有隔膜将种子团分为3瓣，每瓣有种子6～11粒。种子呈不规则的扁圆形，略有钝棱，直径约3mm，表面灰褐色或灰黄色，外被淡棕色膜质的假种皮；质硬，胚乳白色。有特异香气，味辛、微苦。

采收加工 夏、秋间果实由绿变红时采收，晒干或低温干燥。

性味归经 辛，温。归脾、肾经。

功效主治 暖肾固精缩尿，温脾止泻摄唾。主治肾虚遗尿，小便频数，遗精白浊，脾寒泄泻，腹中冷痛，口多唾涎。

用法用量 内服：煎汤，3～10克。

实用验方 ①腹胀忽泻：益智仁100克，浓煎饮之，立愈。②妇人崩中：益智子炒碾细，米饮入盐，服5克。③香口辟臭：益智仁50克，甘草10克，碾粉舐之。④漏胎下血：益智仁25克，缩砂仁50克，为末，每服15克，空心白汤下，每日2次。⑤脾虚者行经流涎：益智仁、党参各12克，五味子、白术各10克，干姜6克，水煎服。

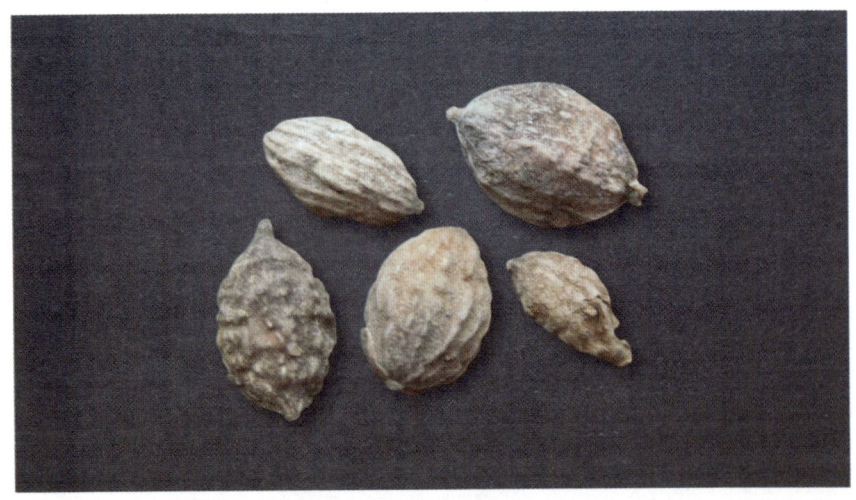

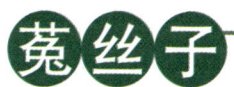 **别名** 菟丝子、豆寄生、豆须子、巴钱天、黄鳝藤、金黄丝子。

来源 本品为旋花科植物南方菟丝子 Cuscuta australis R.Br. 或菟丝子 Cuscuta chinensis Lam. 的干燥成熟种子。

生境分布 生长于田边、荒地及灌丛中，常寄生于豆科等植物上。主产山东、河北、山西、陕西、江苏、黑龙江、吉林。

饮片特征 本品呈类球形或卵圆形，直径约1～2mm。表面灰棕色至棕褐色，粗糙，表面有细密深色小点，种脐线形或扁圆形。质坚实，不易以指甲压碎。用开水浸泡，表面有黏性，加热至种皮破裂时露出白色卷旋状的胚，气微，味淡。

采收加工 秋季果实成熟时采收植株，晒干，打下种子，除去杂质。

性味归经 辛、甘、平。归肝、肾、脾经。

功效主治 补益肝肾，固精缩尿，安胎，明目，止泻；外用消风祛斑。主治肝肾不足，腰膝酸软，阳痿遗精，遗尿尿频，肾虚胎漏，胎动不安，目昏耳鸣，脾肾虚泻；外治白癜风。

用法用量 内服：煎汤，6～12克。外用：适量。

实用验方 ①肾虚阳痿、遗精及小便频数：菟丝子、枸杞子、覆盆子、五味子、车前子各9克，水煎服。②通乳汁：菟丝子15克，水煎服。③脾虚泄泻：菟丝子15克，生白术10克，水煎服。④腰膝酸软、遗精早泄、小便频数、带下过多：菟丝子加黑豆60粒、红枣五枚，水煎食服。⑤脾虚泄泻：菟丝子15克，生白术10克，水煎服。⑥遗精、滑精、早泄：菟丝子、刺猬皮各60克，五味子、破故纸各30克，共焙干，研为细末，过筛，贮瓶备用，每次取3～6克，每日3次，温开水送服。

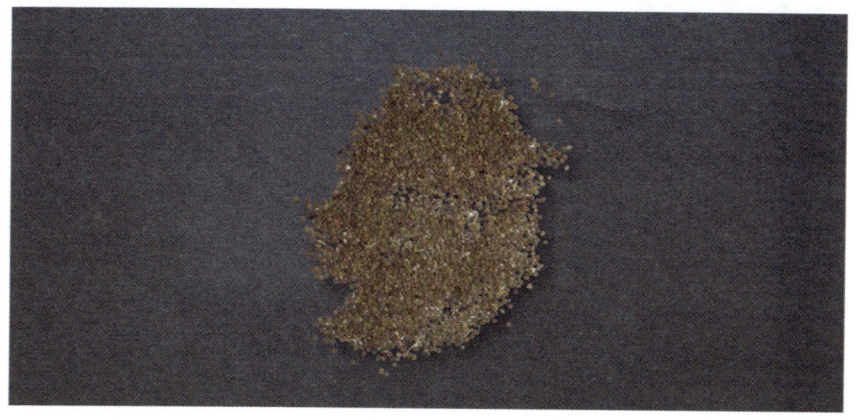

沙苑子

别名 潼蒺藜、白蒺藜、沙蒺藜、沙苑蒺藜。

来源 本品为豆科植物扁茎黄芪 *Astragalus complanatus* R. Br.的干燥成熟种子。

生境分布 生长于山野、路旁；多栽培。主产陕西潼关，又名"潼蒺藜"，内蒙古、辽宁、河北、甘肃、吉林也有分布。

饮片特征 本品略呈肾形而稍扁，长2～2.5mm，宽1.5～2mm，厚约1mm。表面光滑，褐绿色或灰褐色，边缘一侧微凹处具圆形种脐。质坚硬，不易破碎。子叶2，淡黄色，胚根弯曲，长约1mm。气微，味淡，嚼之有豆腥味。

采收加工 秋末冬初果实成熟尚未开裂时采割植株，晒干，打下种子，除去杂质，晒干。

性味归经 甘，温。归肝、肾经。

功效主治 补肾助阳，固精缩尿，养肝明目。主治肾虚腰痛，遗精早泄，遗尿尿频，白浊带下，眩晕，目暗昏花。

用法用量 内服：煎汤，9～15克。

实用验方 ①精滑不禁：沙苑蒺藜（炒）、芡实（蒸）、莲须各100克，龙骨（酥炙）、牡蛎（盐水煮一日一夜，煅粉）各50克，共为末，莲子粉糊为丸，盐汤下。②肾虚腰疼：沙苑子50克，水煎，每日2次。③脾胃虚（饮食不消，湿热成臌胀者）：沙苑蒺藜100克（酒拌炒），苍术400克（米泔水浸一日，晒干，炒），共研为末，每服15克，米汤调服。④目暗不明：沙苑子、青葙子各15克，茺蔚子10克，共研细末，每次5克，每日2次。

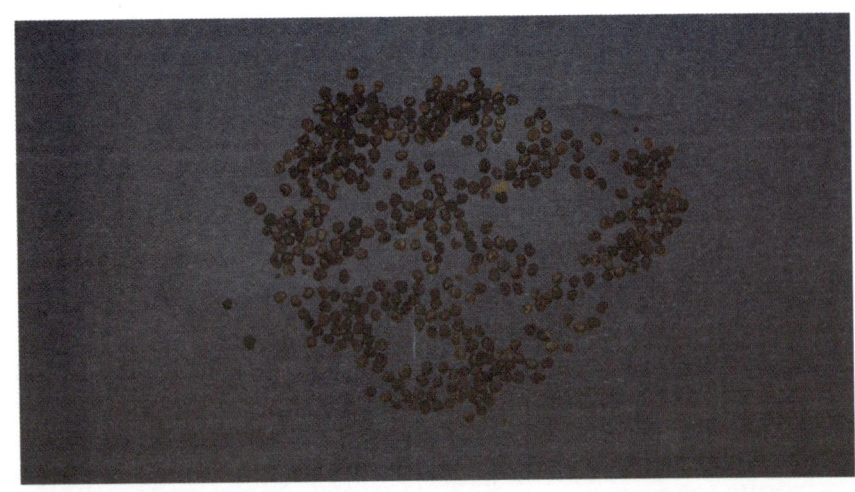

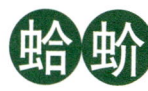 **蛤蚧**

别名 蛤解、仙蟾、蛤蟹、大壁虎。

来源 本品为壁虎科动物蛤蚧 *Gekko gecko* Linnaeus 的干燥体。

生境分布 生长于山岩或荒野的岩石缝隙、石洞或树洞内，有时也在人们住宅的屋檐、墙壁附近活动。分布于广东、广西、云南等地。

动物形态 本品呈不规则的片状小块。表面灰黑色或银灰色，有棕黄色的斑点及鳞甲脱落的痕迹。切面黄白色或灰黄色。脊椎骨和肋骨突起。气腥，味微咸。

采收加工 全年均可捕捉，除去内脏，拭净，用竹片撑开，使全体扁平顺直，低温干燥。

性味归经 咸，平。归肺、肾经。

功效主治 补肺益肾，纳气定喘，助阳益精。主治肺肾不足，虚喘气促，劳嗽咳血，阳痿，遗精。

用法用量 内服：3～6克，多入丸散或酒剂。

实用验方 ①火燥伤阴的干咳：蛤蚧数只，蜂蜜30克，鲜萝卜适量，将蛤蚧焙干研末，每次取蛤蚧粉6克，用蜂蜜、萝卜煎水冲服。②咳嗽面浮、老人肺虚咳喘：蛤蚧一对（连尾），涂以蜜、酒，放火上烤脆，研细末，加东北红参等量，共研匀，蜂蜜炼为丸如小豆大，每服3克，每日2次。③肺虚型喘咳：蛤蚧2只，桑白皮12克，高丽参、五味子、法半夏、苏子各24克，川贝母、麦冬、茯苓、黄芪、沙参、阿胶、白果各30克，金银花、米壳各48克，以上药共研为细末，炼蜜为丸，每丸重9克，每次1丸，每日2次。④咳嗽气喘：蛤蚧1～2只，党参、北芪各30克，浸米酒1500毫升，每日饮用10～20毫升。

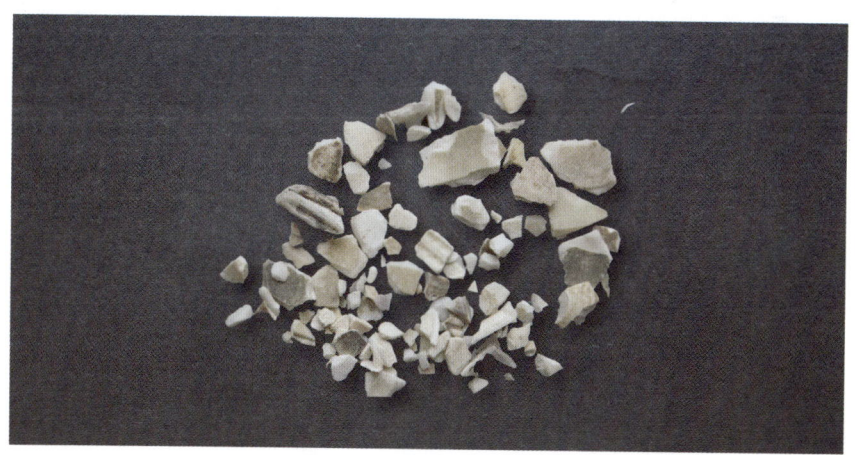

冬虫夏草

别名 虫草、冬虫草。

来源 本品为麦角菌科真菌冬虫夏草菌 *Cordyceps sinensis* (BerK.) Sacc. 寄生在蝙蝠蛾科昆虫幼虫上的子座和幼虫尸体的干燥复合体。

生境分布 生长于海拔3000～4500米的高山草甸区。主产于四川、青海、西藏等省，甘肃、云南、贵州等省也产。

饮片特征 本品由虫体与从虫头部长出的真菌子座相连而成。虫体似蚕，长3～5cm，直径0.3～0.8cm；表面深黄色至黄棕色，有环纹20～30个，近头部的环纹较细；头部红棕色，足8对，中部4对较明显；质脆，易折断，断面略平坦，淡黄白色。子座细长圆柱形，长4～7cm，直径约0.3cm；表面深棕色至棕褐色，有细纵纹，上部稍膨大；质柔韧，断面类白色。气微腥，味微苦。

采收加工 夏初子座出土、孢子未发散时挖取，晒至六七成干，除去似纤维状的附着物及杂质，晒干或低温干燥。

性味归经 甘，平。归肺、肾经。

功效主治 补肾益肺，止血化痰。主治肾虚精亏，阳痿遗精，腰膝酸痛，久咳虚喘，劳嗽咯血。

用法用量 内服：煎汤，3～9克。

实用验方 ①肺结核咳嗽、咯血、老年虚喘：冬虫夏草30克，贝母15克，百合12克，水煎服。②肾虚腰痛：冬虫夏草、枸杞子各30克，黄酒2斤，浸泡1周，每次1小盅，每日2次。③肺结核、痰中带血和咯血：冬虫夏草、贝母、白及各9克，百部6克，洗净晾干，共研细末，炼蜜为丸，每丸9克，每服1丸，温开水送服。④阳痿、遗精：冬虫夏草3～9克，枸杞子、淮山药、山萸肉各10克，水煎服，每日1剂。⑤阳痿、遗精、自汗盗汗、胃寒怕冷等症：冬虫夏草10克，公鸡一只，炖熟分次食之。

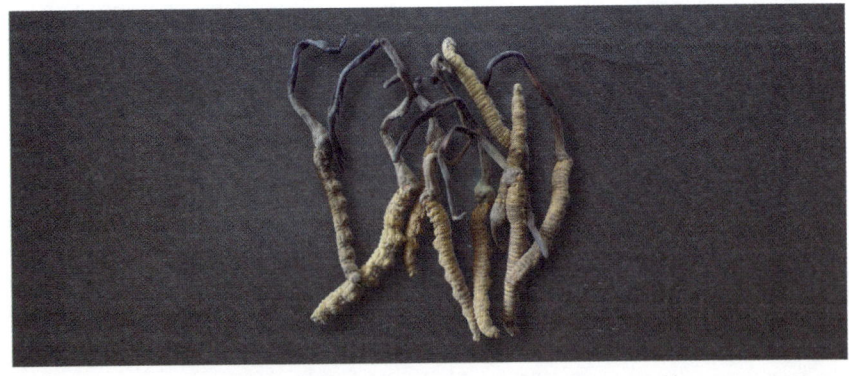

补虚药·补血

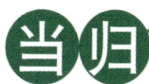

别名 秦归、云归、西当归、岷当归、马尾归。

来源 本品为伞形科植物当归 *Angelica sinensis* (Oliv.) Diels 的干燥根。

生境分布 生长于高寒多雨的山区；多栽培。主产甘肃、云南、四川。

饮片特征 本品呈类圆形、椭圆形或不规则薄片，分归头、归身、归尾三部分饮片。外表皮黄棕色至棕褐色。切面黄白色或淡棕黄色，平坦，有裂隙，中间有浅棕色的形成层环，并有多数棕色的油点，质柔韧，香气浓郁，味甘、辛、微苦。

采收加工 秋末采挖，除去须根及泥沙，待水分稍蒸发后，捆成小把，上棚，用烟火慢慢熏干。

性味归经 甘、辛，温。归肝、心、脾经。

功效主治 补血活血，调经止痛，润肠通便。主治血虚萎黄，眩晕心悸，月经不调，经闭痛经，跌扑损伤，痈疽疮疡，肠燥便秘。酒当归活血通经。

用法用量 内服：煎汤，6~12克。

实用验方 ①月经欲来前后腹中痛：当归（米醋微炒）、延胡索、红花、没药各等份，为末，每服10克，温酒调下。②痔漏及脱肛便血：全当归、酒黄连各200克，防风、枳壳各100克，为末，用前浸黄连酒打糊丸桐子大。每服六七十丸，米饮下。忌羊、鱼、鸡、鹅、煎炒食物。

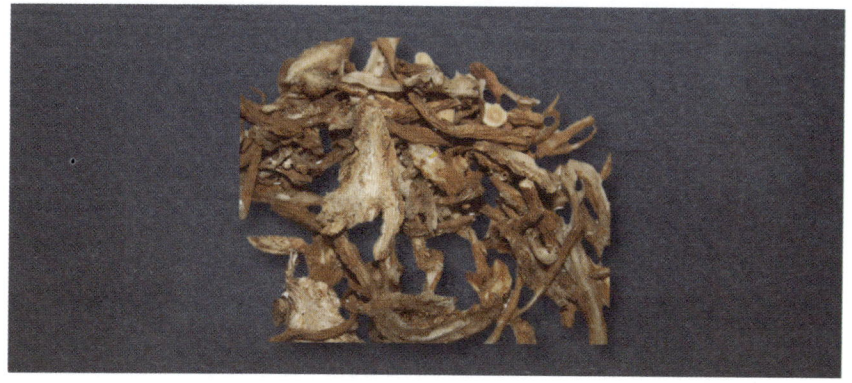

白芍

别名 金芍药、白芍药。

来源 本品为毛茛科植物芍药 *Paeonia lactiflora* Pall. 的干燥根。

生境分布 生长于山坡、山谷的灌木丛或草丛中。分布黑龙江、吉林、辽宁、河北、河南、山东、山西、陕西、内蒙古等地。全国各地均有栽培。

饮片特征 本品呈类圆形的薄片。直径1～2.5cm，厚3mm。表面淡棕红色或类白色，平滑。切面类白色或微带棕红色，形成层环明显，可见稍隆起的筋脉纹呈放射状排列。质坚实，气微，味微苦、酸。

采收加工 夏、秋二季采挖，洗净，除去头尾及细根，置沸水中煮后除去外皮或去皮后再煮，晒干。

性味归经 苦、酸，微寒。归肝、脾经。

功效主治 养血调经，敛阴止汗，柔肝止痛，平抑肝阳。主治血虚萎黄，月经不调，自汗，盗汗，胁痛，腹痛，四肢挛痛，头痛眩晕。

用法用量 内服：煎汤，6～15克。

实用验方 ①便秘：生白芍20～40克，生甘草10～15克，水煎服。②老年人体虚多汗：白芍12克，桂枝10克，甘草6克，加入切成厚片的生姜3片，大枣5个，加水煎煮之后取药汁服用。③肝癌晚期：白芍12克，炙甘草、柏子仁各6克，瘦肉适量、蜜刺4枚，盐少许，同瘦肉置瓦煲，加清水煲约两小时即成。④血虚型妊娠下肢抽筋疼痛：白芍30克，炙甘草10克，水煎服，每日1贴，连服2～3剂。⑤胃溃疡：白芍、白及各20克，钟乳石、乌贼骨各30克，当归、香附、白芷、甘松、元胡各10克，煅瓦楞子、炙甘草各15克，水煎服。

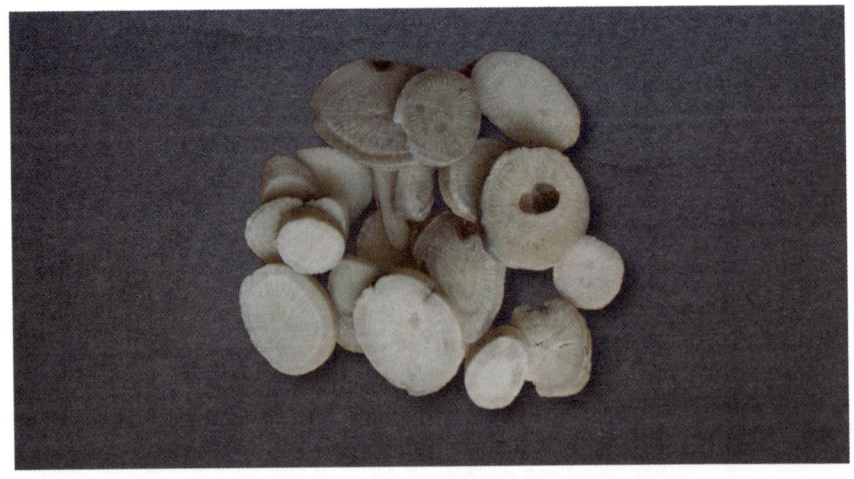

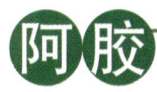 **别名** 驴皮胶。

来源 本品为马科动物驴 Equus asinus L.的干燥皮或鲜皮经煎煮、浓缩制成的固体胶。

生境分布 主产于山东、河南、浙江、河北、江苏等地。

药材性状 本品呈长方块形、方块形或丁状。棕色至黑褐色，有光泽，平滑不黏手。质硬而脆，断面光亮，碎片对光照视呈棕色半透明状。气微，味微甘。

采收加工 将驴皮浸泡去毛，切块洗净，分次水煎，滤过，合并滤液，浓缩（可分别加入适量的黄酒、冰糖和豆油）至稠膏状，冷凝，切块，晾干，即得。

性味归经 甘，平。归肺、肝、肾经。

功效主治 补血滋阴，润燥，止血。主治血虚萎黄，眩晕心悸，肌痿无力，心烦不眠，虚风内动，肺燥咳嗽，劳嗽咯血，吐血尿血，便血崩漏，妊娠胎漏。

用法用量 内服：3～9克，烊化兑服。

实用验方 ①鼻血不止：阿胶、炙蒲黄各25克，每取10克，加水一碗，生地黄汁一合，煎至六成，温服，同时以布系住两乳。②月经不调：阿胶5克，加蛤粉（炒成珠，研为末），热酒送服。③多年咳嗽：阿胶（炒）、人参各100克，研细。每取15克，加豉汤一碗、葱白少许，煎服，每日3次。④补血祛瘀：阿胶20克，红糖10克，黄酒30毫升，先将粳米150克煮粥，粥熟，将阿胶研细，与糖酒兑入粥中食用。

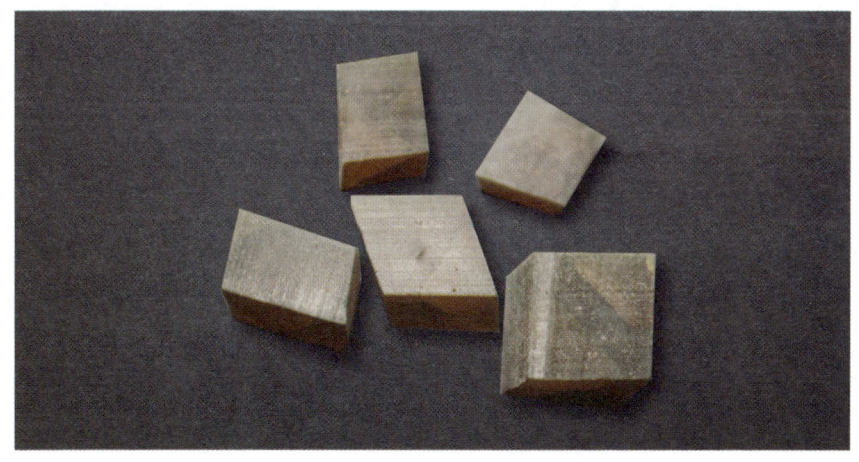

楮实子

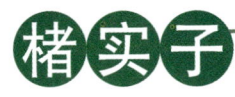

别名 楮实、谷实、柘树子、楮实米、野杨梅、构树子。

来源 本品为桑科植物构树 *Broussonetia papyrifera* (L.) Vent.的干燥成熟果实。

生境分布 生长于山谷、山坡或平地村舍旁，有栽培。主产黄河、长江和珠江流域各省区。

饮片特征 本品略呈球形或卵圆形，稍扁，直径约1.5mm。表面红棕色，有网状皱纹或颗粒状突起，一侧有棱，一侧有凹沟，有的具果梗。质硬而脆，易压碎。胚乳类白色，富油性。气微，味淡。

采收加工 秋季果实成熟时采收，洗净，晒干，除去灰白色膜状宿萼和杂质。

性味归经 甘，寒。归肝、肾经。

功效主治 补肾清肝，明目，利尿。主治肝肾不足，腰膝酸软，虚劳骨蒸，头晕目昏，目生翳膜，水肿胀满。

用法用量 内服：煎汤，6～12克。

实用验方 ①肝热生翳、气翳细点：楮实子细研，蜜汤调下，食后服。②水肿胀满：楮实子20克，茯苓皮25克，莱菔子15克，冬瓜皮50克，水煎服。③石疽（状如座疖而皮厚）：捣楮实子敷之。④腰膝酸软、头目眩晕：楮实子、牛膝、杜仲各20克，枸杞子、菊花各15克，水煎服。⑤喉痹喉风：楮实子阴干，每用一个为末，井华水服之，重者两个。⑥目昏：楮实、地骨皮、荆芥穗各等份。上为细末，炼蜜为丸，桐子大。每服二十丸，米汤下。

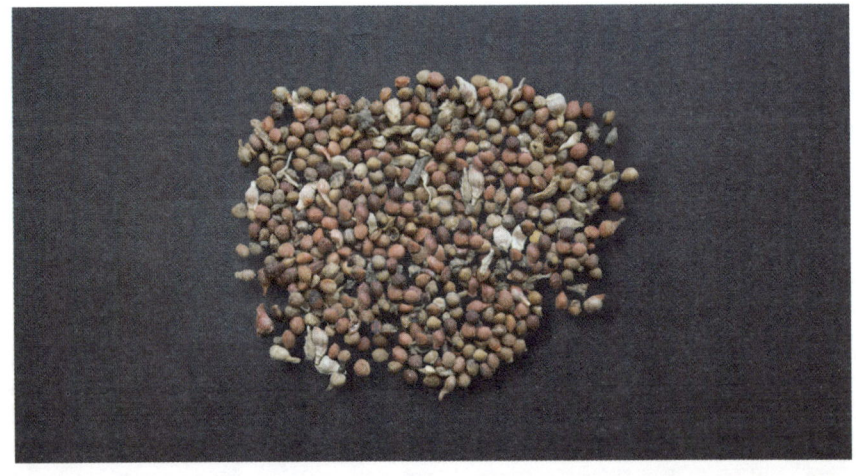

补虚药·补阴

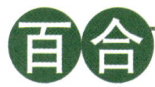 百合

别名 山丹、卷丹、中庭、白百合、夜合花、蒜脑薯、白花百合。

来源 本品为百合科植物百合 *Lilium brownii* F. E. Brown var. viridulum Baker等的干燥肉质鳞叶。

生境分布 生长于我国西南与西北部山野林内及草丛中。主产于湖南黔阳、邵阳、湘西苗族自治州、浙江吴兴、长兴、龙游、以及江苏、陕西、四川、安徽、河南等地。以湖南产品质量最好，浙江产品最大。多为栽培。

饮片特征 本品呈长椭圆形，长2～5cm，宽1～2cm，中部厚1.3～4mm。表面类白色、淡棕黄色或微带紫色，有数条纵直平行的白色维管束。顶端稍尖，基部较宽，边缘薄，微波状，略向内弯曲。质硬而脆，断面较平坦，角质样。气微，味微苦。

采收加工 秋季采挖，洗净，剥取鳞叶，置沸水中略烫，干燥。

性味归经 甘，寒。归心、肺经。

功效主治 养阴润肺，清心安神。主治阴虚久咳，劳嗽咳血，虚烦惊悸，失眠多梦，精神恍惚。

用法用量 内服：煎汤，6～12克。

实用验方 ①神经衰弱、心烦失眠：百合25克，菖蒲6克，酸枣仁12克，水煎，每日1剂。②天疱疮：生百合捣烂，每日1～2次，数日则愈。③肺痈：百合30～60克，捣研绞汁，白酒适量，以温开水饮服。

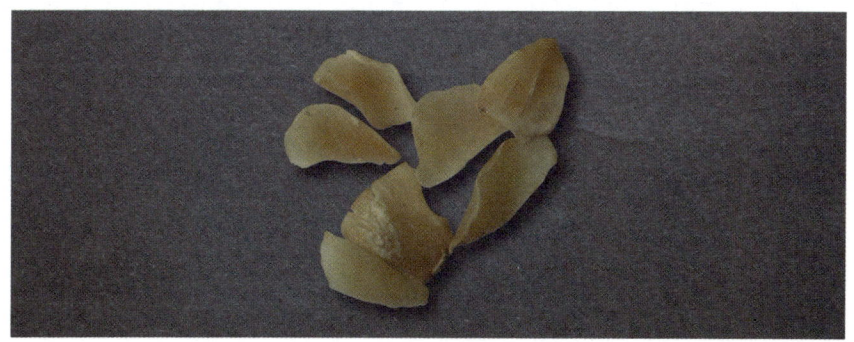

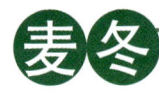 **麦冬**　别名　寸冬、麦冬、韭叶麦冬。

来源　本品为百合科植物麦冬 *Ophiopogon japonicus* (L.f) Ker-Gawl. 的干燥块根。

生境分布　生长于土质疏松、肥沃、排水良好的土壤和沙质土壤。主产于浙江省慈溪、余姚、肖山，杭州以及江苏产者称为杭麦冬，主产于四川绵阳地区的成为川麦冬。

饮片特征　本品呈纺锤形，两端略尖，长1.5～3cm，直径0.3～0.6cm。表面黄白色或淡黄色，有细纵纹。质柔韧，断面黄白色，半透明，中柱细小。气微香，味甘、微苦。

采收加工　夏季采挖，洗净，反复暴晒、堆置，至七八成干，除去须根，干燥。

性味归经　甘、微苦，微寒。归心、肺、胃经。

功效主治　养阴生津，润肺清心。主治肺燥干咳，阴虚痨嗽，喉痹疼痛，津伤口渴，内热消渴，心烦失眠，肠燥便秘。

用法用量　内服：煎汤，6～12克。

实用验方　①干咳：用麦冬汤提取剂，每日9克，分3次服。②慢性支气管炎：麦冬、五味子各100克，泡入1000克蜂蜜中，浸泡6日后开始服用，每日早晨或中午服1次，每次1大汤匙。每次服后接着含1小片人参，吃两瓣大蒜，3颗核桃。以上1剂为1个疗程，连服2～4个疗程。③肾阴亏虚型糖尿病：麦冬、熟地、山萸肉各60克，元参30克，车前子15克，水煎频饮。

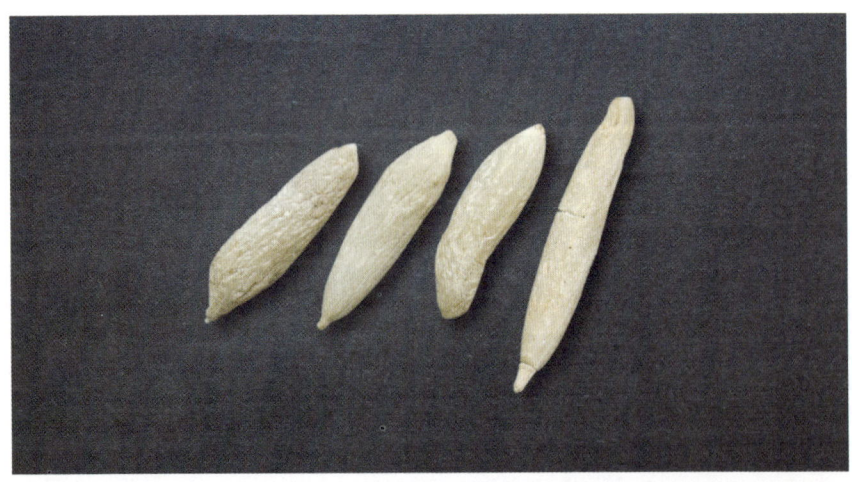

天冬

别名 丝冬、天棘、武竹、天门冬。

来源 本品为百合科植物天冬 Asparagus cochinchinensis (Lour.) Merr. 的干燥块根。

生境分布 生长于阴湿的山野林边、山坡草丛或丘陵地带灌木丛中；分布于华南、西南、华中及河南、山东等省。

饮片特征 本品呈长纺锤形，略弯曲，长5~18cm，直径0.5~2cm。表面黄白色至淡黄棕色，半透明，光滑或具深浅不等的纵皱纹，偶有残存的灰棕色外皮。质硬或柔润，有黏性，断面角质样，中柱黄白色。气微，味甜、微苦。

采收加工 秋、冬二季采挖，洗净，除去茎基和须根。置沸水中煮或蒸至透心，趁热除去外皮，洗净，干燥。

性味归经 甘、苦，寒。归肺、肾经。

功效主治 养阴润燥，清肺生津。主治肺燥干咳，顿咳痰黏，腰膝酸痛，骨蒸潮热，内热消渴，热病津伤，咽干口渴，肠燥便秘。

用法用量 内服：煎汤，6~12克。

实用验方 ①疝气：鲜天冬25~50克（去皮），水煎，点酒为引内服。②催乳：天冬100克，炖肉服。③痈疽：天冬15~25克，洗净，捣细，以好酒滤取汁，一次服下。未效，可再次服药，必愈。④风癫发作（耳如蝉鸣，两胁牵痛）：天冬（去心、皮），晒干，捣为末。每服一匙，酒送下，每日3次，宜久服。⑤小肠偏坠：天冬15克，乌药25克，水煎服。⑥心烦：天冬、麦冬各15克，水杨柳9克，水煎服。⑦扁桃体炎、咽喉肿痛：天冬、山豆根、麦冬、桔梗、板蓝根各9克，甘草6克，水煎服。⑧催乳：天冬60克，炖肉服。

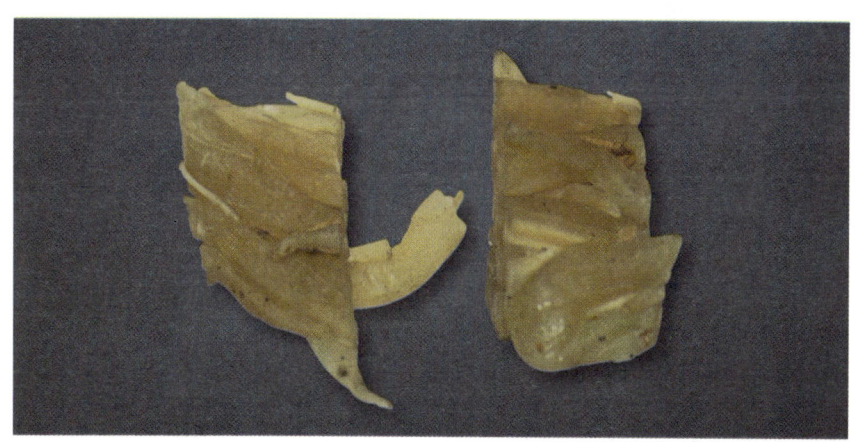

黄精

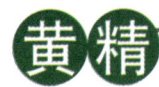

别名 菟竹、鹿竹、重楼、鸡头参、白及黄精、玉竹黄精。

来源 本品为百合科植物滇黄精 Polygonatum kingianum Coll. et Hemsl.、黄精 Polygonatum sibiricum Red. 或多花黄精 Polygonatum cyrtonema Hua 的干燥根茎。按形状不同,习称"大黄精"、"鸡头黄精"、"姜形黄精"。

生境分布 生长于土层较深厚、疏松肥沃、排水和保水性能较好的土壤中。黄精主产于河北、陕西、内蒙等省区。多花黄精主产于安徽、浙江、湖南、云南、贵州等省。滇黄精主产于贵州、云南、广西等省区。

饮片特征 本品为不规则形厚片或段片,大黄精表面淡黄色或棕黄色,鸡头黄精表面黄白色或赤黄色,姜形黄精表面灰黄色或黄褐色。有的可见圆盘状茎痕。断面角质。质稍硬而韧,有黏性,味甜。

采收加工 春、秋二季采挖,除去须根,洗净,置沸水中略烫或蒸至透心,干燥。

性味归经 甘,平。归脾、肺、肾经。

功效主治 补气养阴,健脾,润肺,益肾。主治脾胃虚弱,体倦乏力,口干食少,肺虚燥咳,精血不足,内热消渴。

用法用量 内服:煎汤,9～15克。

实用验方 ①肺结核、病后体虚:黄精25～50克,水煎服或炖猪肉食。②脾胃虚弱、体倦无力:黄精、淮山药、党参各50克,蒸鸡食。③胃热口渴:黄精30克,山药、熟地各25克,麦冬、天花粉各20克,水煎服。④肺劳咳血、赤白带下:鲜黄精根头100克,冰糖50克,开水炖服。⑤蛲虫病:黄精40克,加冰糖50克,炖服。⑥小儿下肢痿软:黄精、冬蜜各50克,开水炖服。⑦补精气:黄精、枸杞子(冬采者佳)各等份,为细末,二味搅和,捣成块,捏作饼子,干复捣为末,炼蜜为丸,如梧桐子大。每服五十丸,空心温水送下。

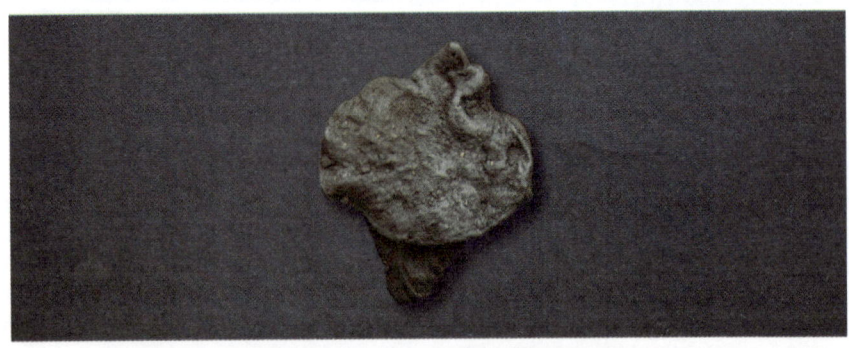

枸杞子

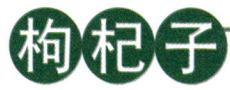

别名 西枸杞、枸杞豆、枸杞果、山枸杞、枸杞红实。

来源 本品为茄科植物宁夏枸杞 *Lycium barbarum* L.的干燥成熟果实。

生境分布 生长于山坡、田野向阳干燥处。主产宁夏、甘肃、青海、内蒙古、新疆。

饮片特征 呈扁长卵形或类纺锤形,有皱纹,色鲜红或暗红。顶端有小突起的花柱痕,基部有白色的果梗痕,质柔,肉厚,有黏性,内具多数黄色肾形种子20～50粒。气微,味酸甜。

采收加工 夏、秋二季果实呈红色时采收,热风烘干,除去果梗,或晾至皮皱后,晒干,除去果梗。

性味归经 甘,平。归肝、肾经。

功效主治 滋补肝肾,益精明目。主治虚劳精亏,腰膝酸痛,眩晕耳鸣,内热消渴,血虚萎黄,目昏不明。

用法用量 内服:煎汤,6～12克。

实用验方 ①疖肿:取枸杞子15克,烘脆研末,加凡士林50克,制成软膏,外涂患处,每日1次。②补虚、长肌肉、益颜色、肥健人:枸杞子二升,清酒二升,溺碎,更添酒浸七日,漉去滓。③妊娠呕吐:枸杞、黄芩各50克,置于带盖大瓷杯内,用沸水冲泡,频频饮服;喝完可再次用沸水冲泡饮服,以愈为度。④男性不育症:每日晚上嚼服枸杞子15克,连服1个月为1疗程。待精液常规检查正常后再服1疗程。服药期间应戒房事。⑤肥胖病:每日取枸杞子30克用沸水冲泡当茶饮服,早、晚各1次。⑥老人夜间口干:每日晚上嚼服枸杞子30克,以10月为1疗程。

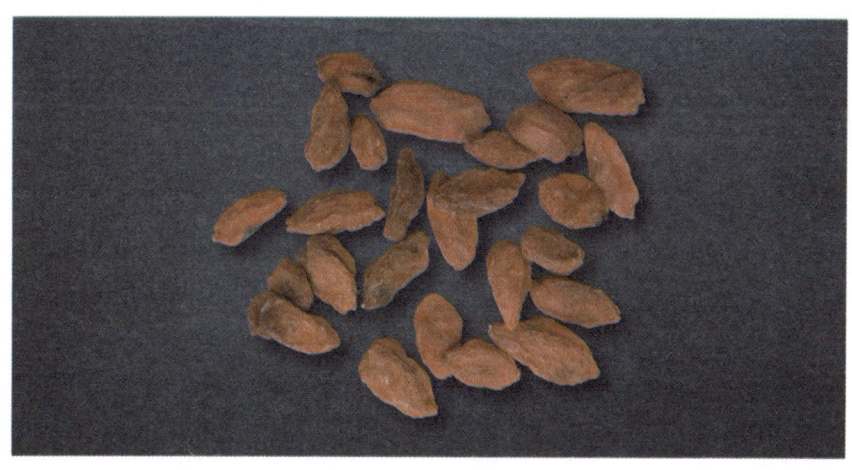

女贞子

别名 女贞实、冬青子、鼠梓子、白蜡树子。

来源 本品为木犀科植物女贞 *Ligustrum lucidum* Ait. 的干燥成熟果实。

生境分布 生长于湿润、背风、向阳的地方,尤适合深厚、肥沃、腐殖质含量高的土壤中。分布于陕西、甘肃及长江以南各地。

饮片特征 呈肾形或卵形,长6~9mm。外表面黑色或棕紫色,皱缩,外果皮薄,中果皮较疏松,易剥落。基部有果梗痕或具宿萼及短梗。种子1~2粒,黑色,肾形,有纵棱。质硬。气微,味微苦、涩。

采收加工 冬季果实成熟时采收,除去枝叶,稍蒸或置沸水中略烫后,干燥;或直接干燥。

性味归经 甘、苦,凉。归肝、肾经。

功效主治 滋补肝肾,明目乌发。主治眩晕耳鸣,腰膝酸软,须发早白,目暗不明。

用法用量 内服:煎汤,6~12克。

实用验方 ①肾虚腰酸:女贞子9克,桑葚子、旱莲草、枸杞子各12克,水煎服,每日1剂。②肝虚视物模糊:女贞子、枸杞子、生地、菊花、刺蒺藜各10克,水煎服,每日1剂。③便秘:女贞子、黄芪各20克,桔梗9克,甘草、桂枝各6克,白芍、当归各15克,大枣12枚,生姜3片,饴糖适量,每日1剂,水煎服,连服10天为1个疗程,一般服药1~2疗程。④排卵期出血:女贞子、玄参、旱莲草、制黄精、菟丝子、槐米各15克,生地30克,地骨皮10克,麦冬、白芍、山茱萸各9克,水煎服,每日1剂,于月经第5日开始服药,连服15剂,治疗3个月经周期为1个疗程。⑤神经衰弱:女贞子、桑葚子、鳢肠各25克,水煎服。

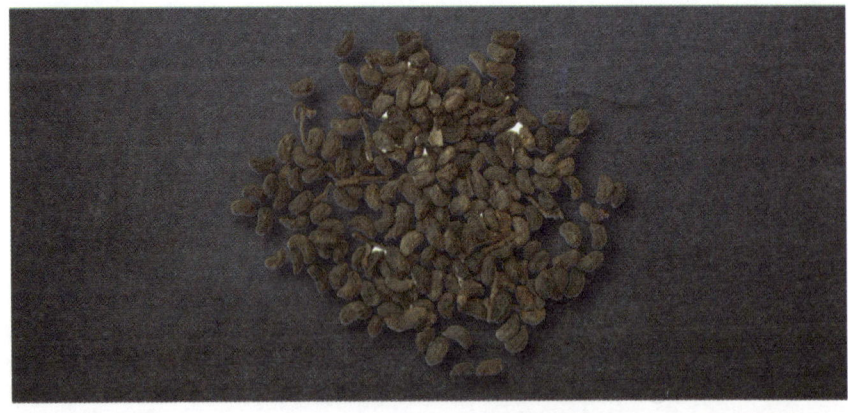

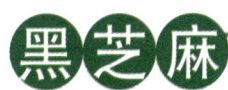 **黑芝麻** 别名 芝麻、油麻、乌麻子、乌芝麻、黑脂麻。

来源 本品为脂麻科植物脂麻 *Sesamum indicum* L.的干燥成熟种子。

生境分布 生长于地势高,排水好的地方。我国各地均有栽培。

饮片特征 本品呈扁卵圆形,一端钝圆,一端尖,长约3mm,宽约2mm。表面黑色,平滑或有网状皱纹,放大镜下可见细小疣状突起,尖端有棕色圆点状种脐。种皮薄,纸质,内有薄膜状胚乳。子叶2枚,白色,富油性。气微,味甘,有油香气。以粒饱满、色黑者为佳。

采收加工 秋季果实成熟时采剖植株,晒干,打下种子,除去杂质,再晒干。

性味归经 甘,平。归肝、肾、大肠经。

功效主治 补肝肾,益精血,润肠燥。主治头晕眼花,耳鸣耳聋,须发早白,病后脱发,肠燥便秘。

用法用量 内服:煎汤,9~15克。

实用验方 ①头面诸疮:芝麻生嚼愈之。②夜咳不止、咳嗽无痰:生芝麻15克,冰糖10克,芝麻与冰糖共放碗中,用开水冲饮。③头发枯脱、早年白发:芝麻、何首乌各200克共研细末,每日早、晚各服15克。④干咳少痰:黑芝麻250克,冰糖100克,共捣烂,每次以开水冲服20克,早、晚各1次。⑤高血压:黑芝麻、蜂蜜、醋各35克,充分混匀,每日3次。⑥风湿性关节炎:鲜芝麻叶60克,水煎服,每日2次。⑦干咳少痰:黑芝麻250克,冰糖100克,共捣烂,每次以开水冲服20克,早、晚各1次。⑧便秘:黑芝麻、核桃仁各30克,共捣烂,加蜂蜜20克,用开水搅匀,一次服下。⑨催乳:黑芝麻500克炒熟,研成细末,每次取20克,用猪蹄汤冲服,每日早、晚各1次。⑩便血:黑芝麻(炒焦)、红糖各500克,拌匀,随意适量服用。

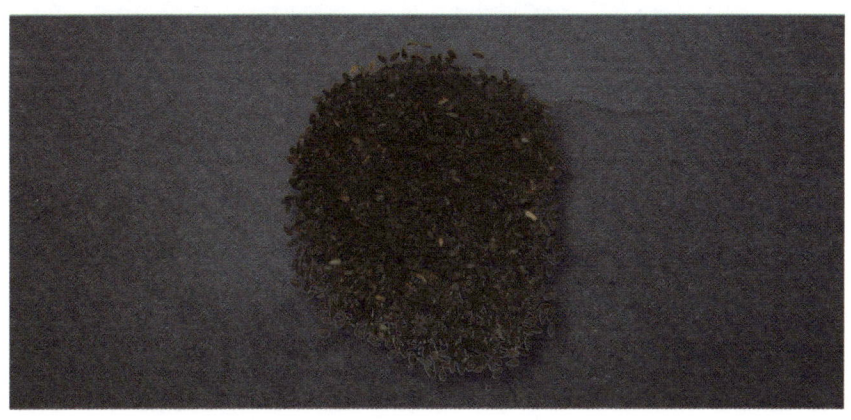

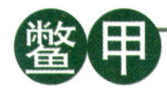

别名 上甲、鳖壳、甲鱼壳、团鱼壳。

来源 本品为鳖科动物鳖 *Trionyx sinensis* Wiegmann的背甲。

生境分布 生长于水质良好、洁净,没有受到工业、农田农药污水的污染的河、湖、水库中。全国大部分地区。

饮片特征 呈长方形块状或不规则碎片,向内弯曲。外表面灰黄色或棕黄色,有细密的网状皱纹及灰白色或灰黄色斑点。中间有凹纹。内表面黄白色,较光滑,可见脊椎骨及肋骨突出。边缘有细锯齿。质坚硬,不易折断。醋制后质松脆。气腥,味淡。

采收加工 全年均可捕捉,以秋、冬二季为多,捕捉后杀死,置沸水中烫至背甲上的硬皮能剥落时,取出,剥取背甲,除去残肉,晒干。

性味归经 咸,微寒。归肝、肾经。

功效主治 滋阴潜阳,软坚散结,退热除蒸。主治阴虚发热,劳热骨蒸,虚风内动,经闭,癥瘕,久疟疟母。

用法用量 内服:煎汤,9~24克,捣碎,宜先煎。

实用验方 ①石淋:取鳖甲杵末。以酒服方寸匕,日二三次,下石子,瘥。②痈疽不敛(不拘发背一切疮):鳖甲烧存性,研掺。③原发性肝癌:鳖甲、龟板、半枝莲、黄芪各15克,泽泻、白术、党参、茯苓各10克,当归20克,白花蛇舌草45克,水煎服,每日1剂。④肝癌:制鳖甲30克,炮山甲、白芍、桃仁、青皮、广木香、郁金各12克,红花6克,每日1剂,水煎服。

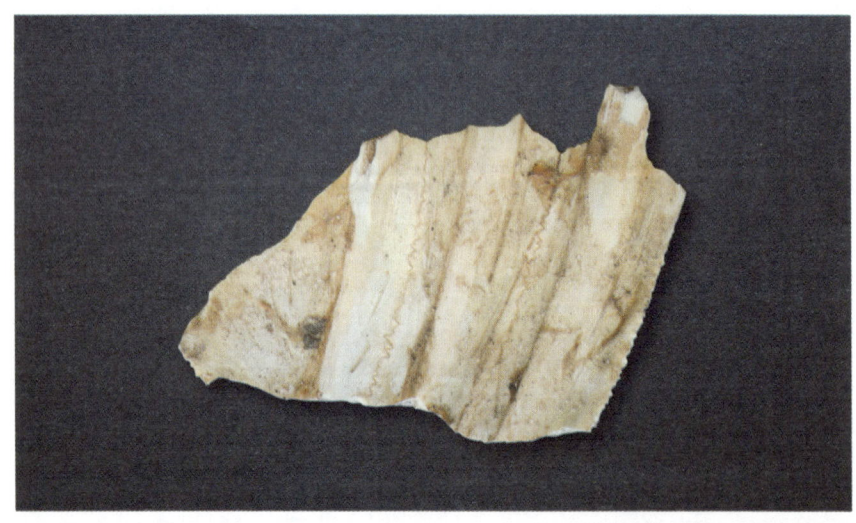

收涩药·敛肺涩肠

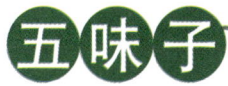 **别名** 玄及、会及、山花椒、乌梅子、软枣子。

来源 本品为木兰科植物五味子 Schisandra chinensis (Turcz) Baill. 的干燥成熟果实。习称"北五味子"。

生境分布 生长于半阴阴湿的山沟、灌木丛中。北五味子主产辽宁、黑龙江、吉林。河北也产。南五味子主产于湖北、河南、陕西、山西、甘肃。此外是思春、云南也产。

饮片特征 呈类球形,直径3～8mm。外表面棕黑色或黑色,皱缩,果肉稍厚,略显油润,有的表面显黑红色或出现"白霜"。内有种子1～2枚,种皮薄而脆。肾形,红棕色,有光泽,质坚脆。气微,味酸、微辛。

采收加工 秋季果实成熟时采摘,晒干或蒸后晒干,除去果梗及杂质。

性味归经 酸、甘,温。归肺、心、肾经。

功效主治 收敛固涩,益气生津,补肾宁心。主治久嗽虚喘,梦遗滑精,遗尿尿频,久泻不止,自汗,盗汗,津伤口渴,短气脉虚,内热消渴,心悸失眠。

用法用量 内服:煎汤,1.5～6克。

实用验方 ①肾虚遗精、滑精、虚羸少气:五味子250克,加水适量,煎熬取汁,浓缩成稀膏,加等量或适量蜂蜜,以小火煎沸,待冷备用。每次服1～2匙,空腹时沸水冲服。②失眠:五味子6克,丹参15克,远志3克,水煎服,午休及晚上睡前各服1次。

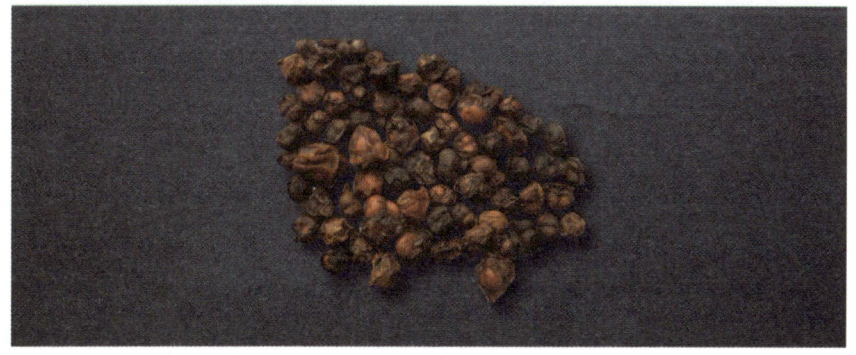

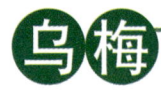

别名 梅实、酸梅、杏梅、熏梅、合汉梅、干枝梅。

来源 本品为蔷薇科植物梅 *Prunus mume* (Sieb.) Sieb. et Zucc. 的干燥近成熟果实。

生境分布 以栽培为主。主产于四川、浙江、福建、广东、湖南、贵州等。

饮片特征 呈类球形，略扁，直径 20~25mm。表面极皱缩，色乌黑，皱纹明显，肉质柔软。基部有圆形果梗痕。果核椭圆形，棕黄色。皮薄，肉厚。果核表面有凹点，质坚硬。烟熏气，味酸。

采收加工 夏季果实近成熟时采收，低温烘干后闷至色变黑。

性味归经 酸、涩、平。归肝、脾、肺、大肠经。

功效主治 敛肺，涩肠，生津，安蛔。主治肺虚久咳，久痢滑肠，虚热消渴，蛔厥呕吐腹痛；胆道蛔虫症。

用法用量 内服：煎汤，6~12克。

实用验方 ①蛔虫病：乌梅若干，去核捣烂，每服6~9克，每日2次。②诸疮肉出、小儿头疮：乌梅烧成炭，研末，敷患处，生油调敷。③水气满急：乌梅、大枣各3枚，水4升，煮2升，纳蜜和匀，含咽之。④心腹胀痛、短气欲绝者：乌梅7枚，水5升，煮一沸，纳钱二七枚，煮2.5升，顿服之。⑤久泻久痢：乌梅15~20克，粳米100克，冰糖适量，将乌梅煎取浓汁去渣，入粳米煮粥，粥熟后加冰糖适量，稍煮即可，每日2次，温热食用。

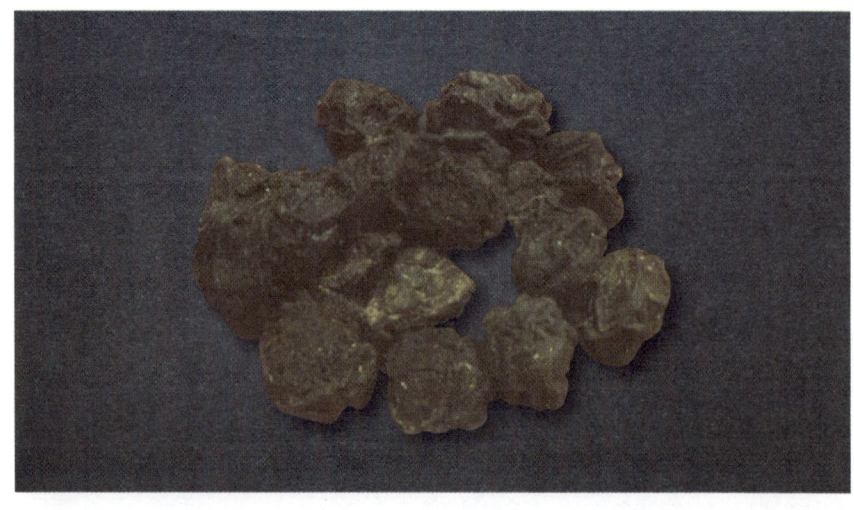

五倍子

别名 百仓虫、木附子、漆倍子、旱倍子。

来源 本品为漆树科植物盐肤木 *Rhus chinensis* Mill.、青麸杨 *Rhus potaninii* Maxim. 或红麸杨 *Rhus punjabensis* Stew. var. sinica (Diels) Rehd. et Wils. 叶上的虫瘿,主要由五倍子蚜 *Melaphis chinensis* (Bell) Baker 寄生而形成。

生境分布 生长于北部暖温带落叶阔叶林区、南部暖带落叶阔叶林区、北亚热带落叶、常绿阔叶混交林区、中亚热带常绿、落叶阔叶林区、南亚热带常绿阔叶林区。产于四川、贵州、云南、陕西、湖北、福建等省。

饮片特征 角倍呈片状、角状或不规则形状。表面灰褐色或棕褐色,有光泽,被有柔毛,有不规则角状突起。内表面光滑。断面半透明,角质样。质坚硬。气特异,味涩。

采收加工 秋季采摘,置沸水中略煮或蒸至表面呈灰色,杀死蚜虫,取出,干燥。按外形不同,分为"肚倍"和"角倍"。

性味归经 酸、涩,寒。归肺、大肠、肾经。

功效主治 敛肺降火,涩肠止泻,敛汗止血,收湿敛疮。主治肺虚久咳,肺热痰嗽,久泻久痢,盗汗,消渴,便血痔血,外伤出血,痈肿疮毒,皮肤湿烂。

用法用量 内服:煎汤,3~6克。外用:适量。

实用验方 ①消渴饮水:五倍子为末,水服方寸匕,日三服。②天行口疮:五倍子末掺之,吐涎即愈。③疳蚀口鼻:五倍子烧存性,研末,掺之。④一切癣疮:五倍子(去虫)、白矾(烧过)各等份,为末,搽之,干则油调。⑤肝癌:五倍子、雄黄、朱砂、山慈菇各等份,共研极细粉,吸入疗法,每次少量。⑥行经流涎:五倍子12克,麦芽10克,水煎服(适用于各种证型患者)。

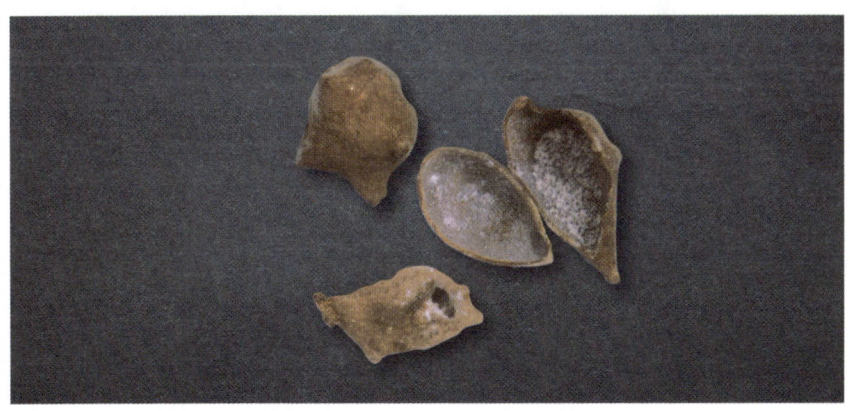

◎ 常用中药饮片识别与应用图谱 ◎

罂粟壳

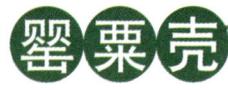

别名 粟壳、御米壳、烟斗斗、罂子粟壳。

来源 本品为罂粟科植物罂粟 *Papaver somniferum* L. 的干燥成熟果壳。

生境分布 原产于欧洲南部及亚洲，我国部分地区的药物种植场有少量栽培。

饮片特征 本品呈不规则的丝或块。外表面黄白色、浅棕色至淡紫色，平滑，偶见残留柱头。内表面淡黄色，有的具棕黄色的假隔膜。气微清香，味微苦。

采收加工 秋季将已割取浆汁后的成熟果实摘下，破开，除去种子及枝梗，干燥。

性味归经 酸、涩，平；有毒。归肺、大肠、肾经。

功效主治 敛肺，涩肠，止痛。主治久咳，久泻，脱肛，脘腹疼痛。

用法用量 内服：煎汤，3～6克。

实用验方 ①久咳不止：罂粟壳适量，研粉，每次3克，每日2次。②久痢不止：罂粟壳醋炙为末，蜜丸弹子大，每服一丸，水一盏，姜三片，煎八分温服。③水泄不止：罂粟壳（去蒂膜）一枚，乌梅肉、大枣肉各十枚，水一杯，煎七分，温服。④肺虚久咳、自汗：罂粟壳6克，乌梅10克，将罂粟壳研粉，用乌梅水煎，分2次服。⑤久痢不止：罂粟壳500克，去膜，分作三份，一份醋炒，一份蜜炒，一份生用，并为末，蜜丸芡子大，每服三十丸，米汤下。⑥慢性胃肠炎、结肠炎、消化不良：罂粟壳5克，水煎，山药、金银花各15克，炒焙研粉混匀，用罂粟壳水煎液1日内分4次服。

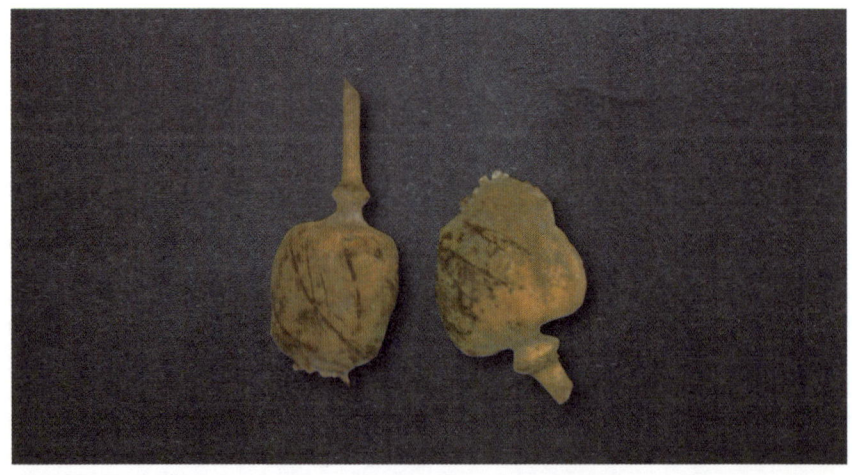

诃子

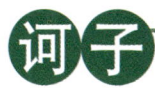

别名 诃黎、诃梨、诃黎勒、随风子。

来源 本品为使君子科植物诃子 Terminalia chebula Retz. 或绒毛诃子 Terminalia chebula Retz. var. tomentella Kurt. 的干燥成熟果实。

生境分布 生长于疏林中或阳坡林缘。分布于广东、云南、广西。

饮片特征 药用部分为果皮。诃子肉为类纺锤形或长瓢形,除去果核。长2~4cm,直径2~2.5cm。外表面深褐色,有光泽,有5~6条纵横线及不规则皱纹,基部有圆形果梗痕。内表面色浅,粗糙。质地坚实,气香味酸而涩。

采收加工 秋、冬二季果实成熟时采收,除去杂质,晒干。

性味归经 苦、酸、涩,平。归肺、大肠经。

功效主治 涩肠敛肺,降火利咽。主治久泻久痢,便血脱肛,肺虚喘咳,久嗽不止,咽痛音哑。

用法用量 内服:煎汤,3~9克。

实用验方 ①大叶性肺炎:诃子肉、瓜蒌各15克,百部9克,为1日量,水煎分2次服。②急、慢性湿疹:诃子10克,打烂,加水1500毫升,小火煎至500毫升,再加米醋500毫升,煮沸即可,取药液浸渍或湿敷患处,每次30分钟,每日3次,每日1剂,重复使用时须再煮沸。③失音:诃子肉12克,桔梗15克,甘草5克,射干10克,桔梗(一半炒一半生用),甘草(一半炒一半生用),诃子肉(一半煨一半生用),合射干共水煎服。④下气消食:诃子一枚,研为末,另以水一升,在瓦器中煎开几次后下药,再煎开几次,加盐少许饮服。

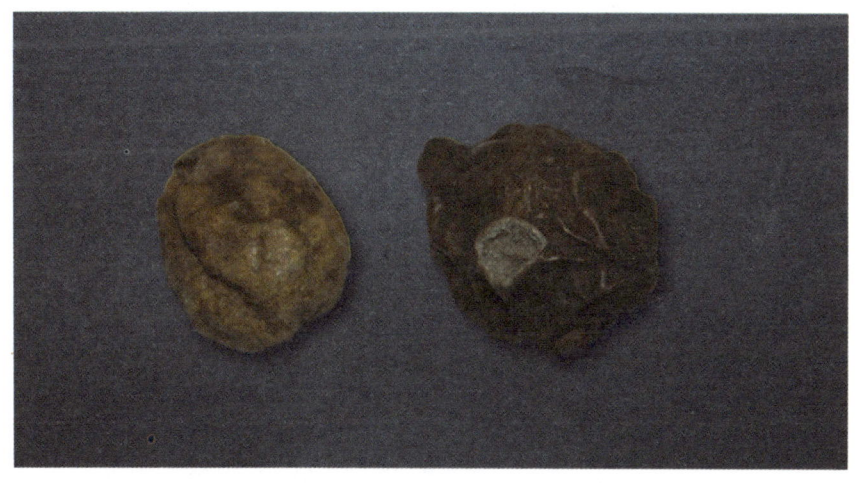

石榴皮

别名 安石榴、石榴壳、酸榴皮、西榴皮、酸石榴皮。

来源 本品为石榴科植物石榴 *Punica granatum* L.的干燥果皮。

生境分布 生长于高原山地、乡村的房舍前后。主产江苏、湖南、山东、四川、湖北及云南；其他各地也产少量（除东北外）。

饮片特征 本品为不规则的片状或瓢状，大小不一，厚1.5~3mm。外表面红棕色、棕黄色或暗棕色，略有光泽，粗糙，有多数疣状突起，有的有突起的筒状宿萼及粗短果梗痕。内面黄色或红棕色。有隆起呈网状的果蒂残痕。质硬而脆，断面黄色，略呈颗粒状。气微，味苦涩。以皮厚、色红棕、整洁者为佳。

采收加工 秋季果实成熟后收集果皮，晒干。

性味归经 酸、涩，温。归大肠经。

功效主治 涩肠止泻，止血，驱虫。主治久泻，久痢，便血，脱肛，崩漏，白带，虫积腹痛。

用法用量 内服：煎汤，3~9克。

实用验方 ①汤火烫伤：石榴果皮适量，研末，麻油调搽患处。②驱绦虫、蛔虫：石榴皮、槟榔各等份，研细末，每次服10克（小儿酌减），每日2次。③腹泻：石榴皮15克，水煎后加红糖或白糖饮服，每日服2次，餐前服用。④鼻出血：石榴皮30克，水煎服。⑤口疮：石榴皮，煅炭研末，搽口内，每日2次。⑥烧烫伤：石榴皮适量研末，调麻油擦患处。⑦便血：石榴皮适量，炒干研末，每次服9克，每日3次，开水送服。⑧外伤出血：石榴皮20克，桂圆核10克，加冰片0.3克和匀，敷患处。⑨痔疮：连皮石榴煅炭，研成细末，加适量白砂糖拌匀，每次用开水送服5~7克，每日2次。⑩消化不良：石榴皮、茄子根各30克，共焙黄研末，每次3克，开水冲服，早、晚各服1次。

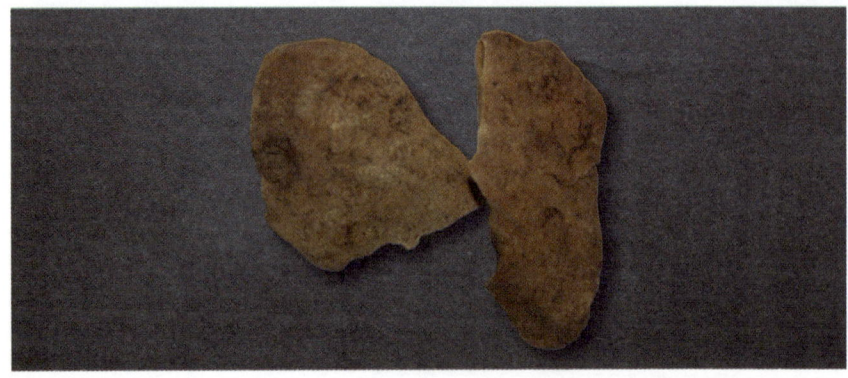

肉豆蔻

别名　玉果、肉果、豆蔻、迦拘勒。

来源　本品为肉豆蔻科植物肉豆蔻 *Myristica fragrans* Houtt. 的干燥种仁。

生境分布　主产于马来西亚、印度尼西亚、斯里兰卡等国。此外西印度群岛也产。

饮片特征　呈椭圆形或卵圆形，长2～3cm，直径1.5～2.5cm。表面灰棕色或棕色，有网状沟纹，附有白色粉霜。种脐位于宽端，呈浅色圆形突起，合点呈暗凹陷。切面有淡棕色与黄白色相间的大理石状花纹，显油脂。质地坚硬，难破碎。气芳香浓烈，味辛辣而微苦。

采收加工　栽培后约7年开始结果。每年在11～12月及4～6月采收成熟果实，将肉质果皮纵剖开，内有红色网状的假种皮包围着种子，将假皮剥干（商品称为"肉豆蔻衣"或"肉豆蔻莳"），再击破壳状种皮，取出种仁，浸于石灰水中一天以防虫蛀，取出低温烘干，也有不浸石灰水而直接在60℃以下干燥。

性味归经　辛，温。归脾、胃、大肠经。

功效主治　温中行气，涩肠止泻。主治脾胃虚寒，久泻不止，脘腹胀痛，食少呕吐。

用法用量　内服：煎汤，3～9克。

实用验方　①脾肾虚弱、大便不实、饮食不思：肉豆蔻、五味子、补骨脂、吴茱萸各等量，为末，生姜200克，红枣50枚，用水一碗，煮姜、枣，去姜，水干，取枣肉丸桐子大。每服五、七十丸，空心食前服。②脾虚泄泻、肠鸣不食：肉豆蔻一枚，剜小窍子，入乳香三小块在内，以面裹煨，面熟为度，去面，碾为细末。每服5克，米饮送下，小儿0.25克。

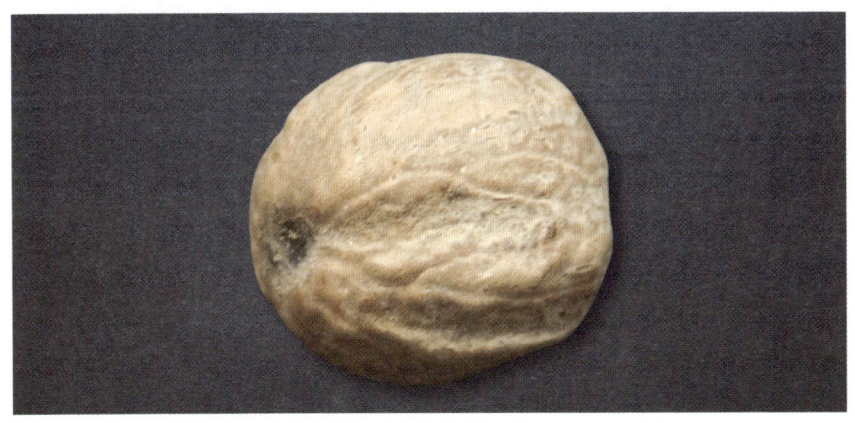

收涩药·固精缩尿止带

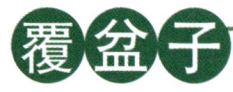

别名 覆盆、翁扭、小托盘、种田泡、牛奶母。

来源 本品为蔷薇科植物华东覆盆子 *Rubus chingii* Hu的干燥果实。

生境分布 生长于向阳山坡、路边、林边及灌丛中。主产浙江、福建。

饮片特征 聚合果呈圆锥形或类球形,直径6~12mm。顶端钝圆,基部凹陷,表面灰绿色或浅棕色,宿萼棕褐色,被有灰白色毛茸。小果易于脱落,每个小果半月形,两侧有明显网,腹面有突起的棱线。气微,味微酸涩。

采收加工 夏初果实由绿变绿黄时采收,除去梗、叶,置沸水中略烫或略蒸,取出,干燥。

性味归经 甘、酸,温。归肾、膀胱经。

功效主治 益肾,固精,缩尿。主治肾虚遗尿,小便频数,阳痿早泄,遗精滑精。

用法用量 内服:煎汤,6~12克。

实用验方 ①阳事不起:覆盆子,酒浸,焙研为末,每日早晨酒服15克。②肺虚寒:覆盆子,取汁作煎为果,仍少加蜜,或熬为稀饧,点服。③乌发:新鲜覆盆子榨取汁涂发不白。④遗精:覆盆子15克,绿茶适量,泡茶饮用。

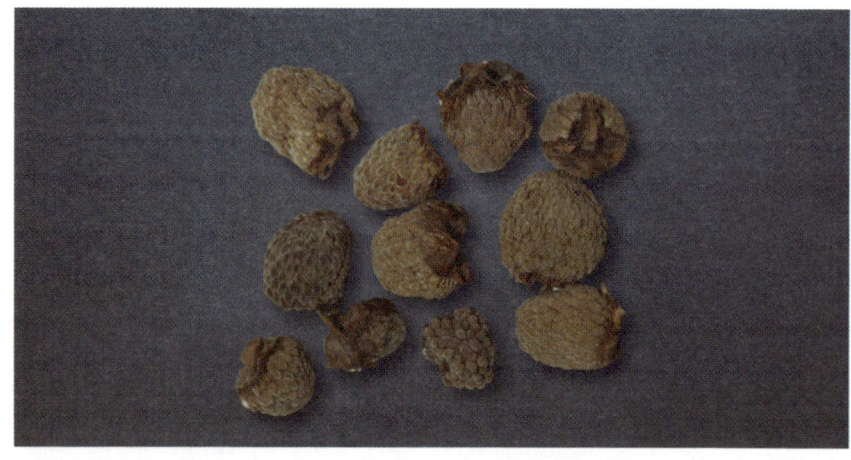

桑螵蛸

别名 螵蛸、螳螂蛋、螳螂壳、螳螂子、刀螂子。

来源 本品为螳螂科昆虫大刀螂 *Tenodera sinensis* Saussure、小刀螂 *Statilia maculata*（Thunberg）或巨斧螳螂 *Hierodula patellifera*（Serville）的干燥卵鞘。以上三种分别习称"团螵蛸"、"长螵蛸"及"黑螵蛸"。

生境分布 全国大部分地区均有分布。

饮片特征 呈圆柱形或长条形，淡棕黄色，稍有弹性。卵袋由很多膜片组成，似海绵，切面疏松，中间有卵室，棕黄色，有光泽。质轻而韧，气腥、味咸。

采收加工 深秋至次春采收，除去杂质，蒸至虫卵死后，干燥。

性味归经 甘、咸，平。归肝、肾经。

功效主治 益肾固精，缩尿，止浊。主治遗精滑精，遗尿尿频，小便白浊。

用法用量 内服：煎汤，5~9克。

实用验方 ①遗精白浊（盗汗虚劳）：桑螵蛸（炙）、白龙骨等份，为细末。每服10克，空心用盐汤送下。②小便不通：桑螵蛸（炙黄）30枚，黄芩100克，水煎，每日2次。③妇人胞转（小便不通）：用桑螵蛸炙为末，饮服方寸匕，每日2次。④妇人遗尿：桑螵蛸，酒炒为末，姜汤服10克。⑤肾虚：桑螵蛸、旱莲草、熟地黄、枸杞子、党参、黄芪各15克，女贞子、菟丝子各12克，当归6克，王不留行、益智仁、锁阳各10克，土茯苓24克，水煎2次，分2次服，每日1剂。

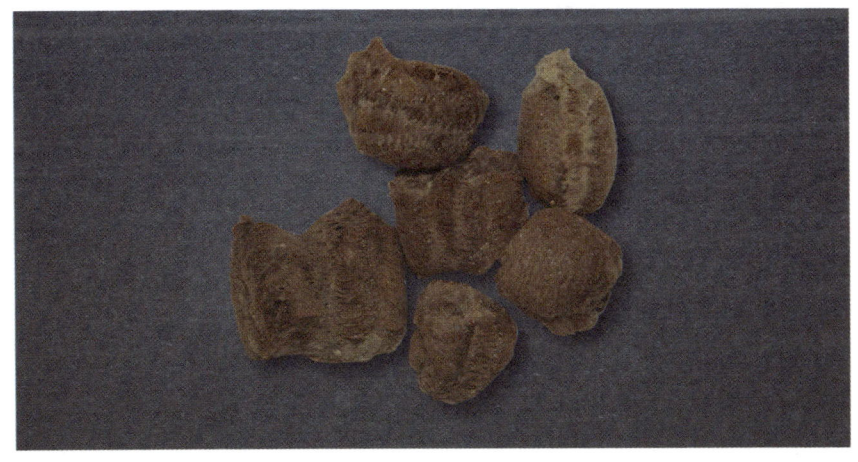

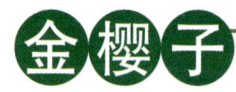 **金樱子**　别名　刺榆子、野石榴、山石榴、刺梨子。

来源　本品为蔷薇科植物金樱子 *Rosa laevigata* Michx. 的干燥成熟果实。

生境分布　生长于向阳多石山坡灌丛中。主产江苏、安徽、浙江、江西、福建、涌南、广东、广西。

饮片特征　呈长卵形，长2～3.5cm，直径1～2cm。外表面红棕色或红黄色，有突起的刺毛残基，一端有圆盘状花萼残基，另端尖，中央有黄色柱基。剖面可见淡黄色绒毛及多数小瘦果，花托壁厚1～2mm。质硬。气微，味甜、微涩。

采收加工　10～11月果实成熟变红时采收，干燥，除去毛刺。

性味归经　酸、甘、涩，平。归肾、膀胱、大肠经。

功效主治　固精缩尿，涩肠止泻。主治遗精滑精，遗尿尿频，崩漏带下，久泻久痢。

用法用量　内服：煎汤，6～12克。

实用验方　①刀伤出血：金樱叶、兰麻叶等量，晒干研细末，用瓶密贮，外敷止血。②慢性痢疾，肠结核：金樱子、金樱花、罂粟壳各3克，醋炒，共研细末，蜜丸如梧桐子大，每服3克，每日3次。③遗枯早泄、体虚白带：金樱子1500克，白中捣碎，加水煎3次，去渣，过滤后再浓煎，加蜂蜜收膏，每日临睡时服一匙，开水冲服。④盗汗：金樱子根干品30克，猪瘦肉100克，将金樱子根与精猪肉放沙锅内文火炖30分钟，待肉烂饮汤吃肉。每晚睡前1小时服1次，连服3～4日见效。⑤男子早泄腰痛：小公鸡一只，开膛去杂，纳入锁阳、金樱子、党参、淮山药各20克，五味子15克，共炖四小时，食肉喝汤。⑥疗子宫脱垂：金樱子根60克，水煎服，每日2次。

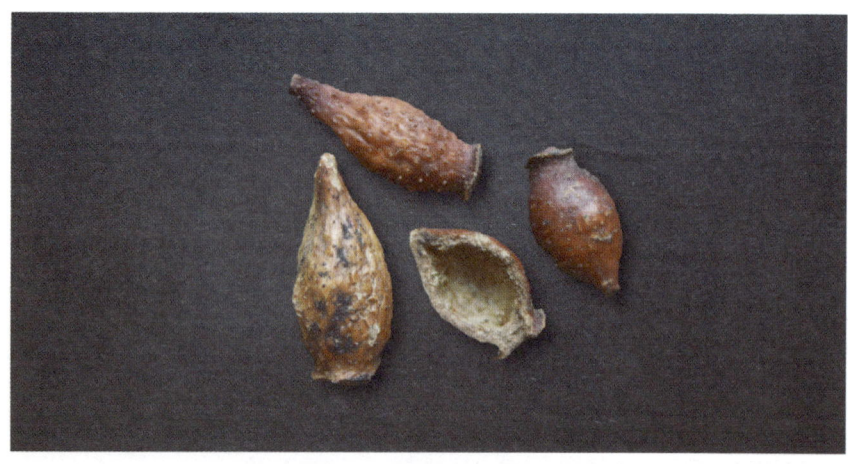

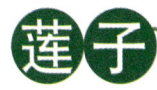

别名 莲肉、莲实、藕实、莲米、泽芝、莲蓬子、水芝丹。

来源 本品为睡莲科植物莲 *Nelumbo nucifera* Gaertn.的干燥成熟种子。

生境分布 生长于池塘、湿润的田野中。主产湖南常德、衡阳、华谷、沅江、岳阳，湖北江陵、公安、松滋、洪湖，福建建阳、建宁、浦城、龙岩，江苏宝应、镇江，浙江龙游、丽水，江西广昌等地。多为栽培。

饮片特征 呈半球形或不规则小块，长1.2～1.8cm，直径0.8～1.4cm。外表面棕红色，有3条纵向深色纹，一端有乳头状突起。种皮薄，不易剥离。子叶2，黄白色，肥厚，中有空隙。内面黄白色或白色，莲子心已除去。质坚。气微，味甘、微涩。

采收加工 秋季果实成熟时采割莲房，取出果实，除去果皮，干燥。

性味归经 甘、涩，平。归脾、肾、心经。

功效主治 补脾止泻，益肾涩精，养心安神。主治脾虚久泻，遗精带下，心悸失眠。

用法用量 内服：煎汤，6～15克。

实用验方 ①翻胃：石莲肉，为末，入少许豆蔻末，米汤乘热调服。②心经虚热、小便赤浊：石莲肉（连心）300克，炙甘草50克，研细末，每服10克，灯心煎汤调下。③噤口痢：莲肉不以多少，不炒，剥去壳，将肉并心，碾为细末，铡艮10克，米饮调下。④小便白浊、遗泄精：莲肉、龙骨（五色者）、益智仁各等份，上为细末，每服10克，空心用清米饮调下。⑤病后胃弱、不消水谷：莲肉、粳米各炒200克，茯苓100克，共为末，砂糖调和。每用50克，白汤送下。

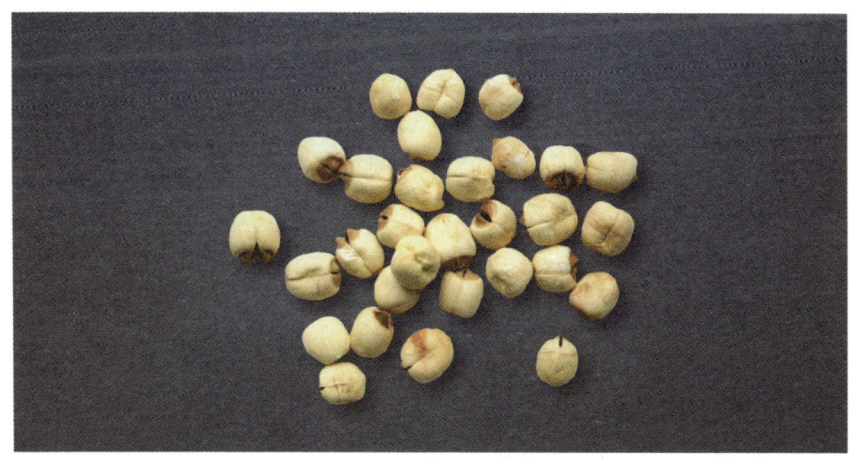

鸡冠花

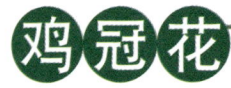

别名 鸡冠、鸡髻花、鸡角枪、鸡公花、鸡冠头。

来源 本品为苋科植物鸡冠花 *Celosia cristata* L. 的干燥花序。

生境分布 生长于一般土壤，庭院都能种植，喜温暖干燥气候，怕干旱，喜阳光，不耐涝。主产于天津郊区、北京郊区、河北保定、安国、山东济南、青岛郊区、江苏苏州、南京、镇江、上海郊区、湖北孝感、河南郑州、禹县、辽宁绥中、锦西等地。多为栽培，也有野生。

饮片特征 本品为穗状花序，呈不规则的扁平块状，大小不一，具皱褶，密生线状鳞片，偶见扁平的茎。表面红色、紫红色或黄白色。密生多数小花，每花宿存的苞片及花被片均呈膜质。果实盖裂，种子扁圆，肾形，黑色，有光泽。体轻，质柔韧。气微，味淡。

采收加工 秋季花盛开时采收，晒干。

性味归经 甘、涩，凉。归肝、大肠经。

功效主治 收敛止血，止带，止痢。主治吐血，崩漏，便血，痔血，赤白带下，久痢不止。

用法用量 内服：煎汤，6～12克。

实用验方 ①荨麻疹：鸡冠花全草，水煎，内服外洗。②便血、痔血、痢疾：鸡冠花9～15克，水煎服（配生槐米、生地榆效果更好）。③咳血、吐血：鲜白鸡冠花15～24克（干品6～15克），猪肺1只（不可灌水），冲开水炖约1小时，饭后分2～3次服。④夜盲、目翳：鸡冠花籽15～20克，红枣7枚，水煎服。⑤细菌性痢疾：鸡冠花9克，马齿苋30克，白头翁15克，水煎服。⑥经水不止：红鸡冠花，晒干研末，每服4～8克，空腹酒调下，忌鱼腥猪肉。

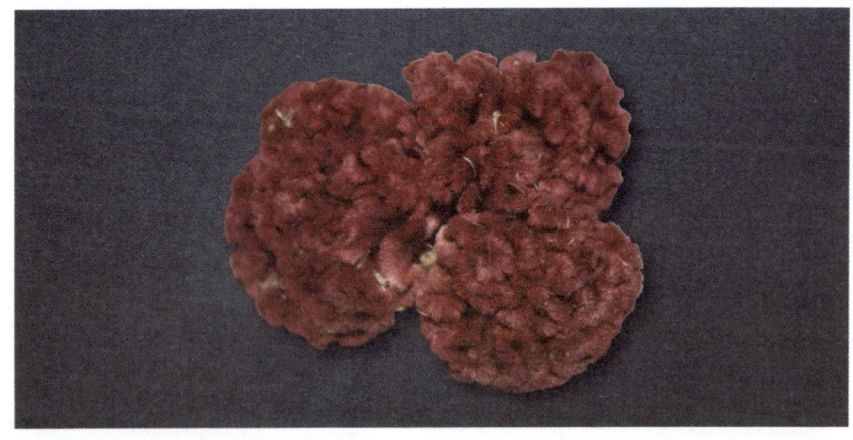

攻毒杀虫止痒药

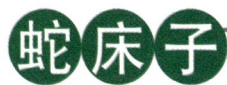

别名　蛇米、蛇栗、蛇床仁、双肾子、蛇床实。

来源　本品为伞形科植物蛇床 *Cnidium monnieri* (L.) Cuss 的干燥成熟果实。

生境分布　生长于弱碱性稍湿草甸子、河沟旁、碱性草原、田间路旁。主产河北、山东、浙江、江苏、四川等省区。全国各地均有生产。多野生。

饮片特征　呈椭圆形，似舌，长2~4mm。外表面灰黄色或灰褐色，多数已分离成两个小分果，背面有多条纵棱；腹面平坦，有两条棕色纵棱。质轻脆，易捻碎。气香特异，味辛，麻舌。

采收加工　夏、秋二季果实成熟时采收，除去杂质，晒干。

性味归经　辛，苦，温；有小毒。归肾经。

功效主治　温肾壮阳，燥湿，祛风，杀虫。主治阳痿，宫冷，寒湿带下，湿痹腰痛；外治外阴湿疹，妇人阴痒，滴虫性阴道炎。

用法用量　内服：煎汤，3~9克。外用：适量，多煎汤熏洗，或研末调敷。

实用验方　①小儿癣：蛇床实，捣末，和猪油敷之。②阴囊湿疹：蛇床子25克，煎水洗阴部。③滴虫性阴道炎：蛇床子50克，黄柏15克，以甘油明胶为基质做成（2克重）栓剂，每日阴道内置放一枚。④妇人阴寒、温阴中坐药：蛇床子仁，研末，以白粉少许，和合相得，如枣大，绵裹纳之，自然温。

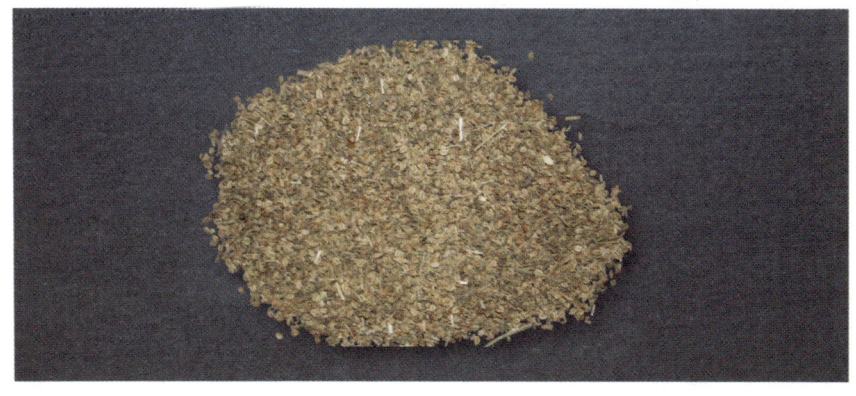

拔毒化腐生肌药

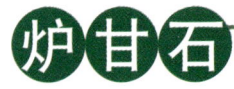

别名 甘石、羊肝石、炉眼石、浮水甘石。

来源 本品为碳酸盐类矿物方解石族菱锌矿，主含碳酸锌（$ZnCO_3$）。

生境分布 主产于关系。四川、湖南等省亦产。

饮片特征 呈不规则块状。表面灰白色或淡红色，凹凸不平，有蜂窝状小孔，粉性。体轻，易碎。气微，味涩。煅炉甘石为灰黄色或灰白色的粉末，质轻松。

采收加工 采挖后，洗净，晒干，除去杂石。

性味归经 甘，平。归胃经。

功效主治 解毒明目退翳，收湿止痒敛疮。主治目赤肿痛，眼缘赤烂，翳膜胬肉，溃疡不敛，脓水淋漓，湿疮，皮肤瘙痒。

用法用量 外用：适量。

实用验方 ①诸般翳膜：炉甘石、青矾、朴硝各等份，为末。每用一字，沸汤化开，温洗，每日3次。②小腿溃疡：煅炉甘石6克，没药、乳香各18克，当归30克，轻粉15克，樟脑12克，黄蜡150克，白蜡180克，猪油2000克，制成药膏，贴患处。③阴汗湿痒：炉甘石一分，真蚌粉半分，研粉扑之。④鹅掌风：炉甘石、滑石各60克，白蜜、鱼肝油各150毫升，硫黄90克，共调研如膏，日日用以擦手。

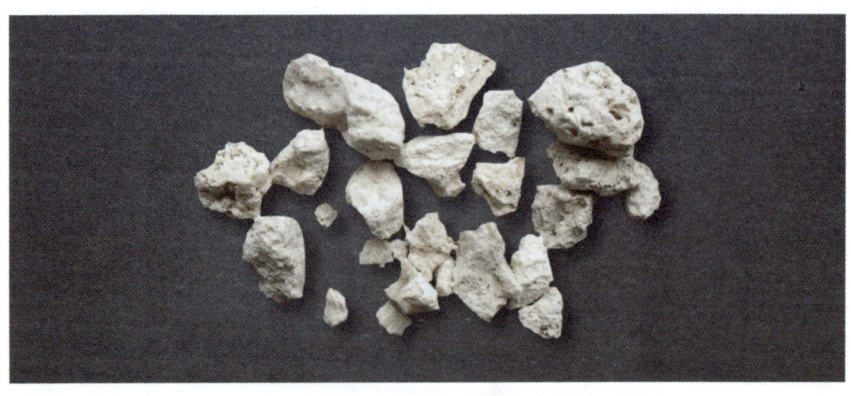